スタンフォード大学発

食物アレルギー克服プログラム

The End of Food Allergy

The First Program to Prevent and Reverse a 21st-Century Epidemic

ケアリー・ナドー & スローン・バーネット
(スタンフォード大学アレルギー・喘息研究センター長) (ジャーナリスト)

山田美明・訳

CCCメディアハウス

スタンフォード大学発　食物アレルギー克服プログラム　目次

第一部　食物アレルギーを理解する

3 それって私のせい?——子どものアレルギーの責任 74

4 どうすればいい？——食品ラベル、キッチン、学校などで注意すべきこと 108

第二部　食物アレルギーを治療・克服する科学

8 免疫療法と自分 274

9 食物アレルギー治療の（そう遠くない）未来 309

第三部　患者の視点と世界的な視点

食物アレルギーの治療は、医療の専門家の綿密な監視のもとでのみ行なわれるべきであり、免疫療法などの治療を家庭で試してはならない。家庭で独自に免疫療法を試みるのは、絶対にしてはいけない。特に自分の子どもが食物アレルギーなのではないかと懸念している人は必ず、固形食を導入する前に小児科医や小児アレルギー専門医に相談すること。

本書の出版社と著者は、本書に書かれた方法を独自に実践した場合に起こりうる健康状態に関するいっさいの責任について、これを放棄する。

第一部

食物アレルギーを理解する

Part I
UNDERSTANDING FOOD
ALLERGY

1 本書の概要

著者の紹介、本書の執筆理由、および食物アレルギーの行方

食物アレルギーの未来へようこそ。

この本を読んでいるということは、あなたはおそらく、何らかの形で食物アレルギーに苦しんでいるのだろう。あるいは単に、アメリカをはじめ世界にますます広がるこの疾患に興味があるのかもしれない。

自分の赤ん坊が、ナッツか乳製品か卵のアレルギーだと診断されたのだろうか？　小学校に通っている子どもが、学校のカフェテリアのナッツ持ち込み禁止のテーブルで肩身の狭い思いをしていたり、偶然小麦粉や乳製品に触れて病院に搬送されることのないように、誕生日パーティに招かれても断ったりしているのだろうか？　友人やその家族が食物アレルギーなのだろうか？　医師として、対処法や治療法の選択肢を広げたいと思っているのだろう

か？　食物アレルギーのある子どもを他人に預けることに不安を感じているのだろうか？　あるいは、教師として、食物アレルギーのある子どもを受け持っているのかもしれない。それとも、友人と遊びに行くときにいつもエピネフリン（アナフィラキシー発現時の治療に用いる薬剤）を忘れそうになる10代の子どもがいるのだろうか？　アレルゲンが潜んでいそうな場所や食べ物を避ける生活を自分が続けてきたせいで、ほかの家族までピーナッツの味を知らないことを気にしているのだろうか？

いずれにせよあなたが、何らかの形で食物アレルギーに苦しんでいる数千万人の一人だったり、この疾患に興味があったりするのなら、本書はそんなあなたを助けるためにある。

食物アレルギーは新たな時代を迎えつつある。私たちは過去数十年にわたり、ますます多くの子どもや大人を苦しめるようになった、この得体の知れない憂慮すべき疾患の克服に取り組んできた。だが、偶然アレルゲンに触れてしまえば（わずかとはいえ）死の危険さえある不安な生活を運命づけられた人たちに、医学はあまりに無力だった。

しかし、そんな時代はもはや過去のものとなった。アレルゲンを避けるしか選択肢がなかった時代、治療法がまったくわからず何もできなかった時代は過ぎ去った。また、食物アレルギーだと訴えても疑いの目で見られ、認めてもらえなかった無知の時代も終わった。いまでは学界も一般大衆も、この疾患が周囲の助けを必要とする深刻な病気だと認識している。

過去1世紀の間、食物アレルギーの研究者たちは新たな大陸を開拓してきた。そしていま、ようやく免疫システムへの理解が深まり、新たな選択肢を増やせる豊かな土壌が形成されてきた。

この新たな世界の中心にあるのが、免疫療法だ。摂取した食べ物を敵と見なさないよう免疫システムを訓練するこの治療法は、きわめて効果が高い。命にかかわる激しいアレルギー反応の原因になるナッツや小麦、卵、乳製品などの食物は、本来まったく危険なものではない。それをゆっくりとだが確実に免疫システムに教え、体を正常な状態に戻していくのである。

新たな大地を探検する

本書では、食物アレルギーを予防・診断・克服する完璧なプログラムを詳しく紹介していく。第一部ではまず、具体的な数字を挙げて、過去30年余りの間にこの疾患が劇的に増えた事実を明らかにするとともに、この研究分野に散らばる数々の事実を拾い上げ、その理由を説明するさまざまな仮説を検証する。

次いで、食物アレルギーがもたらす最悪の副作用とも言うべき親の責任問題を取り上げ、妊娠中および母乳育児中の食事や遺伝的形質など、子どもの免疫システムを混乱させる原因になりそうな経路について、科学的に明らかになっている内容を概観する。こうして読者が不毛な自己批判に陥るのを防いだあとで、実践的な問題に取り組み、食物アレルギーと診断された後に家庭で行なうべき対処法について、知っておくべきあらゆる情報を提示する。食品表示法の厄介な泥沼のなかをとまどうことなく歩んでいくための方法などである。

第二部では、食物アレルギーの新たな時代の中心へと歩を進める。まずは、アレルゲン回避を唯一の選択肢とするようになった経緯を振り返り、その過去の教訓とともに、食物アレルギーの予防について現在わかっている知見を提示する。私たちはいまや、早期導入事例の綿密な研究に基づき、アレルゲンを回避するしかないという過去の神話からきれいさっぱり手を引くことができる。食物アレルギーを予防するためには、アレルゲンになりうる食べ物をいつ、どのように食事に追加していけばいいのかを、証拠をもとに実践的に紹介していく。

次いで免疫療法を取り上げる。いまではもう食物アレルギーは治療できる。この研究はいまだ道半ばにあり、専門的な資格を持つ医師なら誰でも提供できる標準的な療法を模索している段階にある。それでも、この療法によりすでに何千人もの患者が、偶然アレルゲンに触れる不安から解放され、まるで何ごともなかったかのように以前のアレルゲンを平気で摂取している。それがこの療法の効果を証明している。食物アレルギーの新たな時代には、誰もがこれまでアレルゲンに支配されていた生活の主導権を取り戻す。免疫療法は、そのための1つの手段になる。

さらに本書では、免疫療法が自分に合っているかどうかをどう判断すればいいのか、臨床試験に参加したり病院で安全に治療を受けたりするにはどうすればいいのか、そのほかどんな点に注意しなければならないか、といった情報も提供する。つまり、この新たな療法について知っておくべきあらゆる情報である。この新たな大地の地図を提供し、そこを歩きまわるコツを教え、最高の見どころを紹介し、誰もが居場所を見つけられるようにしている。

とはいえ、食物アレルギーの新たな時代を形づくっているのは、免疫療法だけではない。研究開発途上の製品は、新薬、ウェアラブル機器、アプリなど無数にある。こうした開発が進んでいる領域についても、常識的な疑念を交えながら紹介する。ただし本書では、これらの製品が登場するさほど遠くない未来を、きわめて現実的な視点から見ている。なかには、巨大な食物アレルギー「市場」（つまりは、食物アレルギー患者）を利用して利益をあげようとしているだけの企業もあるため、本当に患者のためになると思われるものだけを取り上げている。

続く第三部では、これまでずっとあまり認識されてこなかった、食物アレルギーがもたらす精神的負担の問題を扱う。この疾患に家族全員がどれほど苦しんでいるかを紹介し、子どもにも両親にも、それに対処するさまざまな知恵を提供する。食物アレルギーに苦しみながら育ち、ついにその疾患を克服した子どもや若者たちの言葉には、きわめて有益な知見が含まれている。

そして最後に、今後の地球の健康に対する私たち人間の役割を考察する。アレルギーの増加は、人間が直面しているほかのさまざまな問題と無縁ではない。そのため、この最終部分の主張は、食物アレルギーの予防だけでなく、人間が地球に及ぼす影響を低下させることを目的としている。食物アレルギーの新たな時代は、現状に甘んじる必要はないという意識から生まれた。選択次第で変化は起こせる。

案内人を務める本書の著者について

本論を進める前に、著者2人の経験をお伝えしておきたい。2人とも、アレルギーとの最初のかかわりは個人的なものだった。だがやがて、アレルギー治療の新たな時代が来ている事実を広めることが、2人の使命になった。本書の目的は、読者が自分や家族について詳細な情報に基づいた判断ができるように、2人が知っているあらゆる知見や情報を伝えることにある。まずは、2人の経験から紹介しよう。

ケアリー

私はこれまでの学究生活や医療活動を、食物アレルギーに苦しむ子どもや大人のケアに捧《ささ》げてきた。診療所でも研究所でも、食物アレルギーの予防・治療について同じビジョンを持つ世界中の同業者と協力し、免疫システムの研究を行なっている。

初めてアレルギーの世界に触れたのは、ニュージャージー州で暮らしていた幼児のころだ。海洋生物学者だった父は、汚染が水質や海洋生物に与える影響を研究していた。その一環として川底にいる生物を調査していたため、家族はハウスボートで暮らしていた。かびだらけのハウスボートである。すると間もなく、私がひどいアレルギー体質であることが判明した。アレルギーとひどい喘息《ぜんそく》に悩まされた私は、周囲の環境が体に影響を与えることを幼くして学んだ。

16歳になると、救急救命士として働いた。初めて運転した車は救急車だった。この経験を通じて医師になりたいと思った私は、当時ちょうど女性の受け入れを始めたハバフォード大学に入学した。この大学では、奨学金と才能豊かな教授たちに助けられ、初めて分子生物学の世界を知り、アレルギーの原因となる免疫細胞など、人体の細胞の深遠な内部構造を学んだ。その後、研究と実践の両方の道を歩むことに決め、国立衛生研究所が後援する医学者訓練プログラムを通じて、ハーバード大学医科大学院で医学博士号を取得した（将来の夫と出会ったのも、このプログラムを通じてである）。

臨床研修生となった2003年のある日、私は指導医とともに集中治療室に呼び出された。その当時は、喘息・アレルギー・免疫学の特別研究員として、スタンフォード大学のデイル・ウメツ教授のもとで学んでいた。私がウメツ教授とともに集中治療室に行くと、涙を浮かべた男性が近づいてきた。エピネフリン自己注射器を入れたビニール袋を持っている。見ると、針が曲がっている。「どうして。どうしてこんなことに」と男性は言う。

間もなく教授と私は、事態をはっきりと理解した。この男性の9歳になる息子は、幼児のころに乳アレルギーと診断された。だが、そのときの医師は乳アレルギーについてほとんど知識がなかったのか、家族はいずれ治るような印象を受けたという。ところがある晩、その子が妹の牛乳を誤って飲んでしまった。アレルギー症状が現れたため、家族はエピネフリンを注射したが、それは幼児用の小型サイズだった。子どもはアナフィラキシー状態に陥り、12時間もすると脳がぱんぱんに膨れあがり、命が助かる見込みはなくなった。

それだけではない。この子どもは肝臓のドナーとなったが、その肝臓の提供を受けた人も乳アレルギーを発症した。なぜそうなるのかわからなかった私は、免疫システムを研究してその理由を解明しようと決心した。また、この事例のような十分に回避可能な死を防ぐ手助けをしたいと心から思った。食物アレルギーの背後にあるメカニズムを研究することと、その患者への対処法を改善していくこととは、表裏一体を成している。私にとってこの2つは、切り離すことのできない1つの夢となった。

こうして食物アレルギーの世界にさらに足を踏み入れると、やがて患者やその家族から相談を受けるようになった。世界中のカフェで彼らに会い、自分や子どものアレルギーに苦しんできた話を聞いた。そして、状況を改善する方法はないかと尋ねられるたびに、彼らを助けようと固く決意した。これらの会話を通じて、食物アレルギー患者のコミュニティと深いかかわりを持つようになると、このコミュニティは、もっとも差し迫った問題へと私を導いてくれるかけがえのない存在となった。

またそのころになると、ほかのアレルギー研究センターで、乳・卵・ピーナッツアレルギーを治療する実験的な方法が成果をあげつつあった。それらを参考に、スタンフォード大学のわがチームは間もなく、乳アレルギーの患者を対象に、オマリズマブという喘息の薬（重篤な反応にかかわる主要成分を抑制する）を組み合わせた世界初の免疫療法の臨床試験を始めた。試験を受けた患者は11人だけだったが、その結果は私たちを驚かせるに足るものだった。一部の患者が、9カ月ほどでかなりの量の牛乳に耐えられるようになったのだ。なかには、わずか3カ月で変わった患者もいる。次いで、複数の食物アレルギーを持つ患者に対して試験を行なうと、その試験でも成功が続いた。

スローンとその家族に会ったのは、2013年のことである。子どものアレルギーの治療について相談を受けたのがきっかけだった。私たちはそれから数年にわたり、食物アレルギーの世界で起きているこの画期的変化を一般大衆に伝える方法がないかと話し合った。こうして彼女のビジョンや情熱、揺るぎない意欲に触れるうちに、本書を共同で執筆することになった。私は常々、研究の進展に合わせ、食物アレルギーの予防法や治療法について患者やその家族にあらゆる情報を知らせたいと思っていた。彼女もそうだ。こうして生まれたのが、あなたがいま手にしている本である。

スローン

私は息子が2歳のとき、食物アレルギーの世界に迷い込んだ。ニューヨークの自宅近くのレストランにいたときに突然、息子の体調がおかしくなったのだ。最初は風邪かと思ったが、家に帰ってベッドに寝かせたときに心臓の鼓動が異様に速いことに気づき、夫と最寄りの緊急治療室に駆け込んだ。2日間の集中治療の後、息子は喘息と診断された。また、喘息の子どもには食物アレルギーがよく見られると医師から言われたため、念のためテストしてみると、ピーナッツアレルギーであることが判明した。

さらに、当時まだ6カ月だった娘についても確認したほうがいいと言われ、こちらもテストしてみると、今度はナッツに陽性反応が出た（「ピーナッツ」は「ナッツ」とあるが豆であり、ナッツには含まれない。ナッツは木の実を指す）。私には寝耳に水の出来事だった。大学時代に、スカッシュ部のキャプテンがピーナッツにアレルギー反応を起こして死んだことはあった。だが家族の誰一人として、そんな脅威にさらされたことはなかったからだ。

子どもたちが4歳と5歳になると、私たち家族はカリフォルニアに引っ越した。だがアレルギーは、どこまでも娘を追いかけてきた。娘がどこに行こうと、何らかのナッツのかすが娘を脅かしに来た。息子をピーナッツから遠ざけることには成功したものの、娘は繰り返し食物アレルギーの脅威にさらされた。

そんなある日、結婚式に出席すると、同じテーブルにいた夫婦と食物アレルギーの話になった。その夫婦にも、食物アレルギーの子どもがいたのだ。夫婦はこんな情報を教えてくれた。「あなたたちが住んでいるところなら、ケアリー・ナドー先生がいるじゃない。会ったことある？」

会ったことのなかった私は、すぐに連絡をとってみることにした。すると、ちょうどタイミングよく、新たな治療法を検証する臨床試験に息子も娘も登録してもらうことができた。息子はピーナッツアレルギーの、娘はナッツアレルギーの免疫療法である。私はそれからの1年間、車で90分かけてスタンフォード大学に毎週通い、子どもたちへのアレルゲン投与量が増えていくのを見届けた。不安を抑えることはできなかったが、この命にかかわる病を克服できる可能性があるのなら、それに懸けてみる価値はあった。それに、ケアリー率いるチームの対応も申し分なく、子どもたちの身に危険が及ぶことはないと確信できた。

やがて子どもたちは2人とも、それぞれのアレルギーを克服した。この試験を通じてケアリーと親友になった私は、ぜひとも世界にこの成果を伝えるようケアリーに勧めた。彼女は研究者としても医師としても優れており、その並外れた才能をもっと多くの人に知ってもらったほうがいいと思えたからだ。

そのころにはもうケアリーも、私のことをよく知っていた。私は弁護士であり、ジャーナリストであり、衛生的で健康的な生活を勧める著書『人生を変える「GREEN」健康な生活と美しい地球のためのシンプルな方法』（春秋社）を出版していた。また彼女同様、大衆の環境意識を高め、食物アレルギーの原因を突き止め、できるだけ多くの人にその治療に関する情報を伝えたいと思っていた。そこで私たちは、世界中の家族がその情報にアクセスでき、自分の生活の主導権を取り戻せるように、協力してこの本を執筆することにした。私たちが目指す未来は、至ってシンプルだ。食物アレルギーのない未来である。

2人

誤解のないように述べておくが、本書で言う「筆者」には、ケアリーの研究チームのみを指す場合もある。スタンフォード大学の臨床試験に関する内容はすべて、ケアリーの経験に基づいている。また、本書に登場する患者からは、その経験を公表する許可を得ている。彼らが採用したアプローチはすべて、当人やその家族自身の判断に基づいている。とはいえ、患者の両親や、新たに食物アレルギーと診断された当人が、食物アレルギーの予防や治療について何らかの判断をする際には、必ず専門家に相談するようにしてほしい。

多くの手でつくられる未来

科学的進歩は共同努力の賜物《たまもの》である。それぞれの発見をもとに、一つひとつ研究を繰り返し、少しずつ前進していく。私たち研究者は、成果を語り合い、会議を重ね、互いに励まし合い、たいていはその過程で仲良くなる。

食物アレルギーの新たな時代をもたらしたのは、数十年前からこの研究に根気よく携わり、現在もそれを続けている数多くの熱心な研究者や医師たちだ。彼らは食物アレルギーが、無数の時間やなけなしの研究資金を費やすだけの価値のある重大疾患だと認識していた。そのため、治療法を見つける努力を決してあきらめなかった。大胆にも、食物アレルギーを予防・治療する夢を追い求めた。こうした研究者や医師の業績は、本書のあちこちにちりばめられている。このような形で彼らの先駆的な発見をまとめられたことをうれしく思う。現在進行中、あるいは現状につながる重要かつ興味深い食物アレルギー研究を見落としている場合があるかもしれないが、それについてはご容赦願いたい。

本書にはまた、筆者自身のスタンフォード大学での研究や、患者やその家族の世話をしてきた経験（臨床試験や日常的なアレルギー管理経験）も活かされている。食物アレルギーに直接かかわっている患者や家族、研究者、臨床医、子どもたちの知見を本書に活用できたことを光栄に思う。

新たな大地を旅するための心がまえ

食物アレルギーの研究はいまだ途上にある。世界中の研究者が、免疫システムの信じられないほど微細なプロセスを詳細にわたり理解しようと努力を続けている。免疫システムと環境との相互作用、免疫の仕組みにかかわる遺伝子の役割、外部の環境からの影響、さまざまな食物のタンパク質に対する体の反応、これらすべてに対するさまざまな薬の影響などだ。つまり、この研究はまだ当分終わらない。むしろ、まだ始まったばかりだ。

そのため、確固たる結論、明確な回答、一貫した結果が得られるとはかぎらない。ある研究結果が別の研究結果と矛盾することもある。ある発見が異なる解釈をされる場合もある。そのうえ、新しい発見はひっきりなしに現れる。したがって私たちは、思考を柔軟に保つ必要がある。研究のペースを考えれば、現在正しいと思われていることが、1年後には正しいと思えなくなるかもしれない。

そのため本書では、自分の研究を必要以上に持ち上げることも、反対の結果を示す研究を避けることもしていない。読者に情報を提供することが、嘘偽りのない全体像を示すことにつながると思っているからだ。学者であれば、新たな研究に健全な疑念を抱くのは当然だ(そのような態度は必要でもある)。新たなデータやその分析について適切な議論を重ねるところから、事実は生まれる。そのような視点に立ち、本書では「まとめ」の欄にさまざまな事実の概要を記した。その事実の一つひとつが、現段階で入手できるきわめて有力な証拠に基づいている。その点については筆者が保証する。

科学の世界には、そんな証拠が無数にある。食物アレルギーの未来は、こうした研究にかかっている。したがって本書では、ここ数十年の研究が成し遂げたさまざまな発見を紹介し、食物アレルギーに苦しんでいる誰もがそのデータを気軽に吟味できるようにしている。読者の方々には、それをもとに正式な資格を持つアレルギー医に相談していただければ幸いである。本書で紹介した議論や知識は、自分の人生にとってどの証拠にどんな意味があるのか、自分なりの結論を導き出すためのよすがになるだろう。

本書に登場する研究はいずれも、本書の説明に欠かせないものとして掲載している。だが、研究の詳細を読み飛ばし、まとめに焦点を絞って読んでもらってもかまわない。それだけでも、食物アレルギーの新たな時代がどんなものかは理解できる。とはいえ、少し時間を割いてそれぞれの研究内容に目を通してもらえば、食物アレルギー研究の歴史をより深く理解し、科学者たちが苦労して新たなアプローチを生み出してきたことが実感できるはずだ。いずれにせよ、科学的な内容や数字に怖《お》じ気づいたり、とまどったりしないでほしい。筆者は読者の手助けをしたいのであって、悩ませたいわけではない。

本書の巻末には、全編で言及されている研究論文すべてのリストを掲載しておいた。また、用語集と3つの付録も用意した。

付録1には、食物アレルギー患者を持つ家族が支援を求めることのできるさまざまな組織や団体をリストアップした。付録2では、食物アレルギーについてよく言われている俗説について、それが誤りであることを簡潔に証明している。そして付録3では、筆者や本書の取材を受けた人々と、食物アレルギーの治療や予防に関係している営利企業とのあらゆる金銭的つながりを公表している。そうしたのは、本書に書かれた情報にはいかなる偏りもなく、もっとも信頼できる最新の証拠にのみ基づいていることを、本書を手に取るすべての人に信じてもらいたかったからだ。食物アレルギーに対する現段階で最良の対処法を知りたいと思っている人に、その情報を提供する。それこそが、本書を執筆した唯一の動機である。

食物アレルギーと新たに診断された大人の読者へ

大人になってから食物アレルギーを発症するケースは意外に多い。食物アレルギーに関する講演や議論の大半は子どもに重点を置いているが、18歳を過ぎてから食物アレルギーと診断される人の割合は年々増えている。

実際、アメリカの大人の10％以上が、1つまたは複数の食物にアレルギーがある。そのなかのおよそ半数が、大人になってから新たに1つまたは複数の食物アレルギーを発症している。大人になるまで食物アレルギーの経験が一切なかったという人も、4分の1ほどいる。この傾向は世界中で見られる。

本書の情報はすべて、年齢に関係なく、食物アレルギーを患うすべての人に適用できる。もちろん、大人であれば自分で判断できるため、家族が食品棚に危険な菓子を入れておかないよう気をつかったり、カフェテリアでナッツ持ち込み禁止のテーブルを使うよう注意したりする必要はない。だがそれ以外のことは、年齢を問わずほぼ共通している。

本書のなかには、新たに食物アレルギーと診断された子どもの親に向けた表現が頻繁に登場するが、それらは食物アレルギーの大人にも同様にあてはまる。子どもだけに関する情報については、はっきりとそう記している。

何より重要なのは、本書で紹介した画期的な治療法は、あらゆる年齢の患者に適用できるということだ。食物アレルギーの大人のなかにも、免疫療法に成功し、アレルゲンの脅威から解放された人は大勢いる。食物アレルギーの新たな時代には、あらゆる人の人生が変わる。

用語の説明

本書を読むにあたっては、基本的な用語の意味を知っておくと便利だ。食物アレルギーの世界には、意味の区別なくあいまいに使われている言葉がいくつかある。そのためここで、本書のなかで頻繁に登場する言葉の具体的な意味を明確にしておこう。ほかの用語については、巻末の用語集を参照してもらいたい。

アレルギー　じんましん、肌のかゆみ、喘鳴《ぜんめい》、涙目、目のかゆみ、鼻づまり、鼻水、せき、低血圧など、ある食物を摂取したときに、体の免疫システムがそれを有害物と誤認して引き起こす症状。この反応は、免疫グロブリンE（ＩｇＥと略される）と呼ばれる物質が関係しているため、専門家はこの特異な免疫誘導反応を「ＩｇＥ依存性アレルギー」と呼ぶことが多い。これは、一時的な胃腸障害などを引き起こす食物過敏症とは異なる。

脱感作　アレルギー反応を起こすことなく摂取できるアレルゲンの量を徐々に増やしていく

治療法を、脱感作療法という。脱感作とは、アレルゲンの投与量を徐々に増やしていくプロセス全体を指す。

不耐症　食物不耐症は食物アレルギーとは異なり、鼓脹（乳糖によるものなど）や頭痛（グルタミン酸ナトリウムによるものなど）を引き起こす。特定の香辛料やフルーツ（シナモンやパイナップルなど）で発疹が出る人もいる。「豆は食べられないよ。ガスがたまるから」とか「コショウはだめなの。おなかの調子が悪くなるから」と言う人は不耐症であって、命にかかわることはない。

過敏症　食物過敏症も（ときに重大な）障害を引き起こすが、これも本書で取り上げる食物アレルギーとは違う。たとえばセリアック病の場合、小麦を食べると重度の下痢になる。これは、レストランや加工食品メーカーが考慮すべき重大な疾患だが、食物アレルギーとは本質的に異なる。また、特定の食物に対するＩｇＥ抗体をある程度持っているが、即座にアレルギー反応を示さない人もいる。これも、食物アレルギーではなく過敏症と見なされる。

耐性　体内で生成されたタンパク質（インスリンなど）や体外から摂取したタンパク質（ピーナッツ、卵、乳など）に体が反応しない状態。大半の人間は、あらゆる食物に対する耐性を自然に身につける。ときには、生後１、２年で耐性がつく場合もある。幼児のころに卵アレルギーが多いのはそのためだ。治療による耐性誘導とは、免疫システムを訓練し、食物アレルギーやそのほかの反応（提供を受けた臓器の拒否反応など）を引き起こさないようにすることを指す。この状態になれば、耐性を維持するために絶えずアレルゲンに触れる（ピーナッツを毎日1個摂取するなど）必要はなくなる。

食物アレルギーの世界では、この状態を「持続的な無反応」と呼ぶ。この訓練された免疫システムが、患者が死ぬまでその状態を維持するのか、つまり患者のアレルギーが完治したのかどうかは、現段階では判断できない。ただし、アレルゲンの摂取をやめてからまる1年が過ぎても耐性を維持している人はいる。かつての夢はいまや現実になっている。持続的な無反応はいまのところ、アレルギーの完治にもっとも近い状態だと言っていい。

＊注：本書では、卵アレルギーはすべて鶏卵を、乳アレルギーはすべて牛乳を対象としている。

2 蔓延する食物アレルギー——現状とその理由

驚くべき数字の背後にある原因についてわかっていること、わかっていないこと

ナタリー・ジョルジはいつも気をつけていた。3歳のときにピーナッツアレルギーと診断されて以来、そうしないわけにはいかなかった。生きていくための知恵として、ピーナッツを避けることを真っ先に覚えた。ほかの子ども同様、自分の敵であるピーナッツが近くにあるとわかる「直感」まで身につけていた。

2013年の夏、ナタリーは家族でタホ湖畔の森のなかにあるキャンプ場に出かけた。4年前から毎年利用しているところである。両親は毎年、事前にキャンプ場にメールや電話で、ピーナッツを使った食べ物を出さないよう申し入れていたため、これまでの旅行では何ごともなかった。そのためナタリーは、以前そこで食べたことのあるライスクリスピー（米シリアルに溶かしたバターやマシュマロを混ぜて固めた菓子）を、今回も食べて問題ないと思い

込んでしまった。

当時13歳だったナタリーは、それを一かじりすると、何かが違うことに気づいた。急いで両親のもとへ行き、ピーナッツバターを食べてしまったかもしれないと告げた。両親がベナドリル（じんましんや鼻炎に効く抗ヒスタミン剤）を飲ませて様子を見ると、何ごとも起こらない。娘はアレルギーだとずっと思っていたが間違いだったのか？　それとも娘のアレルギーは治ったのか？

だが数分後、ナタリーが嘔吐した。やがて気道が狭まり始めた。父親がエピネフリンを注射したが、２本目３本目を打っても症状は止まらない。キャンプ場は森のなかだったため、救急車もなかなか来てくれない。ナタリーが病院に着いたころにはもう、医師の手に負える状態ではなかった。ナタリーはその晩、この世を去った。ピーナッツバターでつくられたライスクリスピーを一かじりしたために。

蔓延を示すデータ

このような脅威に直面しているのは、ナタリーだけではない。どのデータを見ても、食物アレルギーの子どもの割合は近年になって急増しており、現在も増加を続けている。大人になって食物アレルギーを発症するケースも増えている。

ナタリーと同じ危険に直面している子どもが現在アメリカにどれだけいるのかを正確に集計するのは、なかなか難しい。子どもが食物アレルギーかどうかを確実に知るには、子どもにその食べ物を与え、反応があるかどうかを見るしかない。だが、食物アレルギーの発症率を把握する調査の大半は、両親にアンケートに答えてもらう形式をとっているため、本当に食物アレルギーなのかどうかわからない。子どもの体に合わない食べ物を与えたら胃腸障害や頭痛などの症状が出たため、それをアレルギーだと勘違いしている親もいるだろう。

それに、食物アレルギーの割合（一定の人口に対する食物アレルギーの子どもの割合）を求める調査の場合、食物アレルギーの子どもを持つ親が調査に参加する可能性が高くなるため、数値が高くなりすぎるおそれもある（統計学ではこれを選択バイアスという）。

また、一部のアレルギーテストは、間違って陽性の結果が出る確率が高く、それにより食物アレルギーなどないのにあると思い込み、統計値がふくらむ場合もある。さらに、卵アレルギーの割合は、テストに使われる卵が生か加熱されているかによって変わる。こうした数々の問題があるため、国内あるいは世界全体の発症率を正確に把握するのは難しくなる。

だが、こうした要素をすべて考慮したとしても、確実に言えることがある。それは、食物アレルギーが過去20年の間に急増しているということだ。そう断言できる根拠はいくつかある。たとえば、連邦政府が行なうアメリカ国民健康栄養調査（ＮＨＡＮＥＳ）と呼ばれる一連の調査がある。２００7年から２０１０年にかけて行なわれた最新のＮＨＡＮＥＳ調査によれば、アメリカの子どもの６・５％が食物アレルギーだという。これはほぼ５００万人に

年齢に関係なく世界中で増加する食物アレルギーの割合
(1950年以降)

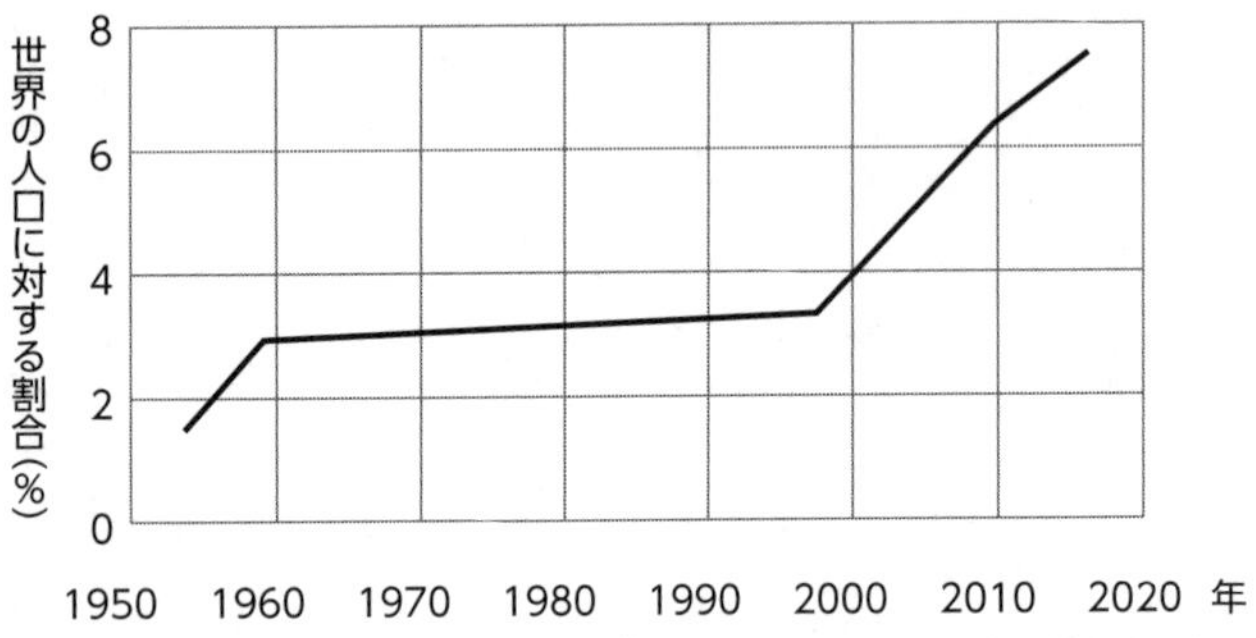

同業者の審査を受けた複数の情報源による

相当する。子ども１００人につきおよそ７人の割合である。

　また、ルチ・グプタを中心とするノースウェスタン大学の研究チームが行なった最近の調査では、アメリカの子どもの食物アレルギー発症率を７・６％と見積もっている。

　では、大人はどうだろうか？　２０１４年の推計では、アメリカの大人の発症率はおよそ５％だった。これはおよそ１４００万人に相当する。また、２０１９年に筆者のチームがノースウェスタン大学の研究者と共同で、アメリカの4万人以上の成人を対象に行なった調査によると、およそ４４００人（11％）が食物アレルギーだった。この数字をアメリカの人口全体にあてはめてみると、ピーナッツや甲殻類、乳製品などのアレルギーを持つアメリカの大人は２６００万人を超えることになる。

　さらに、食物アレルギー患者１００人につき、

食物アレルギーの国別発症率

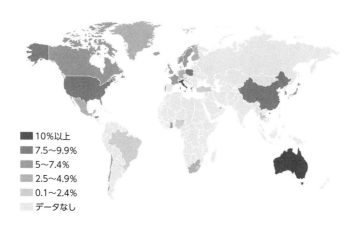

1種類の食物にしかアレルギーがないという人はおよそ6人しかいない。一方、2種類の食物にアレルギーがあるという人は40人もおり、たいていはもっと種類が多い。多めの数字と少なめの数字のどちらに着目するにせよ、アメリカに食物アレルギーが蔓延していることは明らかだ。

世界的に見ても同じことが言える。世界アレルギー機構の国際研究者グループは２０１３年、調査を行なった89カ国の食物アレルギーの割合が15％に達しているとの報告を発表した。その報告によれば、食物アレルギーは欧米に限られた現象ではないという。

実際、5歳以下の子どもでは、オーストラリア、フィンランド、カナダが上位にあるが、それより年上の子どもになると、モザンビーク、タンザニア、アイスランドの割合が高くなる。18歳までの子ども全体では、イギリス、コロンビア、フィンランドが上位3カ国を占める。つまり、食物アレルギーは世界的な現象であり、悪化の一途をたどっているということだ。

以前からそうだったわけではない。この現象が見られるようになったのは1990年代後半になってからだ（1950年代から始まったと考える研究者もいる）。アメリカ疾病管理予防センター（CDC）によれば、子どもの食物アレルギーの発症率は、1997年から1999年までの間に3・4％増え、2009年から2011年までの間にさらに5・1％増えた。

こうした統計だけを見るとわずかな数字に思えるかもしれないが、現実の世界に目を向けてみてほしい。これは、15年にも満たない間に食物アレルギーの子どもが100万人以上増えたことを意味する。食物アレルギーで病院を訪れた人は、1993年から2006年までの間に3倍に増えた。これもやはり、アメリカだけの現象ではない。たとえば中国では、幼児の食物アレルギーの割合が、1999年には3・5％だったが、2009年には7・7％に増えた。また、イギリスでは1990年代前半、食物アレルギーで入院する子どもは100万人中16人だけだった。ところが2003年になると、その数字が100万人中107人にまで上がった。

特に蔓延しているのがピーナッツアレルギーだ。1997年には、ピーナッツにアレルギー反応を示すアメリカの子どもは0・5％未満だったが、2008年には1・4％に増えた。さらに、その後の7年でほぼ倍増し、2018年には2・2％に至っている。乳製品アレル

アメリカの成人の９大食物アレルゲン

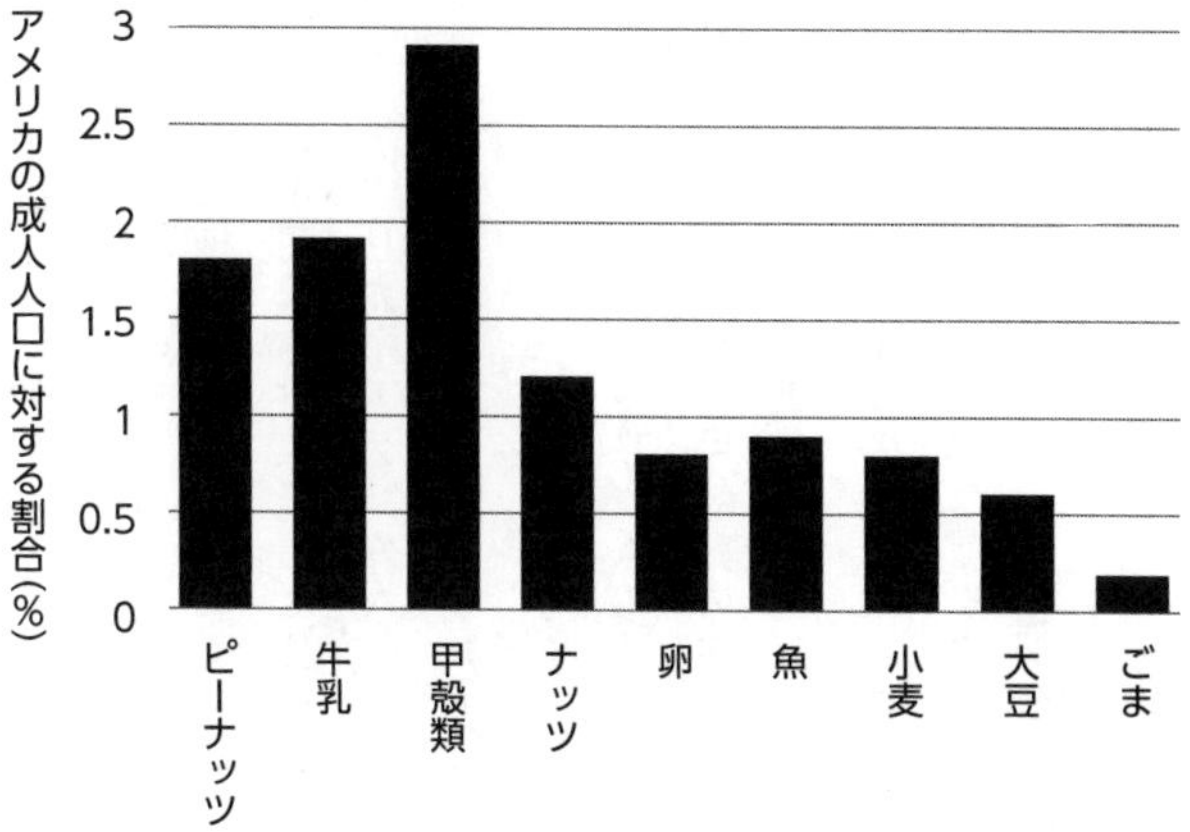

アメリカの子どもの９大食物アレルゲン

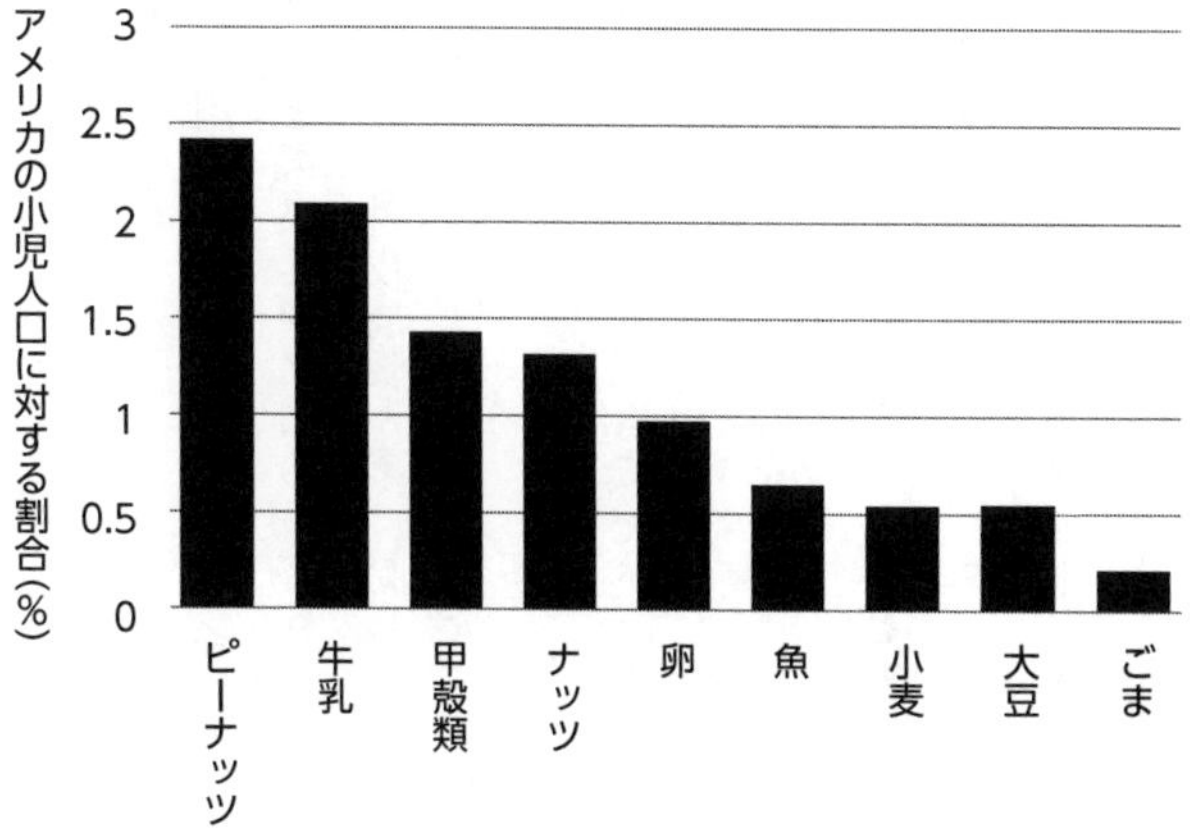

ギーはもっとひどいかもしれない。2007年のある調査では、調査対象者の17%が乳アレルギーだと回答している。牛乳やピーナッツをはじめ、卵、魚、甲殻類、ナッツ（アーモンド、ヘーゼルナッツ、くるみ、ピスタチオなど）、小麦、大豆という8大食物アレルギーのすべてで、近年になって患者の割合が増加している。

これには、人種や民族も関係しているようだ。イリノイ州シカゴとオハイオ州シンシナティの子ども817人を対象にした2016年の調査では、ヒスパニック系の子どもや白人の子どもよりアフリカ系アメリカ人の子どもに、喘息やアトピー性皮膚炎が多く見られた（どちらも食物アレルギーの危険因子とされる。「アトピー性皮膚炎」は以下「皮膚炎」と略称する）。

また、アフリカ系アメリカ人の子どもは非ヒスパニック系白人の子どもに比べ、小麦やトウモロコシ、大豆、魚、甲殻類のアレルギーになるリスクが高かった。ヒスパニック系の子どもも白人の子どもに比べれば、トウモロコシや魚、甲殻類のアレルギーが多かったという。

現在、食物アレルギーの割合は、非ヒスパニック系の黒人の子どもがもっとも高い。複数の研究によれば、非ヒスパニック系の黒人は非ヒスパニック系の白人に比べ、エビアレルギーになる割合が多い。黒人の子どもは複数の食物にアレルギー反応を示す可能性が高いとする研究もある。1997年から2007年までの食物アレルギーの傾向を調査した研究では、その間にもっとも著しい増加を見せたのはヒスパニック系の子どもだと述べつつも、以下のように結論している。「アフリカ系の出自は、ピーナッツ感作のリスクが増す重要な危険因子である」。だが、人種や民族が食物アレルギーの発症に関係する仕組みや理由、この危険因子に効果的に対処する方法については、まだわかっていない。

地理も食物アレルギーになるリスクを高める要因になる。実際、住んでいる場所によって、アレルギーを引き起こす割合が変わる食物がある。たとえば、マスタードアレルギーはフランスに格段に多く、ローヤルゼリーアレルギーは香港に比較的多い。食物アレルギーを引き起こす免疫の仕組みが、国によって異なる場合もある。同じピーナッツアレルギーでも、その原因となるピーナッツ内のタンパク質が国によって異なるといったケースである。食物アレルギー研究の大半は欧米諸国で行なわれているが、発症率は世界中で増加している（この数字については第11章で取り上げる）。かつては食物アレルギーなどなかった国でも、いまではその増加に困惑している。

衛生仮説――正しいこと、間違っていること、今後の課題

この数字に圧倒され、めまいを起こしている読者もいるかもしれないが、これらのデータははっきりとしたメッセージを伝えている。それは、世界で何かが起きているということだ。食物アレルギーは世界に蔓延している。そうなると、次に「なぜ」という疑問が浮かぶ。この世界で何が起きているのか？　過去数十年の間に何が変わったのか？　私たちの体はなぜ、

どの食べ物が安全かわからなくなってしまったのか?

これまでの研究により、食物アレルギーを引き起こす仕組みについて、重要な知見や数多くのデータが提示されている。こうした成果のなかには、限定的な研究に基づいたあいまいな考え方や理論なのに、いつの間にか一般的な知識と化してしまっているものもある。食物アレルギーなどの免疫障害の原因の説明としてもっともよく知られているのが、衛生仮説だろう。そこで、この場を借りてこの仮説を検証してみよう。この仮説には、事実に基づいている部分もあれば、さほど事実に基づいていない部分もある。

衛生仮説については、多くの読者が聞いたことはあるだろう。過剰に宣伝されているきらいはあるが、この仮説を使えば、食物アレルギーが蔓延した理由をある程度は説明できる。衛生仮説の中心にあるのは、免疫である。

人間の免疫システムは、子宮内にいるときは事実上白紙状態にある。当然そうだ。このシステムは、異物を拒否することを1つの目的としているが、胎児が成長するためには、母親が送ってくるものを受け入れられるようにしておかなければならない。それに、母親の抗体が胎児を守ってくれるため、胎児が自ら身を守る必要もない。

だが、出生後は状況が変わる。自分を保護してくれていた子宮から出てきた新生児は、自分の身を守るすべを学んでいかなければならない。自分の城を守る見張りを立て、侵略者が攻撃してきたときには兵士を派遣することが必要になる。

この学習は、数々の経験を通じて行なわれる。免疫システムは、外部世界と格闘するなかで学習し、防御力を高めていく。そのため、免疫システムを安全地帯から追い出す愛のムチが欠かせない。

ところが、衛生仮説はこう主張する。現代では極端に衛生的な住まいに暮らし、自然から隔離された生活を送るようになったため、免疫システムが学習するチャンスがなくなってしまった。滅菌された環境では細菌に触れることもないため、免疫システムの番兵が強くなる機会もなくなる。有害な侵略者と無害な来客を区別する血球も、外部の微生物と出会わなければ、その仕事の訓練をする機会を失う。すると免疫システムは弱いまま、感染を回避することも、いつ攻撃し、いつ警戒態勢を解けばいいかを判断することもできなくなる。子どもが土にまみれる機会が減ったうえに、漂白剤や抗菌せっけんなどの洗剤が使用されるようになったために、皮膚炎や乾皮症、さまざまな硬化症、クローン病、1型糖尿病、喘息、花粉症、およびアレルギーの割合が増加したのではないか。

衛生仮説が食物アレルギーの謎を解き明かしているのかどうかを判断する前に、そのような仮説が生まれた歴史を紹介しておきたい。この仮説は、イギリスのあるコホート調査に端を発している。1970年のある週に生まれた子ども1万6567人全員の健康情報を収集する調査である。この調査データの分析から、興味深い現象が明らかになった。皮膚炎や花粉症の発症率と家庭の子どもの数との間に相関関係があり、兄弟姉妹が多いほど両疾患の発症率が低かったのである。

そこでイギリスの疫学者デヴィッド・ストローンがさらなる調査に乗りだし、1958年のある週に生まれた子ども1万7415人の花粉症の発症数を数えあげ、1989年に分析結果を発表した。その報告書によれば、花粉症の発症には、何よりも家族の人数と出生順が大きく関係しているという。一人っ子やいちばん年上の子どもより、兄や姉がいる子どものほうが、11歳と23歳の時点で花粉症を発症している割合は少ない。また皮膚炎も、家庭にいる兄や姉の数と関係している。兄や姉が多いほど、皮膚炎になる割合は低くなる。

この現象はやがて「きょうだい効果」と呼ばれるようになった。ストローンはこれを理論化し、兄弟姉妹間の「非衛生的な接触」がその原因なのではないかと考えた。年下の子どもは、年上の子どもに感染した細菌にさらされることで、その細菌への免疫を身につけるのではないか、と。

こうしてストローンは以下のような仮説を立てた。「過去1世紀の間に、家族の人数が減少し、住環境が改善され、個人の清潔度も高まったため、子どもの間で交差感染する機会が減った。その結果、富裕層の間で早くから見られたアトピー性疾患の発症が広まったのかもしれない」。これが後に、衛生仮説と呼ばれるようになった。つまり、衛生仮説を要約すればこうなる。免疫システムが損なわれた原因は、清潔度が増したことにある。体が感染を数多く経験すればするほど、アレルギーとして知られる免疫障害を発症する可能性は低くなる。

この最初の報告書が登場すると、きょうだい効果が本当に存在するのかを証明しようと、数々の研究が行なわれた。兄や姉がいれば喘息や糖尿病の発症率も下がるという報告もあれば、生後6カ月の間に託児所に通った子どもは喘息や皮膚炎にかかるリスクが低いとの報告もあった。

２００２年には、ミシガン州立大学の２人の疫学者が、それまでに収集されたあらゆるデータを検証してみた。すると、花粉症に関する17の研究すべてで、きょうだいが多い子どもほど花粉症になる割合が低いという反比例の関係が見られた。さらに、皮膚炎に関する11の研究のうちの9つで、また喘息や喘鳴に関する31の研究のうち21で、同じ現象が報告されていた。こうして衛生仮説は、花粉症や皮膚炎だけでなく、食物アレルギーを含むさまざまな免疫疾患を含むものに拡大されていった。

だが、この仮説は興味深いものの、証拠が一切なかった。あまり衛生的でない環境で暮らすだけで細菌やウイルスに軽く感染するようになり、この軽感染により病原菌に対する免疫ができるというのなら、免疫システムにそうなる何らかの仕組みがなければならない。ところが、そのような仕組みについては何もわかっていなかった。

そこで、その仕組みを探す取り組みが始まった。たとえば、イタリアのある研究チームはこう主張した。細菌にある程度感染すると、１型ヘルパーＴ（Ｔｈ１）細胞と呼ばれる免疫細胞が活性化される。だが、細菌に触れる機会が少ないと、Ｔｈ１細胞が活性化されなくなり、その代わりに、別の免疫細胞である２型ヘルパーＴ（Ｔｈ２）細胞が活性化される。このＴｈ２細胞の大幅な活性化がアレルギーの特徴である、と。

ドイツでも、衛生仮説をさらに強化する研究が進んだ。１９８０年代には、石炭や薪を暖房に使っているバイエルン地方の小村の家庭で育った子どもは、アレルギーの割合がきわめて低いことがわかっていた。この事実は、こうした暖房がもたらす重大な健康リスクとは矛盾しているように見える。だが一部の疫学者は、ミュンヘンのような都市部と違って田舎はまだ空気が比較的きれいなため、アレルギーの発症率が低いのではないかと考えた。それでも当時はまだ、この説を実証する研究はなかった。どのデータを見ても、農場に暮らしていたり兄や姉がいたりする子どもはアレルギーになる割合が低かったが、その原因に的を絞った研究は行なわれなかった。

だが、1999年から2002年に行なわれたいくつかの調査により、その原因と言えそうな因子が見つかった。細菌内に存在するエンドトキシン（内毒素）と呼ばれる分子である。その調査を行なった研究者によれば、このエンドトキシンが、ＴＬＲ４と呼ばれる免疫システムの重要なスイッチを入れる役目を果たすという。何より重要なのは、この分子が自然界に豊富に存在する点だ。

たとえば、農場の子どもがほかで育った子供に比べて花粉症や喘息になる割合が低い理由を求め、オーストリアの２２００人以上の子どもを対象にさまざまな要素の調査が行なわれた。生活環境、感染歴、食事、ペットの有無などである。その結果をまとめた報告によると、アレルギー発症にかかわる重要な要素と言えるのは、農場の子どもは家畜と接する機会が多いという点だけだったという。農場はエンドトキシンの濃度が高いことがわかっている。

実際、バイエルン地方とスイスの84の農家と非農家を調査したところ、もっともエンドトキシンの濃度が高かったのは家畜小屋だった。また、農家の子どものマットレスには、非農家の子どものマットレスよりもエンドトキシンが多く含まれていた。オーストリア、ドイツ、スイスの田舎に暮らす小学生2618人を調査した2001年のアレルギー・エンドトキシン（ALEX）調査でも、生後1年の間、家畜小屋のそばで暮らしたり農場でとれた牛乳を飲んでいたりした子どもは、そうでなかった子どもに比べて喘息や花粉症を発症する割合が低かった。

その後、屋内でも同じ結果が得られるかどうかを確かめるため、アメリカ・コロラド州の研究者が、喘鳴で3回以上医者にかかった経験がある61人の幼児の家を訪れ、その居間や台所、寝室のほこりを掃除機で収集した。すると、アレルギー症状がある幼児の家のほうが症状のない幼児の家よりも、エンドトキシンの濃度が著しく低かった。報告書にはこうある。「生後間もない時期に屋内でエンドトキシンに触れることで、アレルゲン感作から身を守ることができるのかもしれない」。こうしてエンドトキシンは、衛生仮説を支える重要な柱となった。この分子が大量に渦巻いている環境にいれば、アレルギーを最小限に抑えられるというわけだ。

このように見てくると衛生仮説は、食物アレルギーなどの免疫障害が増加した理由をみごとに説明しているように見えるかもしれない。実際、これが1つの要因である可能性はある。だが、決定的な証拠はない。また、多くの科学者がこの理論に異を唱えている。その後の研究で、これまでの主張とは矛盾する結果が出ているからだ。

たとえば、活性化されるTh1細胞が減り、活性化されるTh2細胞が増えることでアレルギーが発症するという主張を見てみよう。オランダの研究者がガボンでアレルギーの調査を行なったところ、活性化されるTh2細胞が増えても、アレルギーの割合が高くなるわけではないことがわかった。また別の研究では、Th1細胞（人間の体を守るとされている細胞）の減少に起因すると思われていた症状が、実際はむしろそれが増加したことに起因していることが明らかになった。さらには、蠕虫《ぜんちゅう》と呼ばれる寄生虫が、Th2細胞を活性化すると同時にアレルギーを抑制することがわかり、この理論のさらなる障害となった。ライノウイルスやRSV（呼吸器合胞体ウイルス）といった呼吸器系ウイルスは、アレルギーから人間を守るどころか、むしろアレルギーと喘息両方のリスクを高めるとの報告もあった。

エンドトキシンや農場生活の利点を主張する理論についても、それとは矛盾する研究がある。複数の調査によれば、農場生活はむしろアレルギーや喘息のリスク要因となるという。また、農場生活が保護効果を示すことを再現できなかったという調査もあった。

同じことはエンドトキシンにも言える。エンドトキシンとアレルギーとの関係は、この分子に触れるタイミング、遺伝子、健康状態などのさまざまな条件に左右されることが明らかになっている。それどころか、エンドトキシンが害を及ぼす場合もある。この分子を吸い込むと、胸部圧迫感や発熱、炎症に至ることもあれば、肺に障害を引き起こし、免疫システムとは関係なく喘息や喘鳴を発症することもある。

そのためデヴィッド・ストローンは、衛生仮説へと発展する理論を発表してからおよそ10

年後にこう述べている。証拠のバランスを見るかぎり、幼年時代の屋外での接触はアレルギー予防に役立つという考え方はあまり支持できない、と。

筆者の判断では、衛生仮説は食物アレルギーの謎を解き明かす完璧な回答とは言えない。この理論の背景にある調査研究が、食物アレルギーだけを対象にしているわけではない点にも注意する必要がある。花粉症と皮膚炎と食物アレルギーでは、免疫システムの基本的な反応は同じかもしれないが、きっかけになる要因は違うかもしれない。エンドトキシンが花粉症の予防に効果があったとしても、食物アレルギーの予防にも効果があるとはかぎらない。

それでも筆者は、食物アレルギーを理解・予防するうえで、この衛生仮説が絶対的に重要な何らかの鍵を握っていると考えている。衛生仮説を深く調べていくと、食物アレルギーを理解する際に欠かせない重要なメッセージにたどり着く。それは、誰にとっても答えが同じだとはかぎらないということだ。遺伝子、環境、育て方、食事習慣など、さまざまな要素が、食物アレルギーを持つ人間一人ひとりの全体像を形づくっている。食物アレルギーの予防や治療は、万人に同じ方法があてはまるようなものではない。この問題については後に取り上げる。その前にまずは、食物アレルギーが蔓延した理由を説明するほかの仮説を見てみよう。

旧友仮説

数年前、イギリスの微生物学者グラハム・ルークが、免疫障害が増加した理由を説明する別の仮説を提唱した。それが旧友仮説である。その内容は衛生仮説に似ているが、腸内細菌叢《そう》に着目している点に違いがある。腸内細菌叢とは、人間の消化器官にすむ細菌群を指す。数々の研究により、腸内細菌叢が人間の健康に重要な役割を果たしていることが明らかになっている。この細菌叢は、脳にも、免疫システムにも、さまざまな病気への抵抗力にも影響を及ぼす。そのため、食物アレルギーとも関係があるのではないかと考えられている。

この「旧友」仮説は、欧米諸国で暮らす現代人にはもはや、人類がこれまで触れてきた微生物に触れる機会がないという事実に端を発している。私たち人間は、子宮のなかにいるとき、公園で遊んでいるとき、食事をしているとき、おもちゃを交換するとき、犬になめられるときなどに、絶えず微生物に触れ、それを腸内にすまわせている。こうした微生物は、私たちの肌や、私たちが日々活動している環境のなかにもいる。

ルークの理論によれば、この微生物が人間の免疫システムに、異物に対してバランスのとれた安全な反応をするよう教育を施すのだという。衛生仮説の反証となったあの寄生虫も、ルークが言う微生物の一種なのかもしれない。そのため、触れる微生物が少ないと、免疫システムの学習が不完全になる。つまり、アレルギーから人間の身を守っているのは、病気を引き起こす細菌ではなく、無害な細菌というわけだ。

この仮説では、多様性が重要になる。ルークが初めてこの理論を提唱してから数年の間にさまざまな研究が行なわれ、多様な微生物に身をさらすことがいかに重要かが明らかになった。これは特に幼児にあてはまる。多様な細菌叢とアレルギー疾患への抵抗力との関係を示す研究はいくつもある。

ニューヨーク大学ランゴーン病院の小児アレルギー専門医で免疫学者でもあるアンナ・ノヴァーク＝ヴェングジンらが、８５６人の子どもを対象に行なった調査では、食事が多様だと喘息の発症率がはっきりと低くなることが明らかになった。生後1年の間に子どもが摂取する食べ物が1つ増えるごとに、喘息になるリスクが26％減少するという。実際、食事が多様でない子どもは、６歳までに食物アレルギーになる割合が多かった。特に1歳までは、顕著にその傾向が見られる。

現代の生活は、この食事の多様性を損なっている。そのほか、衛生仮説と同じことも言える。環境が衛生的になった結果、重病にかかる可能性が低くなる一方で、以前のような多様な細菌に触れる機会も減った。

多様な細菌に触れる機会が減ったのは、21世紀になって環境が衛生的になったからだけではない。食事の内容も以前とは違い、細菌叢の多様性を保護する食物繊維をあまり摂取しなくなった。抗生物質も広まった。これは、健康に害を及ぼす細菌とともに、腸内にすむ健康に欠かせない細菌も殺してしまう。動物に触れる機会も減った。動物は、その毛のなかや手足にすんでいる多様な細菌を提供してくれる。そのほか、理由は無数にある。

外部世界の細菌と内部世界の免疫は、深く関係している。シカゴ大学の食物アレルギー研究者キャシー・ナグラーの率いるグループが、乳アレルギーの人間の幼児から採取した腸内細菌をネズミに与えたところ、そのネズミが同じアレルギーを発症した。また、乳アレルギーではない健康な幼児から採取した腸内細菌をネズミに与えると、牛乳へのアレルギー反応を予防できた。

ボストン小児病院のタラル・チャティラは、人間にとって有益とされる細菌を使えば、ネズミの食物アレルギーを防げると述べている。動物を使った実験では、「善玉」細菌を投与することにより、すでに発症している食物アレルギーを治療できた事例もある。

ハーバード大学とマサチューセッツ工科大学が共同で設立したブロード研究所は現在、「DIABIMMUNE」という数年がかりの多国籍調査を行なっている。ロシア、フィンランド、エストニアの住民の腸内細菌叢を調べ、文化的環境が腸内細菌叢にどのような影響を与えるのかを明らかにしようとする取り組みである。

ロシアの北西端にあるカレリア地方はフィンランドと隣接しているが、この2つの地域は経済圏がまったく異なる。地理的にきわめて近いのにライフスタイルが大きく異なるその2地域は、生活様式が人間の腸内細菌叢や免疫反応に及ぼす影響を調査するのに理想的な場所と言っていい（研究者たちはそこを「生きた実験室」と呼んでいる）。衛生仮説を実証する方法としてはきわめて効果的だと思われる。

だが最近では、「衛生仮説」という名称をやめるよう求める研究者もいる。そう主張するのには、それなりの理由がある。人類はこれまでもいまも、不衛生により計り知れない苦しみを経験している。それなのに衛生仮説により、衛生的環境が人間にとって悪いというイメージが広まれば、手洗いなど、命を救う習慣が廃れてしまいかねない。それを、多くの医師が危惧しているのだ。

だから、ここではっきり述べておきたい。手洗いなどの衛生的措置は、病気の蔓延を食い止める最善の方法である。ぜひとも手を洗おう。子どもにも手を洗わせよう。親戚があなたの赤ん坊を抱くときは、その前に手を洗ってもらおう。小児科医も同様である。この習慣をやめたところで、1型糖尿病やクローン病、アレルギーなどの免疫障害がなくなるわけではない。

衛生そのものに問題はない。「衛生仮説」という名称が誤解を招いているだけだ。細菌叢が損なわれた原因は、私たちの生活様式の変化にある（動物や土に触れなくなった、抗生物質を過剰に利用するようになった、多様な野菜を摂取しなくなった、など）。また帝王切開で生まれた子どもも、細菌叢の多様性が損なわれるおそれがある（これについては後に詳しく取り上げる）。かつては活気に満ちていた腸内細菌叢も、いまでは免疫システムを正しい方向へ導くことができなくなりつつある。その結果たどった間違った方向の1つが食物アレルギーであり、そちらへ向かう傾向はますます高まっている。

とはいえ、いまだわかっていないことも多く、衛生仮説同様に旧友仮説も完璧な回答とは言えない。アレルギーの発症には、腸内細菌叢だけでなく遺伝子も影響している。それに、生後間もない時期の多様性がなぜそれほど重要なのかも、まだ完全にはわかっていない。また、善玉菌のアレルギー抑制能力に関する研究は続けられているが、幼いころに善玉菌を摂取したときと大人になってから善玉菌を摂取したときの健康効果の違いについては、いまだ明確な結論が出ていない。それでも筆者は、食事や住環境から得られる多様性は、健全な腸内細菌叢を育むうえで重要であり、食物アレルギーの謎を解く重要な鍵の1つなのではないかと考えている。

二重アレルゲン暴露仮説

おかしな話に聞こえるだろうが、食物アレルギーになるきっかけは、食べる行為ではないのかもしれない。皮膚がそのきっかけになっている可能性を示す報告が相次いでいるのだ。そこから二重アレルゲン暴露仮説が生まれた。

この理論は、アトピー性皮膚炎と呼ばれる皮膚疾患と関係している。肌が赤くなってかゆくなる症状は子どもによく見られ、免疫機能や環境などさまざまな要因で発症する。それと食物アレルギーとのつながりは、皮膚炎になると皮膚が弱くなるという事実に基づいている。人間の皮膚は通常、有害な細菌やアレルゲンを入り込ませないためのバリアの役目を果たす。

アレルギーマーチ

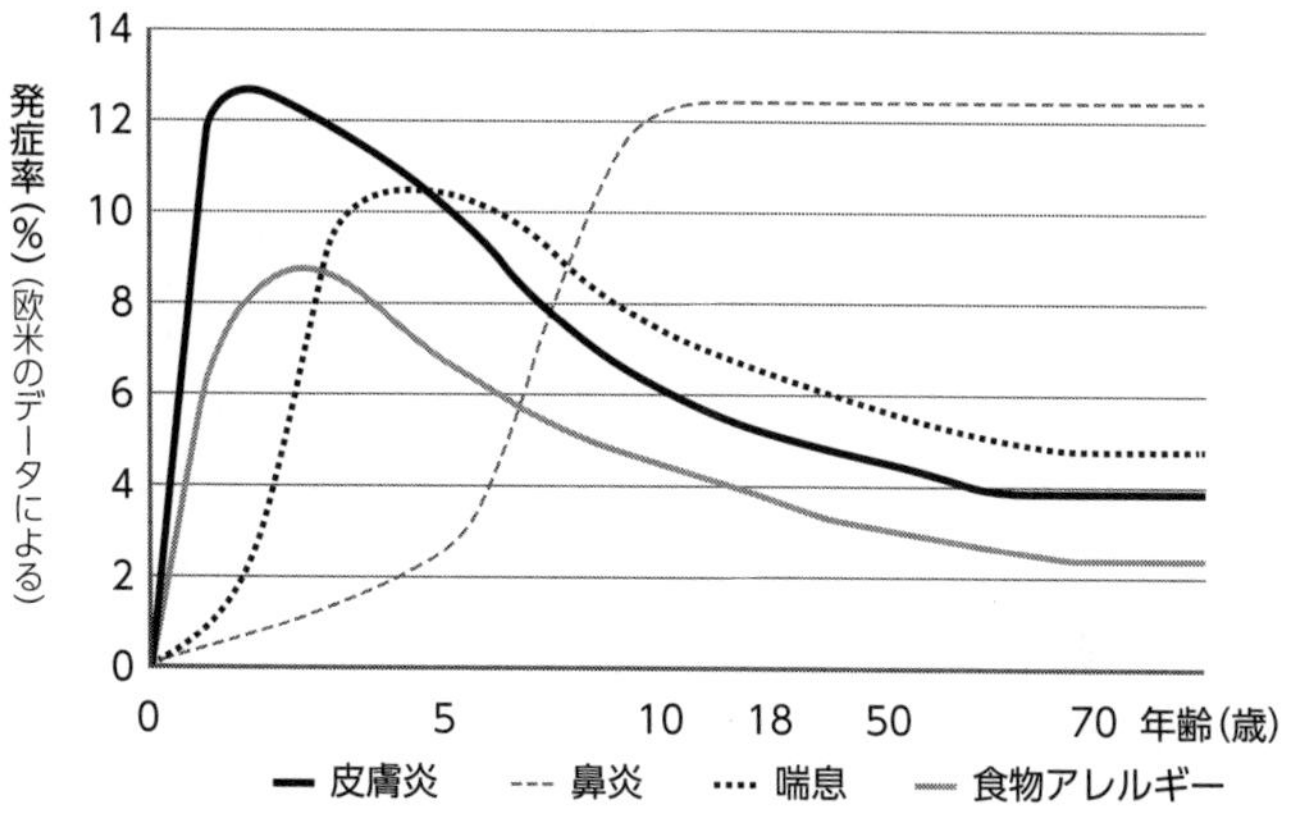

このバリアを維持するうえで欠かせないのが、ＦＬＧというタンパク質だ。

　だが皮膚炎になると、たいていこのＦＬＧが機能しなくなる。その結果、バリアとなるはずの皮膚がもろくなってしまう。こうして皮膚が損なわれると、テーブルや手についていたりほこりのなかに混じっている食物タンパク質が、そこから体内に入り込めるようになる。すると、免疫細胞がそれに反応し、後に口からその食物を摂取したときにアレルギー反応を引き起こす準備が整えられる、というわけだ。

　皮膚炎と食物アレルギーに関連があることはすでに実証されているが、二重アレルゲン暴露仮説はその理由をみごとに説明している。アレルギーは、皮膚炎やアレルギー性喘息、花粉症（アレルギー性鼻炎結膜炎とも呼ばれる）、食物アレルギーなど、さまざまな形態をとる。これらはまとめて「アトピー性」疾患と呼ばれるように（「アトピー」はギリシャ語で「普通でない」を意味する）、すべてが関連し合っている。一般的には乾皮症が最初に現れる（たいていは幼少期）。そして、乾皮症や皮膚炎になった幼児の多くが、やがて食物アレルギーを発症する。その後さらに、花粉症や喘息を発症するケースもよく見られる。

こうした症状の進行を「アレルギーマーチ（またはアトピーマーチ）」という。アレルギーマーチには、かなりの個人差がある。重度の場合もあれば軽度の場合もあり、なかには初期のアレルギーを克服する人もいる。そのため、アレルギーマーチがどのような進路をたどるのかを予測することはできない。だがこれまでの研究により、アレルギーマーチが皮膚炎から始まり、それにより開いた皮膚のすき間が、アレルゲンになるさまざまな食物タンパク質の最初の入口になるのではないかと考えられている。

イギリスのアレルギー研究者によれば、二重アレルゲン暴露仮説は、特定の食物アレルギーの割合が地域によって異なる理由も説明しているという。ある食物が周囲の環境になければ、皮膚炎になった人も、皮膚を通してその食物に触れることがない。逆に、その食物が一般的な場所では、皮膚を通してその食物に触れる機会も増える。だが後に説明するように、生後早いうちに口から食物を摂取しておけば、アレルギーを予防する多大な効果が見込める。

動物を用いた研究では、二重アレルゲン暴露仮説は支持されている。ハーバード大学とペンシルベニア大学の研究者の調査によれば、ネズミの食物アレルギーは、皮膚炎と同じような皮膚損傷と密接な関係がある。また、皮膚が損傷したネズミの体内では、マスト細胞が増殖・活性化していたという。マスト細胞は、食物アレルギー反応において重要な役割を果たしている免疫細胞である。

さらに別の研究では、FLGが機能していないネズミの荒れた皮膚にピーナッツやオボアルブミン（卵白のタンパク質）を投与したところ、それらの食物に対して重度の反応を示すようになった。ほかの実験でも、人間の皮膚炎と同じようなFLG変異を持つネズミでは、オボアルブミンに対して同様の反応が見られたが、正常なFLGを持つネズミでは、そのような反応は見られなかったという。

人間を対象にした研究もある。1998年にはオランダの研究者が、生後6カ月の皮膚炎の男児の皮膚に特定の食物が触れると免疫細胞が反応することを確認した。2003年にはイギリスのチームが、ピーナッツ油が少しでも皮膚に触れたことのある子どもは、5歳になるまでにピーナッツアレルギーを発症するリスクが高いとの報告を発表した。またフランスの研究者グループによれば、オート麦を含むスキンクリームを使ったことのある子どもの32%が、オート麦にアレルギー反応を示すようになったという。これらの研究はすべて、皮膚が何らかの形で食物アレルギーと関係していることを物語っている。

上記のイギリスのチームは2009年、アレルゲンへの接触ルートを詳細に調べる研究も行なっている。母親が妊娠中、母乳育児中、幼児が1歳になるまでの間にどれだけのピーナッツを食べたかを追跡すると同時に、幼児のほかの家族についてもピーナッツの食習慣を調査したのである。すると、ピーナッツアレルギーになった幼児がいる家庭では、そうでない家庭よりもはるかにピーナッツの摂取量が多いことが明らかになった。

研究者はこの結果を受け、ピーナッツアレルギーは環境からの接触と直接的な関係があると考えた。接触する機会が多いほど、アレルギーになる可能性が高いということだ。母乳育児中に母親が一般的なアレルゲンを摂取する行動については、母親が何を食べるかではなく、その結果どんなタンパク質が幼児の皮膚に触れるのかが問題なのかもしれない。

だが幼児にとって幸運なことに、これは解決できない問題ではない。対処法については後に説明する。

ビタミンD

ビタミンD不足もまた、食物アレルギーのリスクを高める要因の1つなのかもしれない。皮膚が日光にさらされるとビタミンDを生成することはよく知られている。一部の研究者はこれをもとに、アレルギーや喘息の割合が増加しているのは、屋内で長時間過ごすようになったことと関係があるのではないかと考えている。あるいは単に、日のよく照る場所で暮らすことが重要なのかもしれない。

アメリカやオーストラリアでは、赤道から離れた場所に暮らしている人ほど、食物アレルギーになるリスクが高い。アメリカでのある調査によると、アレルギー反応を抑えるエピペンの処方数は、南部の州（日光にさらされる時間が長い）より最北端の州（日光にさらされる時間が短い）のほうが多い。ニューイングランドでの処方数が平均して1000人あたり8〜12人なのに対し、南部地域では1000人あたり3人程度である。

さらに、エピペンの処方数が多い地域では黒色腫（皮膚がんの一種で、紫外線がその一因と考えられている）の発症率が低く、その逆もまた同様である。これもまた、日光にさらされる時間と食物アレルギーとの間に何らかの関係があることを示唆している。

生まれた季節も、食物アレルギーになる可能性と相関関係があり、ビタミンDとの関係を裏づけるさらなる証拠となっている。2011年にオーストラリアで行なわれた調査によれば、夏に生まれた子どもはほかの季節に生まれた子どもに比べ、食物アレルギーを発症する割合が55％低かった。その後の調査でも同様の結果が確認されており、秋や冬に生まれた子どもは夏や春に生まれた子どもより、食物アレルギーになってエピペンを処方される割合が高いという。

ビタミンD不足とアレルギーのリスクを直接結びつけるデータもある。オーストラリアでのある調査によれば、ビタミンDが不足している幼児と十分に足りている幼児との間には、はっきりとした違いがあった。ビタミンDが不足している幼児は、ピーナッツアレルギーになる可能性が11倍、卵アレルギーになる可能性が4倍、複数のアレルギーになる可能性が10倍以上高いという。ビタミンD不足と食物アレルギーとの関係を示唆している研究はほかにもあるが、決定的と言える成果は少ない。

食物アレルギーの割合を追跡しているＮＨＡＮＥＳ調査によれば、ビタミンＤが少ない人はピーナッツアレルギーになる可能性が２・39倍高いが、卵アレルギーや乳アレルギーではそのような関係は見られない。また、妊娠中にビタミンＤを摂取した母親が産んだ子どもは、食物にアレルギー反応を示すリスクが低くなるとのデータもある。

その一方で、反対のデータもある。ある研究では、ビタミンＤを摂取しすぎるとよくないという正反対の関係が指摘されている。この見解は、農場で育った子どもにはアレルギーの割合が少ないが、ビタミンのサプリメントを摂取している割合も少ないという事実をもとにしている。ビタミンＤのサプリメントは、くる病予防のため、および幼少期の骨の成長を促進するため、幼児に投与されることが多い。

だがヨーロッパの研究者が、ヨーロッパの農村地帯ではほかの地域ほど積極的にビタミンＤのサプリメントを使用していないことに気づき、農場で育った子どもにアレルギー疾患の割合が少ないのはそのせいなのではないかと考えた。そこでいくつかの調査が行なわれた結果、ビタミンＤがＴｈ１細胞の自然な免疫反応を妨害しているおそれがあることがわかった。

フィンランドのある研究では、幼少期以来ビタミンＤのサプリメントを摂取している人は、31歳までに食物アレルギーを発症する割合が高かったという。２０１６年にはドイツの研究者グループが、出生時にビタミンＤがきわめて多かった幼児は、３歳までに食物アレルギーを発症する割合もきわめて高いとの報告を発表している。ドイツの別のグループも、出産時にビタミンＤが多かった母親から生まれた子どもは、食物アレルギーになるリスクが高いと結論している。ただし、ビタミンDの過剰と食物アレルギーとの関係を探るそれ以外の調査では、同様の結果は得られていない。

こうして見ると、やはり中庸がいいのかもしれない。ビタミンDが少なすぎるのも多すぎるのもよくないということだ。ビタミンDと食物アレルギーとの関係にかかわる細胞の仕組みを解明できれば、日光を浴びるとき、長い冬を屋内で過ごすとき、ビタミンDを強化した牛乳を飲むときに、免疫システムで何が起きているのかを理解するのにも役立つだろう。もしかしたらビタミンDは、腸内細菌叢の構成に影響を与えたり、免疫に関係する特定の遺伝子に作用したりするのかもしれない。これまでの研究データを見るかぎり筆者は、ビタミンD不足と食物アレルギーとの間には、考察に値する強いつながりがあると考える。

食物アレルギーの仕組み

これまでに、食物アレルギーが蔓延している現状を具体的な数字で確認し、その原因について考えられる仮説を紹介した。次いで、食物アレルギーの仕組みの説明に移ろう。それを理解するためには、免疫システムの微細な世界に踏み込まなければならない。

第1章でも述べたように、本書で扱う食物アレルギーは、免疫グロブリンE（IgE）と呼ばれる抗体により引き起こされる。食物アレルギーに苦しんでいる家族であれば、「Ig

E依存性食物アレルギー」という言葉を耳にしたことがあるに違いない。これは、もっともよく見られるタイプの食物アレルギーであり、食物アレルギーという言葉から一般的に連想される反応を引き起こす。ちなみにこれは、食物過敏症とは異なる（過敏症については「ほかのアレルギー型反応」で解説する）。食物アレルギーは命の危険さえ伴う免疫疾患であり、診断・検査も可能である。

食物アレルギーの科学などと言うと怖じ気づくかもしれないが、立派な学位や生物学の深い知識がなくても基本は理解できる。免疫は、自分の命を守るための、精妙で興味の尽きないシステムである。それが特定の食物に反応しておかしくなる理由を理解すれば、安全で健康な状態を保つために免疫システムが果たしている役割への理解も深まるに違いない。

IgE抗体は1960年代半ば、アメリカ・コロラド州とスウェーデンで別々に研究を行なっていた2つの研究者グループにより同時に発見された。コロラド州では免疫学者の石坂公成・照子夫妻が、重度のブタクサ花粉アレルギー患者の血液を使った一連の実験を通じて、それまで未確認だったこの抗体を発見した。スウェーデンでは免疫化学者のハンス・ベニッヒとグンナー・ヨハンソンが、複数の骨髄腫患者の血液中に同じ抗体があることを突き止めた。両グループは1968年、協力して学界に働きかけ、この謎の抗体にIgEという名称を正式に付与した。アレルギー研究の歴史を画する決定的瞬間である。

1960年代後半から1970年代にかけて、石坂夫妻はボルティモアのジョンズ・ホプキンス大学の研究室などでIgEの研究を続け、抗体によりヒスタミンが放出される過程や、抗体が免疫システムのなかで果たしている役割の解明に努めた。ヒスタミンとは、くしゃみ、かゆみ、腫れなど、アレルギーという言葉から一般的に連想される身体的反応を引き起こす化学物質である。一方、ヨハンソン率いるスウェーデンのチームは、アレルギーの治療法を模索するなかで、ＩｇＥやヒスタミンを分離する方法につながる技術を生み出した。

これら初期の発見から生まれた数々の研究により、アレルギーの複雑な仕組みが明らかになった。多くの研究チームの努力のおかげで、かつて暗闇に支配されていた場所に光が当てられたのだ。ではここで、その仕組みを簡単に説明しよう。

アレルゲンが最初に体内に入ると、ＩｇＥがマスト細胞に付着する。マスト細胞は、組織と外界、組織と組織との境界に分布している。その後、食物を通じてもう一度アレルゲンが体内に入ってくると、そのアレルゲン固有のＩｇＥを付着させて全身に分布しているマスト細胞と出会う。するとこの細胞が、ヒスタミンやサイトカイン（炎症を引き起こす化学物質）、さまざまな酵素、筋肉を収縮させる化合物（気道を制御する筋肉などに作用して体を不快かつ危険な状態に追い込む）などを放出する。いずれも、体から危険な食物を追い出すためである。つまり、ＩｇＥとマスト細胞の結びつきやその働きが、外部から確認できるアレルギー反応の中核を成す。

そもそもなぜ、特定の食物に対して免疫システムがＩｇＥ抗体を生み出すのかは、まだよくわかっていない。免疫システムは、体内に忍び込んでくる侵入者ごとに異なる抗体をつくる。たとえば、新種の細菌に感染するたびに、その細菌に固有の抗体をつくる。その後、同

食物アレルギーを起こす免疫システムの仕組み

第1段階　初めての遭遇

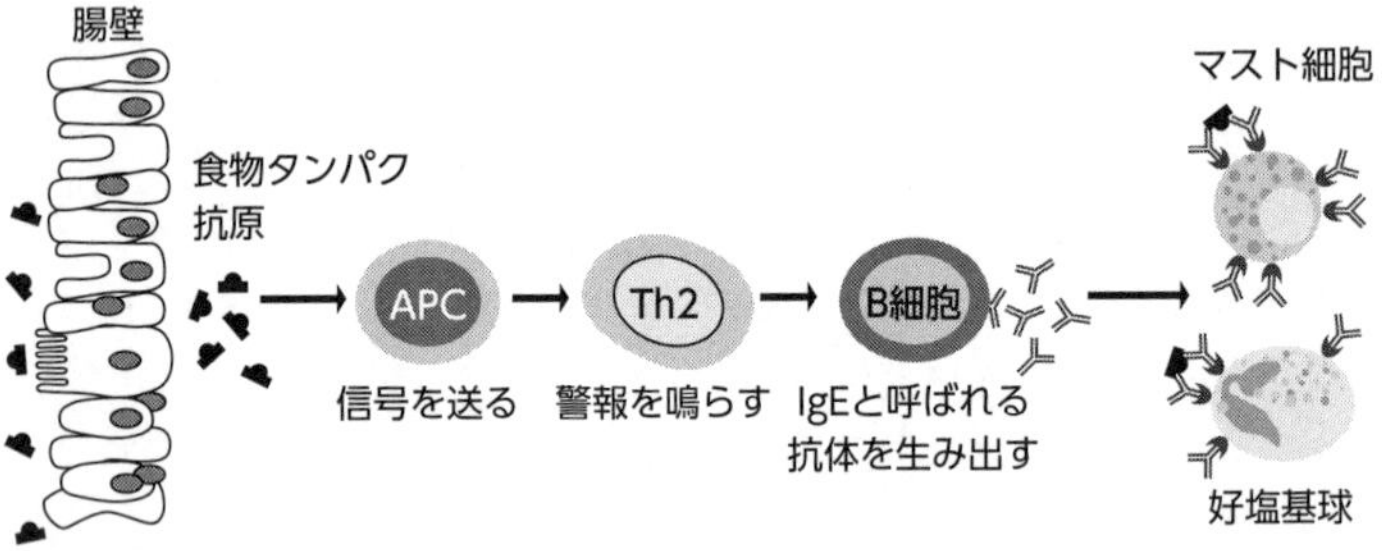

第2段階　それ以後

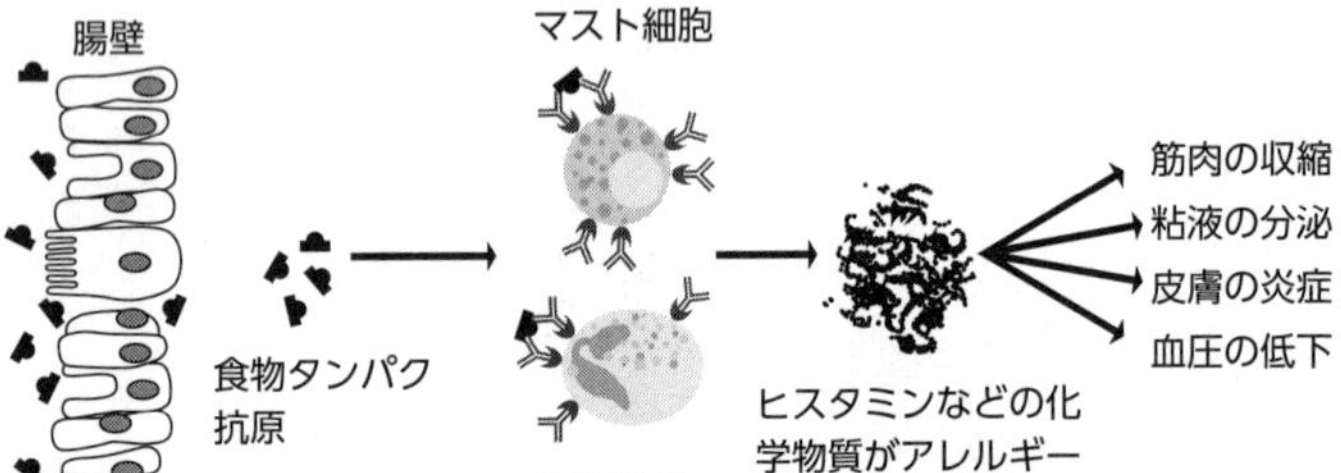

通常は、新種の食物タンパク質が体内に入ると、免疫システムがそれを認識し、問題なく耐性をつけるようになる。だが食物アレルギーの場合、それとは異なる反応を示す。食物タンパク抗原（マーカー）が初めて腸壁を通過すると（第1段階）、抗原提示細胞（APC）が、2型ヘルパーT細胞（Th2）という免疫細胞に信号を送る。すると、Th2細胞がB細胞に警報を発し、B細胞がIgE抗体（Y字型の構造）の生成を始める。生成されたIgE抗体は、マスト細胞や好塩基球に付着する。その後、食物タンパク抗原が再び現れると、マスト細胞や好塩基球に付着したIgE抗体がすぐさま行動に出て、ヒスタミンなどの化学物質の放出を促す。それがアレルギー症状として知られる反応を引き起こす。

じ侵入者がまた体内に入ってくると、免疫システムがその抗原（侵入者の表面に旗のように立っている化合物）を認識し、抗体を使って死ぬまで戦う。

だが、こうした戦いは一般的に、ＩｇＥ抗体よりもはるかに数の多いＩｇＧ抗体を使って行われる。ＩｇＥ抗体はそれとは違い、アレルゲンに反応する。アトピー性皮膚炎、花粉症（アレルギー性鼻炎）、アレルギー性喘息と続くアレルギーマーチを引き起こすケースも多い。しかし、そもそもなぜ無害な食物を敵と誤認するのかは、いまだ解明に至っていない。

それでも、明らかになっていることはある。たとえば、問題を引き起こしているのは、アレルゲンのなかのタンパク質だ。脅威となるタンパク質には、ある程度共通した特徴が見られる。サイズが小さい、加熱しても構造が変化しない、ほかの成分から容易に分離する、ごく少量で反応する、といった特徴である。研究によれば、粘膜組織（口の内側など）に微量のアレルゲンがついただけでも、ＩｇＥ反応は始まるという。タンパク質の一種である酵素は、多くのアレルギー反応にかかわるＴｈ２細胞をとりわけ刺激するらしく、それがＩｇＥに行動を促す。実際、パパイヤに含まれ、食肉軟化剤として使われるパパインという酵素は、調理する人にアレルギー反応を引き起こすことが知られている。

遺伝子も関係していると思われる。欧米の人口の40％がさまざまな環境アレルゲンに対してＩｇＥ反応を示すという推計もあるが、このグループの人たちはほかの人に比べ、血中を流れるＩｇＥの量が多い傾向にある。

ある調査によれば、この40％に入るかどうかは、いくつかの遺伝子により決まる可能性があるという。また、食物アレルギーの危険因子になりそうな遺伝子も発見されており、遺伝子プラス周辺環境（この組み合わせを研究する学問をエピジェネティクスという）が食物アレルギーの発症率に影響を与えているという有力な証拠もある。だが、いまだ決定的な研究はなく、遺伝子の全体像も解明にはほど遠い。つまり、環境も、タイミングも、ほかの遺伝子も関係している可能性がある。

免疫システムがＩｇＥを生み出すきっかけが何であれ、その後どうなるかはわかっている。この抗体がマスト細胞などに付着し、アレルギー反応を引き起こす。食物に含まれるアレルゲンがマスト細胞に付着したＩｇＥ抗体に出会うと、抗体はマスト細胞にさまざまな化学物質を放出するよう促す。それが、じんましんのような軽度の反応や、腹痛のような中程度の反応や、喘鳴のような重度の反応を引き起こす。場合によっては、アナフィラキシーに至ることもある。気道が狭まり、血圧が低下し、脈拍が弱くなるショック状態である。こうなると嘔吐し、間もなく呼吸困難になる。

このプロセスは、エピネフリンを投与すれば止まる。ナタリー・ジョルジのように悲劇的な結末を迎える場合もあるが、たいていはアレルギー症状が収まり、回復に向かう。だが軽度なアレルギー反応でさえ、それを経験した人は心に痛手を負う。それからは、レストランで食事をしたり、原材料がわからない加工食品を口にしたり、アレルゲンがついているかもしれないトレーに触れたりするのが怖くなる。その日の反応が軽微だったからといって、今後の反応も軽微だとはかぎらないからだ。

食物アレルギーについてはいまだ多くの謎が解明されていないが、確実にわかっていることもある。それは、体が一度ある食物に反応するようになったら、簡単には元に戻せないということだ。だが、筆者が参加するスタンフォード大学の研究チームをはじめ、世界中の研究者が20年の歳月をかけて、免疫システムの反応を抑える安全かつ効果的な方法を開発した。アレルゲンとなるタンパク質を、アレルゲンではなく食物と見なすよう再教育する方法である。

このアプローチを採用すれば、かつては危険だった食物を多少食べても大丈夫な体になる。そのため、誤って少量摂取してしまったとしても、命の危険はなくなる。食物アレルギーの蔓延を食い止めるこのプログラムについては、後の章で詳しく説明するが、これさえあれば、重大な問題もささいな問題も含め、患者の生活は一変する。また、これまでの研究により、アレルギー反応に至るさまざまなメカニズムが解明されており、アレルギーの反応パターンを抑制する薬の開発も進んでいる。こうした業績により、食物アレルギーと診断されてきた人々はいまや、新たな時代の夜明けを迎えつつある。

ほかのアレルギー型反応

好酸球性食道炎　この疾患の割合も上昇傾向にあるが、食物アレルギーほどではない。好酸球性食道炎になると、普段は食道にいない好酸球と呼ばれる免疫細胞が、食道に集まるようになる。重症化すると、食べ物が詰まるほど食道が狭まり、緊急治療が必要になる。これまでの研究により、好酸球性食道炎が食物アレルギーと関係しているらしいことはわかっているが、どのような関係があるかはまだよくわかっていない。というのも好酸球性食道炎は、IgEの量を測定しても検知できないからだ。食物アレルギーを治療する免疫療法により永続的な好酸球性食道炎が誘発される場合があるのか、食物アレルギーおよび好酸球性食道炎両方を患う患者の治療にある種の免疫療法が役立つのかなど、不明な点は多い。

食物タンパク誘発胃腸症　この疾患もアレルギーの一種である。名称が示すとおり食物と関連しているが、発症の仕組みが食物アレルギーとは違うため、食物アレルギーのテストでは診断できない。一般的には乳児や幼児がかかり、嘔吐や下痢、脱水などを引き起こす。重症化することもあるが、5歳までにひとりでに治癒する場合が多い。引き金になる食物としては、牛乳、大豆、米、オート麦、卵が多い。この疾患を特定できるテストがないため、発症率もよくわかっていない。

口腔アレルギー症候群　花粉も食物アレルギーと奇妙な関係がある。口腔アレルギー症候群になると、花粉への反応を引き起こすタンパク質が、特定の生野菜やフルーツに対しても反応を引き起こすようになる。たとえば、カバノキに含まれるタンパク質により花粉症になった人は、りんごにアレルギー反応を示すおそれがある。ラテックスアレルギーの人は、キウイやトマト、ピーマンのアレルギーを併発する可能性がある。この疾患では一般的に、花粉の時期にもっとも症状がひどくなる。また、たいていは生の食物のみに反応し、加熱された食物には反応しない（加熱によりタンパク質が変化するため）。

アルファガルアレルギー　最近になって食肉に対するアレルギーも増えている。炭水化物（ガラクトース－α－1、3－ガラクトース）に関係するこの奇妙な症候群は、ある種のダニにかまれた後に食肉アレルギーを発症するらしい。バージニア大学のトーマス・プラッツ＝ミルズが発見した。このダニにかまれると、赤肉を食べてから数時間後にアレルギー症状を示し、その症状も軽度から重度までさまざまだが、いまだこのアレルギーの仕組みは解明されていない。

アレルギーとは異なる不耐症について

食物不耐症と食物アレルギーの違いについてはすでに述べた。だが、一部の食物への拒絶反応がますます注目を集めているため、この話題をもう少し掘り下げておこう。ここ数年、さまざまな食物への懸念が高まっている。その懸念の矢面に立たされているのが、グルテンである。

グルテンとは、小麦、ライ麦、大麦などの穀物に含まれる2種類のタンパク質から成る物質で、パン生地が伸びるのはこの成分による。いまでは誰もがご存じのように、グルテンを含まない食品や、それを提供するパン屋やレストランの市場が急成長している。アメリカでのこれらの製品の市場規模は、年間65億ドルを超える。そのほか、乳製品もよく懸念の対象になる。さらに、コショウを受けつけない人もいれば、刺激の強い香辛料に耐えられない人もいる。食品添加物が問題視される場合もある。

これらの拒絶反応は医学的な診断が難しいが、だからといってこうした反応が実際にないわけではない。人間は生涯におよそ100トンもの食物を摂取し、消化管に処理させている。もちろん消化器系は、人間が生涯を通じて送り込むさまざまなタンパク質、糖、脂肪を処理する能力に長《た》けている。人間の体はおおむね人間の食事に適合している。それなら、消化がスムーズに進まない場合には、その体の声に耳を傾けたほうがいい。

こうした何らかの食物に対する不耐症は、食物アレルギーよりはるかに多い。アメリカ人の20%が特定の食物を摂取したあとに不快感を経験しているという推計もある。だが、それが重症化して命の危険に陥ることはめったにない。食物不耐症は免疫障害ではない。IgEを生成することも、マスト細胞を呼び寄せることも、敵に化学物質を放出することもない。食物不耐症は一般的に、鼓脹やガスなどの胃腸障害となって現れる。これらの反応は不快ではあるが、たいていは一時的なものであり、症状が消化器系に限られる。

食物不耐症の原因は、食物アレルギーの原因とは異なる。消化管がダメージを受けている場合もあれば、感染症により消化が妨害されている場合もある。あるいは、炎症性大腸炎やクローン病などの重篤な疾患の予兆なのかもしれない。そのほか、炭水化物がなかなか吸収できない体質である、投薬により一部の食物の消化能力が阻害されている、などの理由もある。また、乳糖（牛乳に含まれる糖）を消化できない人は世界に無数にいる。

そのため食物不耐症のテストもまた、食物アレルギーのテストとは異なる。大便や小便、呼気から不快感の原因となる食物にたどり着ける場合もあるが、もっと複雑なテストをしなければならない場合もある。いずれも重篤な病気を除外するためだ。

いまでは、食物不耐症と食物アレルギーとセリアック病とを区別するテストもある。だが、こうした症状のテストを受けるにあたっては、やはりアレルギーの専門家に相談してほしい。保険がきかないテストを受けて、その判定が間違っていたりすれば、自己負担費用が無駄になるだけだからだ。また治療についても、その食物を避けるようにするだけで対処できる場合もあれば、治療が必要な場合もある。摂食障害に起因する拒絶反応については、ただちに専門家の集中的な治療を受ける必要がある。

最近では、誰もが食物にかかわる問題を抱えているような印象を受ける。そのような現象が見られるというより、流行しているといったほうがいいように思えることさえある。実際にIgE依存性食物アレルギーに苦しんでいる人から見れば、グルテン不耐症の問題がクローズアップされることにより、自分たちの命を脅かす重大な問題がそのなかに埋もれてしまうのではないかと不安になるかもしれない。

だが、食物関連の問題が注目されれば、食物アレルギーに苦しんでいる人々にもメリットはある。レストランは、10年前よりもはるかにアレルギーを考慮してくれるようになった。もはや食物アレルギーが仮病として扱われることもない。それに、食物アレルギーも食物不耐症も、現代の食物供給の問題を浮かび上がらせるのに貢献している。加工食品への依存、抗生物質の過剰使用、殺虫剤にまつわる健康上のリスクなどだ。食物アレルギー患者はむしろ食物不耐症の人を、より安全で健康な食事を追い求める仲間と見なすべきだろう。

まとめ

- 食物アレルギーの割合は、過去数十年の間に世界中で増えており、その傾向は現在も続いている。世界の子どもの8%、大人の11%が食物アレルギーという推計もある。
- たった1つの理論では、この傾向の理由を説明できない。現在では、さまざまな要因が結びついた結果だと考えられている。現代的な生活により、有害な物質と無害な物質とを区別する免疫システムの能力が阻害されている。そんな状態の体が、皮膚を通じて食物アレルゲンに初めて接すると、食物アレルギーを発症するのかもしれない。
- 食物アレルギーとして知られる反応は、ＩｇＥという抗体による。ただし、Ｉ

gEが多いのに即座にアレルギー反応が起きない場合もある。これは食物過敏症の一種と見なされる。

● アレルギーではないが、特定の食物に不快な反応を示す人もいる。食物不耐症は現実に存在する疾患ではあるが、一般的には食物アレルギーほど重症化することはない。

3 それって私のせい？——子どものアレルギーの責任

科学的証拠に基づいて食物アレルギーの危険因子を理解し、罪悪感を克服する

ブリナ・ジャノスは、決して子育てが初めてだったわけではない。だがその経験は、不安を抑えるのにまるで役に立たなかった。彼女はある金曜日の午前、筆者が勤めるサンフランシスコの小児アレルギー病院にやって来ると、生後6カ月の娘オーデンを診察台の上に寝かせた。オーデンが卵を一口食べると口のまわりに発疹ができたため、次に食べたときにはもっと重症化するのではないかと心配になり、アレルギーテストを受けに来たのだという。普段は快活な彼女が、不安で憔悴していた。

「妊娠中に毎日オムレツばかり食べていたの。それに帝王切開だったし」。ブリナは、生まれたばかりの娘の生涯を一変させてしまうかもしれないこの食物アレルギーを、自分のせいにしていた。努めて冷静にふるまおうとはしていたが、その様子からは罪悪感がにじみ出て

いた。食物アレルギーの子どもを持つほかの親も、多くは似たような態度を示す。はっきりとした理由もわからないのにやたらと自分を責めるのだ。

生まれたばかりの子どもが食物アレルギーかもしれないという不安を抱かない親などほとんどいない。最近では怖くなるような経験談や事例をあちこちで見聞きするため、不用意に乳製品やピーナッツを子どもに与えることもできない。食物アレルギーの割合が増えている現状を考えれば、それも当然だろう。だが、子どものアレルギーテストが陽性だったときに多くの親が罪悪感を抱くのには賛成できない。

親はよくこんな言葉を口にする。食物アレルギーは私から受け継いだのか？　私はどう行動すればよかったのか？　どうすればこんな事態を招かずにすんだのか？　なぜあんなに卵を食べたりしたのか？

卵を一口食べたあとにオーデンの口のまわりに発疹ができた理由はわからない。だがそれは、娘がおなかのなかにいるときにブリナがオムレツばかりを食べていたからではない。食物アレルギーについてはすべてがわかっているわけではないが、そんな罪悪感を和らげられるような証拠は十分にある。また、親がどんな場面でどんな行動をとるべきか、子どもの食事を母乳や粉ミルクから固形食に移行させるときにどんな注意を払うべきか、といった問題に答えてくれる現実的かつ適切な情報も十分にある。

本章では、遺伝子と食物アレルギーとの関係についてどんなことがわかっているか、妊娠期間中に何をするとアレルギーのリスクが高まる（あるいは高まらない）のか、帝王切開と食物アレルギーとの関係についてどんな研究がなされているのかを紹介し、自分や子どもが食物アレルギーかもしれないと不安になったときに親がまず考えることを再検証する。無益な罪悪感を有益な知識や常識に置き換えるのが本章のねらいである。

遺伝子は関係しているのか?

最初に、きわめて初歩的な問題から始めよう。この疑問に対する答えは、イエスでもありノーでもある。過去20年にわたり、DNAにより食物アレルギーになりやすくなるのかどうかが研究されてきたが、いまだ決定的な発見はない。「食物アレルギー遺伝子」といったものはなく、アレルギーになるリスクに影響を与えそうな遺伝子についても、それがいつどのように作用するのかはわかっていない。

食物アレルギーを引き起こす先天性症候群もないわけではないが、きわめてまれであり、原因としてはむしろ例外である。それでも、親が食物アレルギーだと子どもが食物アレルギーになる可能性は高くなるのか、あるいはそうなるとはかぎらないのかを理解しておけば、家族がアレルギーに備え、アレルギーに対処するうえで何かの役に立つかもしれない。

遺伝の問題に取り組んでいる研究は多々ある。オーストラリアで5000人以上の幼児を調査したヘルスナッツ調査によれば、食物アレルギーの子どものうち、アレルギーの家族歴が一切ないのは10％だけだった。ただし、この数値は実際より低いかもしれない。シカゴで食物アレルギーの子ども832人を調べた2016年の調査では、母親か父親あるいは双方が食物アレルギーだった子どもは46％（291人）しかいない。

ピーナッツアレルギーが遺伝するかどうかを調べる初期の試みに、ニューヨークのマウントサイナイ医科大学のスコット・シチェラーが行なった双子の研究がある。この研究では、少なくとも一方がピーナッツアレルギーと確認された双子58組を調査した。双子には、遺伝子がまったく同じ場合（一卵性双生児）と、半分しか同じでない場合（二卵性双生児）があり、どの双子でも2人の生育環境は同じだ。そのため双子を調べれば、DNAが食物アレルギーにどれだけ関与しているかを判断できる。

調査の際には、一致率と呼ばれる統計手法を採用した。つまり、双子の双方が同じ特徴を持つ確率を計測するのである。一卵性双生児と二卵性双生児の一致率を比較すれば、ピーナッツアレルギーが遺伝する確率がわかるというわけだ（この手法はそれまでに、食物アレルギーと密接な関係のある喘息や皮膚炎など、さまざまな病気の遺伝可能性を調べるのに用いられていた）。

研究チームはこの調査の結果、ピーナッツアレルギーが遺伝する可能性をおよそ82％と推計し、遺伝的影響は「きわめて大きい」との結論に至った。最近では、スウェーデンの研究者グループが、9歳または12歳のスウェーデンの双子2万5000組以上の喘息、皮膚炎、食物アレルギーを調査している。その結果をまとめた2016年の論文にはこうある。「幼年時代の喘息などのアレルギー疾患は、きわめて遺伝性が高い」

食物アレルギーが遺伝するかどうかを調べるほかの方法としては、家族全体を調査する方法がある。親やきょうだいが食物アレルギーだと、自分も食物アレルギーになりやすいのか？

ヘルスナッツ調査は、まさにそれを調査対象にしている。5200人以上の幼児を調べたところ、食物アレルギーの近親者が一人いる幼児は、そのような近親者が一人もいない幼児に比べ、食物アレルギーになる可能性が少し高い程度だった。だが、食物アレルギーの近親者が2人以上の幼児になると、食物アレルギーになるリスクが急増した。この調査ではまた、ある意外な関係も明らかになった。喘息や皮膚炎に苦しんだ経験のある母親から生まれた子どもや、花粉症のきょうだいがいる子どもは、卵アレルギーになりやすい。さらに、喘息や花粉症の病歴がある母親や父親を持つ子どもは、ピーナッツアレルギーになりやすいという。

1990年代初めには、イギリスのワイト島で1989年1月から1990年2月までに生まれたすべての子ども1456人を対象に調査が行なわれ、子どもが1歳、2歳、4歳のときにピーナッツアレルギーかどうかを確認した。その結果、家族に皮膚炎や卵アレルギーの病歴があると、子どもがピーナッツアレルギーになる可能性が高くなる傾向が見られた。アメリカのシカゴでは581の核家族を調べ、食物アレルギーのきょうだいがいると、その弟や妹も食物アレルギーになる可能性が高くなるかどうかを確認したところ、やはり同じような結果になった。

この調査結果をまとめた2009年の論文には、以下のような内容が記されている。家族のなかに食物アレルギーの子どもが一人いると、それはほかの子どもが食物アレルギーになる独立危険因子になると考えられる（独立危険因子とは、それだけで重要な因子になるという意味である）。また、母親か父親が食物アレルギーかどうかも、子どもが食物アレルギーになる可能性と強い関連がある（ただし、きょうだいとの関係ほど強くはない）。これは、ピーナッツ、小麦、牛乳、卵白、大豆、くるみ、エビ、タラ、ごまにあてはまる、と。

ただし、遺伝子が単独で作用することはほとんどなく、環境の影響を受けることが多い。遺伝子と環境との相互作用は複雑で、疾患によって変わる。たとえば、環境内の化学物質が特定の遺伝子の変異を促し、がんになるリスクが高まるケースがあることが確認されている。だが、その化学物質がどれだけあると変異するのか、変異を起こすリスクがもっとも高いのはどのような人なのかは、まだわかっていない。食物アレルギーも、同じような関係があるのかもしれない。

中国の田舎に暮らす826組の双子の調査では、遺伝子と環境の両方が食物アレルギーに関係しているとの結論に至っている。ピーナッツや甲殻類のアレルギーではきわめて高い遺伝性が見られたが、タバコの煙や花粉などのアレルゲンへの接触、当人の呼吸器感染症の病歴など、非遺伝的要素が食物アレルギーに影響を与えている場合もあるという。

また、ヘルスナッツ調査に興味深いデータがある。東アジアで生まれた親はほかの親より食物アレルギーになる割合が少ないが、その子どもが食物アレルギーになる割合は比較的高く、環境的要因が関係していることを示唆している。

さらなる考察を促す研究もある。なかには、食物アレルギーテストで陽性だったにもかかわらず、その食物を摂取してもアレルギー反応を示さない子どももがいる。シカゴ家族コホート食物アレルギー調査によると、食物アレルギーのきょうだいを持つ子ども1120人のうち、食物アレルギーテストで陽性だったのに実際にその食物を摂取してもアレルギー反応を示さなかった子どもが、およそ半分もいた。当の食物にアレルギー反応を示したのは、全体の14%にも満たなかった。この割合は、全人口に占める食物アレルギーの割合とさほど変わらない。

食物アレルギーのきょうだいを持つ子どもは、アレルギーテストで陽性になったとしても、その食物にアレルギー反応を示すとはかぎらない。つまり両親は、命の危険に怯える世界にあわてて足を踏み入れなくてもいいということになる。テストが陽性だったからといって、必ずしも危険が潜んでいるわけではない。

食物アレルギーが遺伝するかどうかは、いまだ研究の途上にある。ピーナッツアレルギーは祖父母や両親から遺伝する場合があるが、必ず遺伝するとはかぎらない。食物アレルギーは家系内で多発するが、きょうだいの一人が食物アレルギーだからといって、ほかのきょうだいも食物アレルギーになるとはかぎらない。それでも、核家族のなかに食物アレルギーの人がいるのであれば、食物アレルギーを警戒するに越したことはない。

食物アレルギーが遺伝する原因となる遺伝子の特定については、ピーナッツアレルギーの研究が先行しており、DNA内に隠れた元凶が見つかっている。フィラグリンという遺伝子が変異して一部の機能を失い、おそらくは皮膚に欠損が生じることによってピーナッツアレルギーを発症すると考えられている。また、免疫システムに欠かせないタンパク質をコードするヒト白血球抗原（HLA）システムという遺伝子群の変異も、ピーナッツアレルギーに関係している。アメリカのおよそ2800組の親子を対象にした調査によれば、このHLAシステムのなかに問題の原因があるという。

食物アレルギー全般を対象にした調査も、2017年に行なわれている。この調査では、ドイツとアメリカの遺伝学者が、両国の子ども1500人のゲノムを解析した。人間が持つ2万余りの遺伝子はそれぞれ、ヌクレオチド（A、T、G、Cの4種類がある）という化学物質が連なって構成されている。細胞は分裂するたびにDNAを複製し、それぞれの細胞が1つのDNAを持つ。だがその複製の際に、遺伝子を構成するあるヌクレオチドが変わってしまうことがある。これを、単一ヌクレオチド多型（SNP）という。この変化がそのまま固定化されてしまうと、無害ですむ場合もあるが、無害ではすまない場合もある。

2017年の調査では、500万以上のSNPが調査された。その結果、食物アレルギーの危険因子となるヒトゲノム上の5つの場所が特定された。つまり、この5カ所がある変化をすることで、食物アレルギーを発症する可能性が高まるということだ。その5カ所のうちの1カ所には、皮膚や食道の粘膜に関連する遺伝子がある。また5カ所のうちの4カ所は、1、2種類の食物だけでなく、食物アレルギーすべてに関連しているらしい。

食物アレルギーに関連する遺伝子

以下に、食物アレルギーの発症に関連するとされる主な遺伝子を示す。遺伝子はこの疾患に部分的に関与しているにすぎない。食物アレルギーの場合、遺伝子と周辺環境との相互作用（エピジェネティクス）のほうが重要だと思われる。

遺伝子	現在わかっていること
HLA	この遺伝子のさまざまな変異がピーナッツアレルギーと関係しているとする研究がある。
フィラグリン	この遺伝子が変異して一部の機能を失い、食物アレルギーのリスクを高めていると考えられる。
STAT6	この遺伝子の変異がナッツアレルギーと関係している。
IL-10	乳アレルギーがひとりでに治癒しない場合、この遺伝子の変異と関係している。
IL-13	この遺伝子のコードが１つ変化するだけで、免疫システムが特定の食物タンパク質に感作するようになると考えられている。
SPINK5	皮膚炎の子どもは、この遺伝子の変異により食物アレルギーの発症率が高まると考えられている。
FOXP3	この遺伝子の変異により、IPEX症候群と呼ばれる奇病と関係する重度の食物アレルギーになる。免疫に関連する喘息とも関係がある。
STAT3	この遺伝子の変異を持つアナフィラキシー患者はIgEが多いことが確認されているが、この遺伝子が食物アレルギーにどう関係しているかはわかっていない*。

*Muraro A, et al. Precision medicine in allergic disease-food allergy, drug allergy, and anaphylaxis-PRACTALL document of the European Academy of Allergy and Clinical Immunology and the American Academy of Allergy, Asthma, and Immunology. Allergy. 2017 Jul;72(7):1006–21.

ゲノム上のどこで食物アレルギーの原因となる変異が起きているかがわかっても、いまのところはまだ大した実益はないかもしれない。だが、こうした遺伝子が見つかれば、それをターゲットにした薬の研究が進むばかりか、新たな診断テストが開発される可能性もある。いずれは、食物アレルギーが蔓延した原因の解明につながるかもしれない。

胎児期の環境

両親のＤＮＡの組み合わせにより、新生児が食物アレルギーになる理由を部分的には説明できるかもしれない。だが、食物アレルギーを引き起こすほかのルートも考えられる。それは、へその緒（臍帯《さいたい》）を通じたルートである。多くの女性は、妊娠検査で陽性反応が出た瞬間から、おなかの胎児の健康を気にし始める。カフェインを控え、葉物野菜を大量に摂取しようとする。

また、食物アレルギーが一般的になるにつれ、妊娠中の食事から特定の食物を排除する傾向も高まっている。妊娠中にチーズばかり食べていると、生まれてくる子どもが乳アレルギーになるのではないかと、多くの妊婦が疑心暗鬼に陥り、ひたすらグーグル検索を繰り返すことになる。

妊娠中の食事と幼児の食物アレルギーとの関係にまつわる考え方は、食物アレルギー研究の進歩に伴い変化している。この疾患への理解が進むにつれ、母親が摂取すべきもの、摂取すべきでないものに関する考え方も変わってきた。食物アレルギーを予防・治療する新たな時代を迎えるにあたり、この歴史を考察するのはきわめて重要なため、それについては後の章で詳しく解説する。とりあえずここでは、罪悪感に苦しむ母親や、スーパーで悩む妊婦が安心できるように、いくつかの事実を紹介しておこう。

アメリカ小児科学会（AAP）は2000年、胎児が後にピーナッツアレルギーになるリスクを減らすため、妊婦にピーナッツを避けるよう提言した。ただしこの提言は、乳児用粉ミルクや母乳をテーマとする出版物の末尾に簡単に記されていただけだった。そこにはこうある。「妊娠中の食事制限は必要ない。ただしピーナッツは排除したほうがいいかもしれない」

だが、それだけで多くの妊婦は、ピーナッツバターの棚に目を向けなくなった。母親が妊娠中に食べたものにより子どもが食物アレルギーになるかもしれないというイメージが、アメリカ人の意識に浸み込み、女性の不安をあおった。自分が適切な行動をとらなかったから子どもが食物アレルギーになったのではないかという罪悪感を抱かせる原因をつくったのである。

多くの女性は、自分の食事がわが子のアレルギーの誘因になるのではないかと心配している。だが、必ずしもそうとは言えないことが以前から指摘されていた。1980年代には2人のスウェーデン人研究者が、妊娠中に牛乳や卵の摂取を避けていた母親の子どもにアトピーが見られるかどうかを調査している。

この調査では、妊娠中の女性２１２人を無作為に選び、これらの食物を食べるグループと避けるグループに振り分けた。アレルゲンを避けるグループに振り分けられた女性の多くは、出産後に母乳で育児をする時期も、牛乳や卵の摂取をなるべく控えるようにした。ところが、皮膚炎、喘息、花粉症、食物反応などのアレルギーは、両グループに同じように見られた。つまり母親の食事は、子どもが食物アレルギーになるリスクにほとんど影響を与えていないという。

スウェーデンではこの結果を受け、花粉や動物の鱗屑《りんせつ》（動物の羽毛・表皮からはがれ落ちたあか）へのアレルギーや喘息を患う妊婦１６５人を対象に、さまざまな食事を試すさらなる調査を行なった。このときには被験者を、４つの食事グループに無作為に振り分けた。卵や牛乳をまったく摂取しないグループ、最後の３カ月間は毎日卵1個と牛乳1リットルを摂取するグループなどである。研究者の考えによれば、妊娠中の食事が関係しているのであれば、卵や牛乳を摂取していた母親の子どもは、出生時にすでにその食物に対するＩｇＥ抗体を持っているはずだった。ところが、出産後に臍帯血のＩｇＥ抗体の量を調べたところ、グループ間で違いは見られなかった。

5年後、研究者たちは最初の調査の被験者をもう一度調べてみることにした。時間がたてば２つの食事グループの間に違いが現れるのではないかと考えたからだ。乳児が歩き始めたころにアレルギーを発症している可能性もある。だが、１９８人の子どもを調べたところ、アレルゲンを避けていたグループの子どものほうがアレルギーの割合が少ないということはなかった。それどころか、そのグループの子どものほうが卵アレルギーになっている割合が高かった。

ただし、妊娠中のピーナッツ摂取については、影響があるというデータもないわけではない。１９９９年に南アフリカで行なわれた小規模な調査によると、妊婦が週に1回以上ピーナッツを食べていると、それほどピーナッツを食べない場合に比べ、生まれてくる子どもがピーナッツアレルギーになるリスクが高くなるという。イギリスでも６２２世帯を対象に、幼年時代の食物アレルギーと家族関連のさまざまな因子との相関関係を探る調査が行なわれている。それによると、妊娠中にピーナッツを食べると、５歳未満の子どもではピーナッツアレルギーを発症する可能性が高くなるが、５歳以上の子どもではそのような傾向は見られなかった。

とはいえ、この調査は両方とも、母親に質問表を渡し、妊娠中にどのくらいピーナッツを食べていたかを思い出して答えてもらう形式をとっていた。なかには、数年前の記憶をたどる場合もあった。だからといって両調査が無効になるわけではないが、この調査結果を無条件に受け入れることにはやや抵抗がある。

だが、21世紀に入るころから状況が変わってきた。まずは、イギリスの研究者グループがより優れた情報を求め、大規模なデータ収集にとりかかった。1万４０００人を対象とするこのエイボン親子縦断調査では、ジョージ・デュ・トワやギデオン・ラックといったアレルギー医が、食物アレルギーの危険因子に関する情報を抽出する役目を担った。その結果をまとめ、2003年に《ニュー・イングランド・ジャーナル・オブ・メディシン》誌に発表した論文によれば、妊娠中の食事と子どものピーナッツアレルギーとの間に関連は見られなかったという。

ただし、この調査もそれ以前の調査同様、後ろ向き研究だった。つまり、後に母親が妊娠中の食事を思い出して質問に答えるという形式をとっていた。したがってその成果は、無作為な前向き研究（事前の研究計画をもとに、ある時点から観察や介入を行なってデータを収集する研究）ほど確固たるものとは言えない。

また2008年には、アメリカ小児科学会が方針を変更した。「アレルゲンを排除した母親の食事に保護効果があることを立証した研究はない」と断言したのだ。つまり、妊娠中に卵や牛乳の摂取を避けたとしても、幼児の食物アレルギーを防ぐことにはならないという意味である。同学会は、ピーナッツを排除すれば子どものピーナッツアレルギー発症を抑制できるとする研究があることを認めながらも、その反対の結果を示す研究もあることを指摘し、明確にこうまとめている。妊娠中の食事からアレルゲンになりそうなものを排除すべきだと考える決定的証拠はない、と。

その一方で、2010年の調査は逆の結論に至っている。ピーナッツに対するIgE抗体を持つ幼児140人を調べ、母親が妊娠中にピーナッツを食べたことがそのリスク要因になったと報告している。ただし、この調査も以前のほかの調査同様、母親が妊娠期間中の3カ月ごとにピーナッツをどれだけ消費したかを思い出して質問に答える形式をとっている。1週間に1回程度、1週間に2回以上だが毎日ではない、毎日、わからない、のいずれかを選ぶのである。しかも、調査の対象になった幼児の平均年齢は9カ月であり、なかには1年半も前のピーナッツ摂取歴を思い出さなければならない母親もいた。

すでに指摘したとおり、妊娠中の食事が懐かしい思い出として記憶に残っていることもあるが、その記憶は必ずしも正確とは言えない。それに、この調査の場合、幼児はピーナッツアレルギーのテストに陽性反応を示しただけで、実際にピーナッツにアレルギー反応を示したわけではない。前述したように、テストで陽性反応が出たからといって、アレルギー反応を示すとはかぎらない。とはいえ、このデータがまったくあてにならないとも言えない。

だがやがて、画期的な報告が現れた。イギリスの非営利団体が952人の被験者に5つの試験を行ない、確固たる証拠に基づき、包括的かつ厳密に試験結果を精査したコクラン報告である。この報告は、子どもにおける喘息や皮膚炎の発症率を主な調査対象にしているが、いずれも後の食物アレルギーの発症に関係している可能性が高い。この報告によれば、牛乳や卵など、アレルゲンになりそうなものを排除した妊娠中の食事により子どもの喘息や皮膚炎が防げると考えるには、証拠が「不十分」だという。

このように、妊娠中の食事と食物アレルギーの関係に関する調査はすべて、ある事実をはっきりと物語っている。つまり、科学が常に疑いの余地のない答えを出すとはかぎらないということだ。たいていの場合、結果はわかりにくかったり矛盾していたりする。経験を重ねた専門家でさえ、そこから真実を引き出すのが難しい場合もある。筆者がそのような研究をすべて紹介したのは、読者を混乱させたいためではなく、読者にさまざまな研究結果があることを知ってもらいたかったからだ。

筆者が率いるスタンフォード大学のアレルギー・喘息研究センターでは、妊娠中や母乳育児中の女性には、当人が食べたいメニューで構成された栄養バランスのとれた食事を続けるよう推奨している。むしろ、不健康な飲食物（ソーダや砂糖菓子、ポテトチップなど）以外の食べ物を避けず、多様な食事を心がけることが重要だ。世界保健機関（ＷＨＯ）は、生後数カ月間は母乳のみの育児を勧めているが、このガイドラインには従ったほうがいい。筆者の研究センターでも、母乳が選択できるのなら、できるだけ長く母乳で育てるよう推奨している。だが、食物アレルギーを怖れて妊娠中や母乳育児中の食事を変える必要はない。

母乳

出産を終えた母親が真っ先に心配するのが母乳だ。母親が摂取した食物の栄養素は母乳に浸み込み、幼児へと向かう。そのため、自分が出かけた先でピーナッツを口にしたり朝食で卵を食べたりしていると、子どもが歩き始めたころに食物アレルギーを発症するのではないか、と母親が考えたとしても無理はない。

母乳に関する助言は錯綜していて、読んでいるといらいらしてくるかもしれない。実際、こうした助言は、母乳育児中にとるべき食事に関する科学的根拠が、母乳育児を続けるべき期間に関する科学的根拠と混同されていたりするなど、明確なアドバイスを求める母親を疲れさせ、途方に暮れさせるだけだ。母乳ではなく粉ミルクを使っている母親に至っては、最近の研究結果を目にするたびに、非難の波が押し寄せる大海を泳いでいるような気分になるに違いない。

筆者は、食物アレルギーの家族歴がある場合には小児科医とともにアレルギー医にも相談し、自分にとってベストな方法を採用するよう推奨している。確かに、母乳は粉ミルクに比べ、食物アレルギーになるリスクが少ないと言われている。

アメリカ小児科学会によれば、最低でも生後最初の4カ月間を母乳で育てれば、2歳までに皮膚炎や乳アレルギーを発症するリスクが低下するという。世界各国の医療機関も母乳を推奨している。だがこれには、過去数十年の間にメーカーが粉ミルクの効用を宣伝したことにより粉ミルクへの転換が不必要に進んでしまったため、それを是正するという意味合いもある。最終的に母乳か粉ミルクかを決めるのは本人である。

では母乳育児中の母親の食事は、子どもが食物アレルギーになる可能性に影響を与えるのだろうか？　この問題に関するこれまでの研究は、妊娠中の食事に関する研究と似たり寄ったりの経過をたどった。当初は、母乳育児中はアレルゲンになりそうな食物を避けるよう推奨されていたが、後になって医療機関の見解が変わったのである。

確かに、一部の食物アレルゲンを避けると子どもの皮膚炎を予防できる可能性が高まる場合もある。また、核家族のなかにピーナッツアレルギーの人がいるため幼児もそうなる可能性が高い場合には、ピーナッツを避けたほうがいいとするデータもある。だが全体的に見ると、母親の食事が子どもの食物アレルギーの予防に重要な役割を果たしているという証拠はない。

妊娠中の食事を調べた先述のコクラン報告によれば、523人の被験者を対象に2つの調査を行なったが、母親の食事と子どもの食物アレルギーとの間に関連は見られなかった。1歳、2歳、7歳の段階で子どもが乳・卵・ピーナッツアレルギーを発症している割合は、母親が妊娠中にこれらの食物を摂取していたかどうかにかかわらず同じだったという。同報告はまた、この問題に取り組むにはさらに規模が大きく質の高い臨床試験が必要だと述べている。

妊娠中または母乳育児中に食物アレルゲンを排除することで食物アレルギーを予防できるかどうかについては、はっきりとした国際的コンセンサスがある。それで食物アレルギーを予防できるという科学的根拠はない、ということだ。2019年、アメリカ小児科学会は母乳育児とアレルギーに関する提言を更新し、そのような食事制限に反対する見解を表明した。ヨーロッパ・アレルギー・臨床免疫学会（EAACI）も、同様の立場を採用している。オーストラレーシア臨床免疫・アレルギー学会（ASCIA）の意見も同じである。

粉ミルクはどうなのか？

最低でも生後最初の４カ月間は母乳のみで育てるよう推奨されている現状のなかで、粉ミルクでの育児を選んだ親は負い目を感じているに違いない。だが食物アレルギーに関するかぎり、粉ミルクがそのリスクを高めるという決定的証拠はない。また、ＡＡＰやＥＡＡＣＩの最新の提言によれば、部分加水分解乳を使おうが高度加水分解乳を使おうが、食物アレルギーになるリスクに変わりはない。

これまでの調査では、大豆ベースの粉ミルクによりピーナッツアレルギーになるリスクが高まると言われていたが、２００８年にオーストラリアで行なわれた研究によれば、必ずしもそうとは言えないという。２０１６年には再びオーストラリアで大規模な調査が実施されたが、母乳育児のみの期間と１歳までに食物アレルギーになるリスクとの間に関連は見られなかった。また、食物アレルギーを予防するには一般の粉ミルクより部分加水分解乳のほうがいいことを示す証拠も見つからなかった。

ほかの分野の食物アレルギー研究同様、反対の結論に至った研究もある。たとえば、メンフィス大学の研究チームが、生後12カ月の間に子どもに何を与えたかを調査をしたところ、母乳と粉ミルクとで差が出た。直接母乳、絞った母乳、粉ミルクを組み合わせて育てられた子どもは、母乳のみで育てられた子どもに比べ、６歳までに食物アレルギーを発症する割合が多かった。

だが全体として見れば、粉ミルクを否定する十分な証拠はない。また、低アレルゲンミルクが食物アレルギーの予防になるという証拠もない。子どもに粉ミルクを与えている親も、食物アレルギーの家族歴がある場合や、どんな製品を使うべきかなど、幼児の生後数カ月の食事について不安がある場合には、小児科医やアレルギー医に相談してほしい。

筆者の研究センターでは、アメリカやヨーロッパの小児科団体が定めたガイドラインに従い、低アレルゲンミルクを使っても食物アレルギーの予防にはならないと伝えている。また、なるべく母乳で育てるよう推奨しているが、粉ミルクが必要になるときもあるため、必要な場合にのみ粉ミルクで代用するよう助言している。粉ミルクで子育てをしている親には、最適なビタミンやタンパク質の摂取にはどのタイプの粉ミルクがいいのかを小児科医に相談するよう勧めている。

帝王切開の影響

ブリナのように、食物アレルギーの子どもを持つ親のなかには、帝王切開により食物アレルギーになるリスクが高まったのではないかと悩んでいる人も多い。だが、この問題の答えもいまだはっきりしない。帝王切開で生まれた子どもの数は、２０００年から２０１５年までの間に世界全体でおよそ2倍に増えた。

2018年に《ランセット》誌に発表された169カ国での調査によると、そのなかの106の国で帝王切開が出産の15%を占めており、その大部分が医学的に見て帝王切開をする必要がなかったという。帝王切開を選ぶ理由はさておき、子どもの食物アレルギーを防ぎたいと思っている親は、帝王切開にそんなリスクがあると考える証拠を知りたいと思うに違いない。

しかし、帝王切開には非難されるべき理由もなければ、恥ずかしいと思う理由もない。帝王切開は母親や子どもの命を救うためのものだ。この分娩法により生まれ、食物アレルギーになった子どもを持つ母親が、罪悪感を抱く必要はない。以下に見るように、決定的な証拠はないからだ。帝王切開と食物アレルギーとの関係を示した研究を見ても、さほどはっきりしたデータはない。

それでもこの10年の間に、帝王切開により食物アレルギーになるリスクが高まる可能性があることを示唆する研究が数多く発表されている。妊婦のなかには、こうした研究成果を知っておけば役に立つと考える人もいるかもしれない。それにこの問題は、食物アレルギーにまつわる重要な仮説とも関係している。善玉菌などの細菌が食物アレルギーから身を守ってくれるのではないかという仮説である。

帝王切開と食物アレルギーとの関係を調べた研究は無数にある。たとえば、アメリカ・オレゴン州の研究者グループは、医療記録のデータベースをもとに、花粉症、喘息、皮膚炎、食物アレルギーの子どもおよそ9000人を選び、これらの疾患を、分娩方法などの出産記録と照合した。すると、花粉症と喘息は、帝王切開で生まれた子どもに多く見られたが、喘息に関しては、この関係が見られたのは女児だけだった。一方、帝王切開で生まれた子どもの食物アレルギーは少なく、29人だけだった。被験者の0・5%にも満たない数字である。

2008年にはアイルランドの研究チームが、幼年時代の喘息（食物アレルギーの危険因子）と帝王切開との関係を調べている。このチームは、過去のさまざまな調査結果を分析するメタ解析を行なった。一般的には、もっとも厳密とされる調査法である。過去の23の調査報告を解析したところ、帝王切開で生まれた子どもは、喘息になるリスクが20%高かったという。

食物アレルギーを含むさまざまなアレルギー疾患に的を絞ったメタ解析はほかにもある。たとえば、デンマークの研究チームが1966年から2007年までに行なわれた26の調査を再検証しているが、こちらは帝王切開と食物アレルギーとの間に明らかな関係は見出せなかったと報告している。この関係を分析した研究の多くは、少数の子どもしか調べていないため、必ずしも人口全体を反映したものとは言えず、標準誤差が大きくなる。標準誤差とは、算出した値の正確さを示す数値で、プラスマイナスいくつといった幅があることを意味する。つまり、標準誤差が大きいほど、データは厳密ではなくなる。

このように調査規模が小さく、標準誤差が大きいと、帝王切開と食物アレルギーとの関係を実際よりも過大評価する偏ったデータが生まれかねない。上記の研究チームはメタ解析の結果、以前の研究で帝王切開により食物アレルギーのリスクが高まる傾向が見られたのは、こうした偏りで容易に説明できると結論した。

ところが、食物アレルギーだけに注目したほかのメタ解析によれば、帝王切開で生まれた子どもは食物アレルギーの発症率がやや高いという。オーストラリアの研究チームが行なったこのメタ解析では、食物アレルギーの判断基準が異なる４つの研究に着目した。実際に特定の食物を食べたときの症状を基準に食物アレルギーと判断した研究２つと、血中に食物アレルゲンに対するＩｇＥ抗体が存在するかどうかを基準に食物アレルギーと判断した研究２つである。

出生時から子どもを追跡した後者の研究では、帝王切開で生まれた子どもは普通分娩で生まれた子どもに比べ、ＩｇＥ抗体を持っている割合が高かった。一方、食物の経口摂取による症状から食物アレルギーと判断された前者の研究では、帝王切開と普通分娩との間に、食物アレルギーの発症率の差は見られなかった。

ちなみに、帝王切開で生まれた子どものほうが、２歳までに食物アレルギーが報告される割合が高いという別の研究もあったが、そのような関係が見られるのは、食物アレルギーを持つ母親から生まれた子どもに限られていた。そのためこのメタ解析チームは、帝王切開と食物アレルギーとの関係は、あるとしても弱いと結論した。

注目に値する研究はほかにもある。たとえば、分娩方法により食物アレルギーになる確率に差が出るのか確かめようと、５１２人の子どもを出生時から２歳まで追跡した研究がある。

この512人のうち、帝王切開が171人、普通分娩が341人である。そのなかで、2歳になるまでに何らかの食物反応があると診断されたのは35人だったが、IgE依存性アレルギーと診断されたのは8人だけだった。調査結果によれば、この食物アレルギーの子どものなかに、帝王切開で生まれた子どもが異様に多いといった事実はなかったという。

帝王切開により食物アレルギーのリスクが高まると考えられるようになったのは、腸内細菌叢と関係がある。1990年代になると、世界中のアレルギー研究者がある奇妙な事実に気づいた。西ヨーロッパより中央ヨーロッパや東ヨーロッパのほうが、アトピー性疾患の割合が少ないのだ。その理由は誰にもわからなかったが、環境に問題があるのは明らかだった。研究者たちは、西ヨーロッパのライフスタイルのせいで、幼児の消化器官に入る細菌の量や多様性が低下するのではないかと考えた。細菌に触れる機会が減ったために、異物への健全な反応を確立するのに欠かせない免疫の構成要素であるTh1細胞が活性化される機会も減ったのだ、と。

すでに述べたように、ある種の細菌が腸内細菌叢にすみつくと、食物アレルギーになるリスクが高まる。スウェーデンのある研究者グループの調査によると、エストニアの幼児の腸内にいる善玉とされる細菌は、スウェーデンの幼児の1000倍も多い。一方アレルギーの割合は、エストニアでは低いが、スウェーデンでは高い。

アレルギーと人間の細菌叢との相互関係は、出生時から始まっているのかもしれない。アレルギーの子どもとアレルギーでない子どもでは腸内細菌叢が異なるという研究結果はいくつもある。スウェーデンでの調査によると、食物アレルギーの子どもは黄色ブドウ球菌が多く、バクテロイデスやビフィズス菌が少なかった。２００1年に行なわれた別の調査でも、食物アレルギーの子どもはやはり、生後1年の間バクテロイデスやビフィズス菌が少なかった。アレルギーの子どもの生後12カ月の腸内には、クロストリジウム・ディフィシルという細菌が多いことを示す研究もある。

２００1年には、フィンランドでさらに詳細な調査が行なわれた。その目的は、幼児の腸内細菌叢の構成に差が現れた後に、卵・乳アレルギーなどのアトピー性疾患が発症するのかどうかを確かめることにある。研究チームは76人の幼児から、生後3週間と生後3カ月の段階で便サンプルを採取した。いずれも、アレルギー疾患の病歴がある家族のもとに生まれた子どもである。この調査でも、アレルギーの子どもはアレルギーのない子どもよりビフィズス菌が少なく、クロストリジウム・ディフィシル（院内疾患と関係することが多い細菌）が多かった。だが、新たな発見もあった。調査結果をまとめた論文にはこうある。

「新生児の腸内細菌叢が変化した後に、幼児期のアトピー性感作が発生する」。つまり、腸内細菌叢の変化は、アレルギー発症前に起こる。これは、腸内細菌叢の変化が食物アレルギーと関係しているどころか、食物アレルギーの引き金になっている可能性があることを示唆している。２００7年にオランダで行なわれた調査でも、９５7人の幼児の生後1カ月目と生後2年目の状態を調べ、同じ現象を確認している。

ではこれが、帝王切開とどう関係しているのか？　腸内細菌叢と食物アレルギーとの関係を探る研究では、バクテロイデスとビフィズス菌という2種類の細菌が頻繁に登場する。腸内にすんでいるこの細菌が多いほど、子どもがアレルギー疾患を発症する可能性は低くなる。クロストリジウム・ディフィシルもよく登場するが、こちらは逆だ。クロストリジウム・ディフィシルが多いほど、アレルギーになる可能性が高くなる。

帝王切開で生まれた子どもは、これらの細菌について同じ傾向を持つ腸内細菌叢になる可能性が高いという。つまり、バクテロイデスやビフィズス菌が少なく、クロストリジウム・ディフィシルが多くなる。対照的に、普通分娩で生まれた子どもは、まったく逆の傾向を持つ腸内細菌叢になる。

新生児の腸内細菌叢の形成を促す仕組みについては、いまだ議論が続いている。消化器系疾患の研究者たちは、新生児が産道を通るときに細菌の「種が植えつけられる」のだと考え、この現象を「細菌による洗礼」と呼んでいる。この理論によれば、新生児は子宮という閉ざされた世界から初めて外に出るその瞬間に、産道表面の粘膜組織にすむ細菌を体内に取り込む。だが帝王切開で生まれた子どもは産道を通らないため、そこに集められた大量の細菌と出会うこともない。喘息やアレルギー、炎症性大腸炎などの免疫関連疾患の割合が増えている理由も、少なくとも部分的にはこの分娩方法の違いで説明できる、と。「細菌による洗礼」を受けない帝王切開を、肥満や一部の精神疾患と関連づける研究もある。

しかし、この理論はあやふやな根拠に支えられている。帝王切開の子どもと普通分娩の子どもとの間に腸内細菌叢の違いが見られる原因が産道にあるのなら、この違いは出生直後から見られるはずだ。ところが複数の研究によれば、生後数日たたなければこの違いは確認できないという。生後5日までは、便サンプルに著しい相違は見られないとする研究もある。胎便（新生児が初めて排出する糞便）を分析しても、両者の間にはっきりとした相違は認められない。その一方で、その正反対の報告をしている研究もある。

２０１４年にフロリダ大学の研究者が行なった調査によれば、帝王切開で生まれた子どもと普通分娩で生まれた子どもの胎便を比べたところ、４種類の細菌で差があったという。２０１８年には中国のチームが、普通分娩で生まれた子どもは帝王切開で生まれた子どもより細菌叢が多様であり、そこにすむ細菌の種にも違いがあったと報告している。

だがいずれにせよ、出生直後から数週あるいは数カ月の間に違いが徐々に大きくなっていくのかもしれない。98人の幼児を対象にしたある調査では、帝王切開で生まれた15人は普通分娩で生まれた子どもに比べ、４日目と４カ月目の調査でバクテロイデスやパラバクテロイデスが少なく、１年目の調査でクロストリジウム・ディフィシルが多かった。

また、国際研究者グループが２０１７年に行なった調査では、普通分娩で生まれた子どもの便とは違い、帝王切開で生まれた子どもの便には、母親の皮膚にすむ細菌と比較的似た細菌叢が認められたという。

さらに、ビフィズス菌が豊富な腸内細菌叢を備えていたのは、普通分娩で生まれ、母乳で育った子どもだけだったとも報告されている。ビフィズス菌は、大腸がんの予防、一部の胃腸障害の治療、炎症性大腸炎の症状の緩和など、健康効果があるとされる細菌群である。

こうして見てくると、分娩方法により幼児の細菌叢が多大な影響を受けるという明確な証拠はないが、この理論を切り捨てられるほどのデータもない。ほかの要素が影響を与えている可能性もある。たとえば、帝王切開での出産では、抗生物質を使用するケースが増えている。また、分娩中および分娩後に新生児が病院内で出会う細菌が、分娩方法によって異なるのかもしれない。

それに、帝王切開で出産する女性は、陣痛を経験しない場合が多い。この陣痛の間に卵膜が裂け、母親の細菌が胎児に触れるのかもしれない。実際、一般的に陣痛が来る前に行なわれる選択的帝王切開で生まれた子どもは、陣痛中に緊急帝王切開で生まれた子どもと細菌叢が異なるという報告もある。そのほか、母乳により幼児の腸内細菌叢が形成される可能性もあれば、母親の肥満が影響を与えている可能性もある。

帝王切開により、胎児が子宮から出るときに母親が持つ善玉菌を取り込む機会が失われるという仮説を確かめようと、アメリカとプエルトリコの研究者が、18人の母親とその子どもを対象にある実験を行なった。帝王切開が予定されている時間の直前、帝王切開を行なう母親11人のうちの4人の膣に折り畳んだガーゼを挿入し、およそ1時間後に抜き取って滅菌した環境に保管しておく。そして出産が終わった直後に、生まれたばかりの子どもの唇、顔、胸、手、足などをそのガーゼで、およそ15秒ほどかけて拭くのである。

この実験結果をまとめた報告書によると、ガーゼで体中を拭かれた子どもには生後1週の間、普通分娩で生まれた7人の子どもと同じような細菌叢が認められた。また、帝王切開で生まれながらガーゼで体中を拭かれることのなかった7人の子どもの細菌叢は、ほかの2つのグループとは異なっていたという。

こうして、「膣液の植えつけ」という手法が考案された。現在ではこの手法の人気が高まり、帝王切開で生まれる子どもには、膣液に浸したガーゼでその唇や顔などを拭く処置が施されている。

だがいまのところ、「膣液の植えつけ」が、細菌叢に関連した食物アレルギーなどの疾患の予防に効果があるという証拠は一切ない。ここで注意しておきたいのは、この手法を生み出したあの調査実験が、理想的な条件で行なわれたとは言えないことだ。

たとえば、帝王切開を受けた母親はみな出産前に抗生物質を投与されていたが、普通分娩の母親のうち抗生物質を投与されていたのは一人だけだった。また、帝王切開を受けた母親のうち、陣痛を起こした人は一人もいない。母親の肥満度や妊娠中の体重増加も考慮されていない。さらに、この少数の幼児グループにおける細菌叢の相違はわずかなものであり、報告書が述べているほど明白なものとは言えない。

膣液の植えつけにはリスクもある。危険なウイルスや真菌を幼児に感染させてしまうおそれがあるからだ。そのためアメリカ産科婦人科学会は、その安全性や効用に関するデータがそろうまで、調査実験以外では行なわないよう提言している。帝王切開後に膣液の植えつけを考えている親は、医師とよく相談してほしい。

少なくとも一定の期間、帝王切開で生まれた子どもと普通分娩で生まれた子どもとで腸内

食物アレルギーについて妊娠中や授乳中によく聞かれる質問		
質問	現在わかっていること	証拠の強度
妊娠中の食事により子どもが食物アレルギーになる場合があるのか？	いいえ。妊娠中は好きなものを何でも食べていい。	きわめて強い。
帝王切開は食物アレルギーを引き起こす要因になるのか？	その可能性がある。帝王切開は、食物アレルギーになるリスクをやや高めるおそれがあるが、すべての子どもがそうなるわけではない。	中程度。関係があるとする研究もあれば、ないという研究もある。
母乳育児中の母親の食事により子どもが食物アレルギーになる可能性が高まるのか？	いいえ。母乳育児中は好きなものを何でも食べていい。	きわめて強い。2014年の調査によれば、アレルギーでない母親が母乳育児中にピーナッツやナッツを食べていても、子どもがこれらの食物のアレルギーになる割合は低かった。
粉ミルクによって食物アレルギーになるリスクが高まるのか？	いいえ。粉ミルクと食物アレルギーとは関係がない。加水分解乳やアミノ酸ベースの粉ミルクでも、食物アレルギーの予防にはならないようだ。	きわめて強い。

細菌叢が異なることは確かだろう。だがこの相違は、それほどたたないうちに（一般的には授乳が終わるころには）なくなるようだ。だから、帝王切開で出産した母親は、子どもが食物アレルギーになっても自分を責めるべきではない。分娩方法だけで食物アレルギーになるかどうかが決まるという証拠は存在しない。食物アレルギーは、さまざまな要因が積み重なってそのリスクが高まる。帝王切開は、そんな要因の1つかもしれないというだけだ。帝王切開はそもそも、母親や新生児の命を救うための手段だ。それに罪悪感を抱く必要はない。現在の母親は、わざわざ心配の種をもう1つ増やさなくても、すでに十分すぎるほどのプレッシャーや悩みを抱えている。食物アレルギーは誰のせいでもない。

それでも、腸内細菌叢の最初の構成が健康に持続的な影響を及ぼし、それが食物アレルギーのリスクを高める可能性はある。それがなぜ、どのように幼児の食物アレルギー発症に関係しているのかを十分に理解するには、さらに多くの大規模な調査が必要だ。食物アレルギーの家族歴があるため、生まれてくる子どもも食物アレルギーになるリスクが高いのではないかと心配している親は、帝王切開がそのリスクにどのような影響を与えるのか、どのような処置を選択すべきかを、産科医やアレルギー医とよく相談してほしい。

ほかの要因は？

本章でこれまで見てきたように、食物アレルギーは環境や遺伝を含め、さまざまな要因が重なって発症すると思われる。食物アレルギーの親から生まれた子どもは、同じアレルギーになるかもしれないし、ならないかもしれない。まったく同じ生活環境で育った2人の子どもが、食物アレルギーについてはまったく異なる経験をすることもある。2人とも帝王切開で生まれ、清潔な家庭で育てられ、ピーナッツアレルギーの近親者がいるのに、一人はピーナッツアレルギーになり、もう一人はピーナッツアレルギーにならないかもしれない。それに、一口に食物アレルギーといっても、その中身は多様だ。重症度も、発症する年齢も、対象となる食物も一人ひとり異なる。

徐々にではあるが、食物アレルギーのさまざまな危険因子や多種多様な発症パターンが提示され、この疾患に関する理解の基盤が形成されつつある。また、免疫システムがアレルゲンに耐性をつける仕組みの解明も進んでいる。その結果、環境、遺伝、分娩方法以外にも、ときに意外な、興味深い要因の影響の有無が明らかになっている。

たとえば妊婦は、分娩方法だけでなく、出産のタイミングにも不安を抱いているかもしれない。早産は健康リスクに影響を及ぼす場合が多い。そのため、早産の子どもは食物アレルギーになりやすいのではないかと考えても不思議ではない。

だがこれまでの研究を見るかぎり、早産は危険因子にならないようだ。むしろ、その反対かもしれない。72人の早産児と65人の満期出産児を対象にした2001年のフィンランドでの調査によれば、10歳までにアトピー性疾患を発症した早産児の割合は、満期出産児の半分ほどだった。その数年後にはカナダのグループも同じ問題に取り組み、1995年に生まれた1万3980人の子どもの食物アレルギーの割合を調べたところ、早産は食物アレルギーとは一切関係がなかった。出産時の低体重も同様に無関係だという。

食物アレルギーと闘っている家族にとって励みになる情報もある。子どもは食物アレルギーを克服する場合がある。コロラド大学のデヴィッド・フライシャーの調査によれば、ピーナッツアレルギーの人も、50％の確率で後に症状が消えるという（その確率を20％前後とする報告もある）。現段階では、どの子どもが食物アレルギーを克服するかを予測することはできない。だが、幼児期に卵アレルギーになった子どもの多くは、後に加熱された卵への耐性をつけられることがわかっている。卵や乳製品を含む焼き菓子を食べていれば、治療しなくてもこれらの食物アレルギーを克服できるのかもしれない。

とはいえ、これは一般的な方法ではなく、克服できる保証もないため、食物アレルギーと診断されている人は、もうアレルゲンに反応しないかどうか確かめるために少量のアレルゲンを摂取するようなまねは絶対にしないでほしい。ちなみに、大人になってから食物アレルギーを発症した人は、治療しないで克服するのは難しいかもしれない。食物アレルギーの症状が消えたように見えた後に再発するおそれもある。

後の章では、食物アレルギーを予防・治療する、実績のある安全な方法を紹介する。幅広い証拠に基づき、何百もの成功例に裏打ちされたこの食物アレルギー克服プログラムにより、これまで不安に彩られていたあなたや子どもの未来が、喜びに満ちたものになるだろう。

まとめ

● 食物アレルギーの親を持つ子どもは食物アレルギーを発症する可能性が高い。だが、家族に食物アレルギー患者がいないのに食物アレルギーを発症する人も多い（そう診断されるのが子どものころの場合もあれば、大人になってからの場合もある）。
● たった1つの遺伝子が食物アレルギーの原因になるとは考えられていない。複数の遺伝子と環境の影響の組み合わせにより発症するのだと思われる。
● 環境の影響による遺伝子の変異が、食物アレルギーの一因なのかもしれない。
● 妊娠中や母乳育児中の母親の食事により、子どもが食物アレルギーになるリスクが高まるという証拠は一切ない。
● 帝王切開により食物アレルギーのリスクが高まるという研究結果もある。しかし帝王切開をしたとしても、それだけで子どもが食物アレルギーになるとはかぎらない。

4 どうすればいい？――食品ラベル、キッチン、学校などで注意すべきこと

食物アレルギーと診断されたらどうすればいいのか？　何に気をつけ、何を学べばいいのか？

リア・クエラーとヘクター・クエラー夫妻は、息子がアレルギーかどうかを積極的に試す行動をとった。息子のウィリアムが4カ月のとき、ピーナッツバターを与えて様子を見たのだ。すると、口からのどにかけて真っ赤になった。リアはすぐに近くの緊急治療施設に息子を連れていき、エピネフリンを注射してもらった。その後の検査で、ウィリアムがピーナッツアレルギーであることがわかった。また、ナッツや乳製品のアレルギーもあった。

そうであれば当然、食品棚や冷蔵庫からピーナッツを含む食品を一掃しなければならないことはわかっていた。だがクエラー夫妻は、ウィリアムが歩くようになってからも、そうはしなかった。むしろ食品棚をそのままにしておいた。「身のまわりにあるものを学ばないと

いけないから」とリアは言う。夫婦は現在5歳になった息子に対し、ピーナッツを手の届くところから一掃するのではなく、食べようとしているものが安全かどうかを尋ねるよう教育している。

その方法にリスクがなかったわけではない。ウィリアムが4歳のころ、リアは母親に、イースターの菓子やデザートをつくる際にはピーナッツを使わないようにと頼んだ。「それなのに母は、ピーナッツM&M'S（ピーナッツをチョコレートでコーティングした菓子）を買ってきたの」とリアは言う。

ウィリアムがもっと幼かったころは、父親か母親がいつもそばについていなければならなかった。18カ月のときに、遊び場で見つけたナター・バター（アメリカで人気のピーナッツバターサンドクッキー）を食べそうになったことがあったからだ。幼稚園も、アレルゲンを含む食品の持ち込みを禁止する方針を表明しているところを選び、スタッフにはエピネフリンの注射の仕方を教えた。だが夫婦はいまだに、悪気はないのに食物アレルギーのことを理解していない親戚に頭を悩ませているという。「親戚には話してあるんだけど、わかってないの」

最初のステップ

本章では、食物アレルギーと診断されてからの暮らし方について、段階を追って説明していく。ここに書いたことすべてをすぐにやる必要はない。自分の子どもが食物アレルギーだとわかったとしても、子どもが一人でやっていけるかどうかを早々に心配する必要もない。徐々にではあるが、食物アレルギーとともに暮らすことに慣れていくため、問題はない。ただし、変えなければならない点はいくつかある。

第7章では、食物アレルギーを克服するプログラムを紹介する。だが、この新たな時代に踏み入ろうとしている家族も、最初は家庭で対処しなければならない。その際に、まず安全を確保しなければならないのが、キッチンである。

食品棚・冷蔵庫

多くの家庭では、特定のアレルゲンを家から一掃している。乳アレルギーの幼児が、目を離したすきに、冷蔵庫から牛乳を取り出すようなことはよくある。大半の人にとっては無害なピーナッツやナッツを含む菓子についても、同じことが言える。そのため、冷蔵庫や食品棚からアレルゲンそのものをなくしてしまえば、簡単にリスクを排除できる。乳アレルギーの子どもが牛乳を飲んでしまうのが心配なら、家に牛乳を置いておかなければいい。

だがなかには、アレルギーでない家族のために、家にアレルゲンを置いておきたいと思う家庭もある。ピーナッツバターが大好きな兄や姉は、弟や妹がピーナッツアレルギーと診断されても、容易にそれをあきらめようとはしない。子どもが大好きなピーナッツバターとジャムのサンドイッチをランチにすれば、親も手間をかけないですむ。牛乳を家に置かないようにすれば、毎朝コーヒーを飲む習慣も変わってしまうかもしれない。卵アレルギーの子どものために卵を買うのをやめれば、家族に週末恒例のオムレツもつくれなくなる。

家からアレルゲンを一掃したくないという場合には、ほかの方法がある。ナッツやナッツバター、乳製品や卵を含むスナック菓子など、冷蔵する必要のない食品は、幼児の手の届かない、棚の上のほうに置いておく。冷蔵食品は、冷蔵庫の奥や引き出しのなか、あるいは別の容器に入れる。

また、子どもが大きくなれば、何を食べてはだめなのか説明しやすくなる。たとえば、色分けされたシールを貼っておけば、子どもがそれを見て安全な食べ物を判断できる。食品棚に食物アレルギーの子ども専用のスペースを設け、そこにある菓子は自由に食べてもいいという決まりにしてもいい。

食物アレルギーと診断された当初はアレルゲンを家から一掃したが、徐々に対処法を変えていったという家庭も多い。ある母親は、ナッツ類をプラスチックの容器に入れ、大人でも踏み台がなければ届かない高いところに置いておくとともに、息子には専用の引き出しを割り当て、そこに安全な菓子を入れておいたという。

また別の家族は、食物アレルギーの子どもが自分でピーナッツを避けられるような年齢になってからもピーナッツなしの生活を続けていたが、子どもが家にいないときに外食に出かけ、ピーナッツバターとジャムのサンドイッチを食べていた。キッチンに安全なスペースを設けるのではなく、「安全でない」スペースを設け、そこにアレルゲンを含む菓子を一つひとつラップにくるんで入れている家庭もある。

料理

食物アレルギーと診断されると、料理にも新たなルールが必要になる。料理に使ったまな板や鍋、フライパン、包丁などは、きれいに洗う。まな板は、アレルゲンに触れないようにするのがいちばんいい。重度のアレルギーの子どもがいる家庭は、アレルゲンを含まない料理のみに使う鍋やフライパンを別に用意しておいたほうがいいかもしれない。調理台やグリルなどの調理面にアレルゲンが触れたときは、そこを念入りに洗う。アレルゲンを含むものを切ったりかき混ぜたりした調理器具も同様である。料理をする人も、アレルゲンを扱ったあとはきれいに手を洗う必要がある。

料理によっては、調理中の間、食物アレルギーの子どもをキッチンに入らせないようにしたほうがいい。たとえば、パンをつくったりケーキを焼いたりしているときに、小麦アレルギーの子どもにキッチンをうろつかせてはいけない。小麦粉は容易に空気中に飛散するからだ。小麦アレルギーの家族がいる家庭では、キッチンで小麦粉を使わないようにしているところも多い。だが、マシュー・フレンドの両親は別の対処法を選んだ。マシューは1999年、生後9カ月のときに重度の小麦アレルギーと診断された。

「幼児用のシリアルを食べたら、腫れてじんましんが出たんだ」。肌に触れただけでアレルギー反応が出るらしい。シカゴに住んでいたころ、母親が焼いてくれたグルテンフリーのカップケーキを誕生日パーティに持っていったら、友人にうらやましがられたという。それでも両親は、家から小麦粉を一掃しようとはしなかった。マシューはグルテンフリーのパスタを食べ、ほかのきょうだいは小麦粉のパスタを食べた。大人になったマシューはいま、両親のこの決断が生きていくためのいい教訓になったと心から思い、こう述べている。

「ほかの人は誰も自分に合わせてくれない。現実の世界で生きていくための準備をしておかないとね」

交差接触

食物アレルギーの子どもや大人をアレルギー反応から守ろうとしていると、びっくりするような経験をすることが多い。彼らの目を通して世界を見ると、ほかの人がおいしい（あるいは無害）と思っているものが危険に見える。たとえばハンバーガーを食べる場合を考えてみよう。単にチーズが嫌いなだけの子どもは、ハンバーガーからチーズを抜き取って食べれば、何の問題もない。だが乳製品アレルギーの子どもは、チーズに触れているというだけで、もうそのハンバーガーを食べられない。

交差接触は、アレルゲンがほかの食べ物に接すると起こる。パンにピーナッツバターが少しついいた、コップからこぼれた牛乳のしずくがスクランブルエッグに落ちた、小エビのサラダを取り分けたスプーンをマカロニの取り分けにも使った、といった場合である。免疫システムにアレルギー反応を引き起こすタンパク質はあちこちに容易に移り、目には見えないが明らかな痕跡を残す。

交差接触が本当に厄介なのは、親が常に注意していなければならない点だ。パーティやビュッフェなどの場では、食物アレルギーの子どもに一人で食事をさせるわけにはいかない。親は気まずい思いをするかもしれないが、偶然チーズがついてしまった料理などはもう食べられないため、返却するしかない。

また、スープのおたまを、乳製品を含む鍋から乳製品を含まない鍋に移してはいけない。グリルドチーズサンドをひっくり返したへらを、乳製品アレルギーの子どものオムレツをひっくり返すのに使ってはいけないし、オムレツをひっくり返したへらを、卵アレルギーの子どものミートパティをひっくり返すのに使ってはいけない。豆腐を切った包丁を、大豆アレルギーの子どもに食べさせる鶏肉を切るのに使ってもいけない。

これほど注意しなければならないとなると、疲労困憊してしまうのではないかと思うかもしれない。実際に疲労困憊してしまうこともある。だが、食物アレルギー患者のいる家庭は、こうした決まりごとに次第に慣れていく。キッチンでの安全な調理法を習得し、安全なレストランを見つけ、注意しなければならないときと安全なときを区別できるようになっていく。食物アレルギーと診断されて間もない人は、以下のチェックリストを参考にするといい。

食品棚

- 安全な食品だけを置く専用の棚を用意する、あるいは、食品棚に食物アレルギーの子ども専用のスペースをつくる。
- 危険だが家庭でどうしても必要なものは、幼児の手の届かない高いところに移動させる。

冷蔵庫

- 一時的あるいは永久にアレルゲンを家から一掃する。
- 安全でない食品は、シールを貼って区別したり別の容器に保管したりする。

料理

- 調理台や包丁など、調理に使うものはすべて、ぬるま湯の石鹸水で念入りに洗う。危険な食物タンパク質は、拭いただけでは除去できない。
- 重度のアレルギーの子どもには、別の調理器具を用意する。

●アレルゲンを含む料理と含まない料理で、同じ調理器具を使わない。
●食物アレルギーの子どもの料理を先につくるようにする。

食卓

●食物アレルギーの子どもに、アレルゲンに触れた食べ物を食べさせない。
●こぼれなどの交差接触に注意する。
●取り分け用の安全な器具や皿を、食物アレルゲンのついた器具や皿から遠ざける。

アレルゲンが潜んでいる家庭用品

食物アレルゲンが思いも寄らない場所に潜んでいる場合がある。家のなかを調べ、以下の製品についてはラベルをよく確認してほしい（その後新たに購入した家庭用品についても同様である）。

●ゼラチン
●ペクチン
●乳化剤　油と水を混ざりやすくする添加物で、卵や乳製品を含む場合がある。
●植物由来の油　大半の料理用油はタンパク質（アレルゲンになる要素）を含んでいない

が、なかには含んでいる油もある。食物アレルギーの人はごく微量のタンパク質にも反応するおそれがあるため、アレルゲンを含む油はなるべく避けたほうがいい（外食をするときは特に）。

●歯磨き粉　一部の商品に乳製品が使われている。
●薬　不活性成分に粉乳が含まれている場合がある。
●植物由来の洗浄液・オイル
●化粧品
●クリーム／ローション

食物アレルギー患者の支援組織である食物アレルギー研究・教育機関（ＦＡＲＥ）が、家からアレルゲンを一掃すべきかどうか悩んでいる家族のために、その判断の指針となるチェックリストを作成している。食物アレルギーと診断されて家族のライフスタイルを変える際には、これらの項目も検討してみるといい。

●偶然アレルゲンに触れるなど、これまでアレルギー反応にまつわるどんな経験をしてきたか？
●問題となる食物を一掃するとしたら、ほかの家族にそれを受け入れてもらえるか？
●家庭に子どもが何人いるか？　食物アレルギーの子どもがいる場合、その子は何歳か？

自分が食べる食品をどの程度自分で管理できるか?

- アレルゲンを含む食品を家から一掃すると決めた場合、食物アレルギーの子どもに、家の外でアレルゲンから身を守る方法をどのように教えるのか?
- アレルゲンを含む食品を家から一掃しないと決めた場合、食物アレルギーの子どもに、安全な食品と安全でない食品との区別をどのように教えるのか?

上記の項目を検討する際には、時間がたてば回答が変わる可能性もあることを考慮しておくといい。アレルギーがあろうとなかろうと、幼児のニーズと10代の子どものニーズは違う。子どもが成長するにつれて、取り決めの内容は変わっていく。気をつかわなければならない場面は次第に減り、子どもが自分で対処できるようになっていくに違いない。

食品ラベルを理解する

危険と思われる食品を家から一掃し、アレルギーを引き起こさない食品のみを買うようにするためには、食品表示に精通していなければならない。食物アレルギーとは縁のない人でも、「ピーナッツが含まれている場合があります」「本製品はナッツを含む製品と共通の設備で製造しています」といった表示はよく目にしているはずだ。しかしながら、こうした表示をする理由が、避けるべき製品を示すためなのか、会社が責任を逃れるためなのかは、必ずしもはっきりしない。

まずは、これらの表示の起源を理解するところから始めよう。かつては言うまでもなく、加工食品などなかったため、自分が何を食べているかを気にする必要はなかった。何を食べているかは、見れば明らかだったからだ。

政府が初めて食品表示の規制に乗りだしたのは、1906年のことである。その年、セオドア・ルーズヴェルト大統領が純性食品・薬品法に署名した（農務省の主任研究員ハーヴィー・ワシントン・ワイリーが、ホルムアルデヒドなどの保存料の危険性を証明しようと、被験者の若者に摂取させる保存料の量を次第に増やしていく実験を行なった。その結果をもとに、法律でこれらの添加物を規制する必要があると政府を説得したため、この法律はワイリー法とも呼ばれる）。当時、アメリカ食品医薬品局（FDA）はすでに存在していたが、その活動はこの法律により実質的にスタートした。

その後、1966年には公正包装表示法が可決され、あらゆる食品に原材料の記載が義務づけられた。次いで1990年には、栄養表示教育法が成立した。加工食品に栄養表示があるのは、この法律による。栄養表示教育法はまた、当時くすぶっていた食物アレルギー反応に関する表面化するきっかけにもなった。ごく微量のアレルゲンでさえアレルギー反応を引き起こすおそれがあると言われても、企業はそんな微量のアレルゲンが含まれているかどうかを判断できないという問題である。FDAは、あらゆるアレルゲンをラベルに自主的に記載すべきだと言明していた。だが、特定のアレルゲンが「含まれている場合があります」という記載を義務づけるだけでは不十分だった。

1990年代後半になると、食品の回収が増えていることにFDAの職員が気づいた。軽食品メーカーから、食品のなかに表示されていない卵やピーナッツが含まれていたという報告が重なるにつれ、同局の職員はこの問題がどこまで広がっているのかと不安になった。食物アレルギーの人は知らず知らずのうちに、危険な原材料にどの程度さらされているのか？その答えによっては、アメリカ国民を食物アレルゲンから守る措置を講じなければならない。FDAがこれまで想定していなかった事態である。

やがて、ミネソタ州とウィスコンシン州でFDAによる調査が始まった。1999年9月から2000年3月にかけて、無作為に選ばれた85の企業が製造したクッキーやアイスクリームなど、さまざまな軽食品を検査し、表示されていないのにピーナッツや卵が含まれている製品を探した。

その結果は惨憺《さんたん》たるものだった。《BMJ》誌（かつての《ブリティッシュ・メディカル・ジャーナル》誌）に掲載された報告にはこうある。

「検査した企業のおよそ25％が、製品のあらゆる原材料を記載していなかった。また、およそ半数が、製品に使用されている原材料すべてを製品ラベルに記載しているかどうかを確認していなかった」

多くの製品は、誰も知らないうちに製造工程のどこかで、ほかの食物アレルゲンに汚染されていた。ラベルと原材料を比較し、記載されるべき原材料がすべて記載されていることを確認していたのは、残りの半数の企業だけだった。

報告をまとめた2001年当時、FDAは食品メーカーに、ごく微量に存在する天然成分を除くすべての原材料を記載するよう義務づけていた。だが、調査結果を見れば、それでは不十分なことは明らかだった。各州政府はこれを機に、食物アレルゲンについてもっと厳しい規制が必要だと考えるようになった。食物アレルギーにかかわる人々はまた、ラベルに記載されていない原材料や、知らないうちに食品に入っているアレルゲンの問題のほか、言葉の問題にも直面していた。

たとえば、加工食品に含まれる乳タンパク質には、カゼイン、カゼイン塩、乳糖、乳清など、さまざまな呼び名がある。乳成分不使用と記載された製品に、乳副産物が使われていることもある。卵アレルギー患者がいる家族なら誰でも、アルブミンを避けなければならないことを知っているわけではない。「天然香味料」という言葉のなかに食物アレルゲンが隠れている場合もある。また企業は、食品製造業界が「偶発的添加物」と呼んでいるものを記載しようとしない。これは、ほとんど検知できないほど微量にしか存在しない物質のことだが、アレルギー患者の免疫システムがそれを検知できないとはかぎらない。

2001年、FDAの機関誌《FDAコンシューマー》に掲載された記事にはこうある。

「食物アレルギーの消費者が主要なアレルゲンを避けようとすれば、製品購入前にいちいちメーカーに電話を入れ、アレルゲンが入っているかどうかを確かめなければならない」

こうして、2004年食物アレルゲン表示・消費者保護法（FALCPA）が生まれた。この法律により加工食品メーカーは、2006年からさらに厳しい表示義務に従わなければならなくなった。たとえば、もっとも一般的な8種類のアレルゲンの有無を、原材料のリストのなかかその隣に、「～が含まれています」という明確な表現で記載する。また、なるべく平易な言葉を使用し、耳慣れない用語にはわかりやすい名称を添える。たとえば、「レシチン（大豆）」といった具合である。

だがFALCPAには、至らない点がいくつもあった。いちばんの問題は、もっとも一般的な8種類のアレルゲンにしか適用されないということだ。それまでに特定されていた食物アレルゲンは、100種類以上に及ぶ。一例を挙げれば、ごまは同法の対象になっていないが、ごまアレルギーの人はアメリカに100万人以上いると思われ、9番目に多い食物アレルギーとなっている。

カナダでは、ごまアレルギーの人が偶然アレルゲンに接してしまうケースが、ピーナッツアレルギー並みに多い。そのため、カナダを含め多くの国で、原材料リストにごまも記載するよう義務づけられている。そのほか、さほど一般的ではないが懸念すべきアレルゲンに、とうもろこし、肉、ゼラチン、ヒマワリやケシの種、マスタード、にんにくなどがある。

また、FALCPAの対象になっていない製品が無数にある。処方薬や市販薬のメーカーには、パッケージにアレルゲンを記載する義務はない。コーシャ（ユダヤ教の食事規定に従った食品）も、FALCPAの規制の対象になっていない。日用品、容器に詰めたり包装されたりしたレストランの料理、アルコール飲料（それを割るソーダなども含む）も、やはり規制されていない（ＦＡＬＣＰＡはまた、農産物販売業者にフルーツや野菜へのラベル付けを義務づけていない。これはおそらく、良識的に考えてリンゴの原材料がリンゴであることは誰の目にも明らかだからだろう。殺虫剤など、生産の際に化学物質が添加されている場合もあるが、ＦＡＬＣＰＡはそこまで考慮していない）。

さらに、ＦＡＬＣＰＡでは「～が含まれている場合があります」という表現の使用を完全には規制していない。つまり、メーカーは自由にこの表現を使用できるが、こんな言葉に意味はない。たとえば、こんな場合を考えてみよう。

クッキーの箱に、「牛乳が含まれている場合があります」という記載があったとする。このような表現は、無数の解釈が可能だ。このクッキーは、牛乳を含む製品と同じ製造ラインでつくられているのかもしれない。もしそうなら、同じ日につくられたのか？　違う日につくられたのか？　その間に機械を洗ったのか？　そもそも会社は製造ラインを洗っているのか？　ほかの製造ラインからやって来た粒子が、クッキーの製造ラインに紛れ込むこともあるのか？　会社はアレルゲンのテストをしているのか？　しているのなら、どの程度の量を審査の基準にしているのか？　このように、「～が含まれている場合があります」という表記からは何もわからない。

その結果、クッキーの箱の側面に書かれた言葉を理解しようと、無駄な時間を費やすことになる。ナッツアレルギーの娘を持つキム＆デイヴ・フリードマン夫妻は、製品ごとに製造会社に電話をかけ、家に置いても安全かどうかを確認したという。スーパーへ買い物に行っても、明確な情報がわからずストレスはたまる一方だった。

あるスーパーでは、その店のブランドの商品にアレルゲンが入っていないか確かめたければ、パッケージに記載されている統一商品コードで検索してもらうしかないと言われた。しかも、工場は定期的に製造ラインを変更するため、購入するたびにその作業をしなければならない。「ケチャップを製造しているラインでカシューナッツを含む製品も製造しているなんて、誰が思う?」とキムは言う。

メーカーによっては、「本製品はナッツを含む製品と共通の設備で製造しています」や「〜は保証いたしかねます」といった表現を採用しているところもある。だがFDAは、この種の注意表示や交差汚染の測定に関するガイドラインを提示していない。なぜなら、少なくともどれぐらいアレルゲンがあればアレルギー反応が起きるのか(これを「アレルゲン閾《いき》値《ち》」という)を測定する明確な方法がないからだ。

FDAの言い分によれば、この閾値を設定できるほどのデータがないという。だがこの閾値がなければ、食品メーカーも、工場内で交差汚染のリスクがあったとしても、実際に自社製品の間で交差汚染があるかどうかを判断できない。その結果、食物アレルギー患者が苦労することになる。FALCPAに対するある意見書にはこうある。

「企業には、注意ラベルに過剰に記載しようとするインセンティブは生まれるが、業務を変更してまで交差接触を回避しようとする動機は生まれない」

「～が含まれている場合があります」という表記が企業の自主的な判断に任されている以上、その表記が原材料リストの代わりになるとは考えられない。スタンフォード大学医学部の臨床研究部門を指揮しているシャロン・チントラジャによれば、「食物アレルゲン表示法は市民を保護していない」という。

ＦＡＬＣＰＡについては、もっと目につきにくい問題もある。同法によれば、高精製油には食物アレルゲンの記載義務はない。本来なら、こうした精製油はタンパク質を含んでいないはずである（免疫システムの反応を引き起こすのはタンパク質である）。だが、食物アレルギーの人のなかには、この高精製油にアレルギー反応を示す人がいる。おそらくは、アレルギー反応を引き起こすほどのタンパク質がまだ残っているのだろう。それを考慮すると、ＦＡＬＣＰＡの規制から高精製油を除外したのは問題である。

また、この法律がメーカーのインセンティブを削《そ》いでいる側面もある。ナッツや甲殻類、魚（いずれも表示が義務づけられた8種類のアレルゲンに含まれる）は、1種類の食物ではなく、あるグループの食物を指している。だがアレルギーの人は、そのなかに含まれる1種類または数種類の食物に反応を示すだけかもしれない。アーモンドにアレルギー反応を示す人がすべて、ヘーゼルナッツにアレルギー反応を示すとはかぎらないし、イガイにアレルギー反応を示す人がすべて、エビにアレルギー反応を示すとはかぎらない。それなのに食品には、具体的にどの食物が含まれているかが記載されていない。もっと幅広く、ナッツや甲殻類、魚と記載されているだけだ。その結果これらのアレルギーの人は、実際にはアレルギー反応を引き起こすおそれがない加工食品にも手を出せなくなる。

　そして最後に、ＦＡＬＣＰＡには規制の免除を可能にする規定がある。原材料が「人間の健康に危険をもたらすアレルギー反応を引き起こさない」と判断できる場合には、企業がＦＤＡに対し、特定の原材料には「アレルゲンタンパク質が含まれない」ことを申告するか、ＦＡＬＣＰＡの表示義務の免除を請願することができる。

　だがこの免除条項には、過失が生まれる余地が大いにある。前者の申告を審査する際には、問題のタンパク質がＩｇＥと結びつくかどうかを主に検証する。ＩｇＥは、体が食物に対してアレルギー反応を引き起こすかどうかを示す紛れもない指標となるからだ。また、後者の請願を許可する際には、脅威となるタンパク質の量がアレルゲン閾値未満であることを何らかの形で確認する。

　だが、申告にせよ請願にせよ、その内容は当てにならないものが多い。これまでに提出された申告書を見ると、原材料の記述が必ずしも明確ではなく、製品に特定のアレルゲンタンパク質が含まれていないとは判断できないものもあった。たとえばある申告書には、原材料そのものの記載はあるが、それが製品にどのように使われているかの記載はなかった。それが問題になるのは、原材料から加工食品がつくられる過程で化学的性質が変化する場合があるからだ。申告書を見るかぎり、あらゆる企業が製造工程を明らかにしているわけではなかった。

　免除の請願書を見ても、企業が無関係なガイドラインを持ち出して、自社製品はアレルゲン閾値の基準を満たしているものがあった。たとえばある企業は、アメリカ小児科学会が定めた粉ミルクのガイドラインに基づき、自社製品は「低アレルゲン」食品だと主張していた。だがこのガイドラインは、乳アレルギーのある幼児でもこの粉ミルクにはアレルギー反応を示さないと言っているわけではなく、幅広く軽食品に応用できるわけでもない。

また別の企業は、アレルゲンタンパク質は製造工程を通じて無害化されていると主張していたが、その証拠は提示されていなかった。このように、免除プロセスは完全に信頼できるものとは言いがたく、制度の抜け穴を悪用しようとする企業にその手段を提供することにもなりかねない。とはいえ、2018年7月までにFDAに提出されたのは、申告書8件と請願書4件だけだ。つまり、食物アレルギーの消費者を害するリスクさえいとわない企業は、むしろ例外だと言える。いずれにせよ現段階では、これらの問題を抱える食品ラベルはいまだ不十分ではあるものの、加工食品に潜むアレルゲンを避けるうえでもっとも信頼できる唯一の情報源だと言える。

最近では、2011年に食品安全強化法が制定された。これは、食品関連の危険から大衆を守ることを目的としている。この法律により企業は、製品に含まれるアレルゲン物質を可能なかぎり抑制するための「食物アレルゲン管理計画」を策定し、その管理が適切に実践されているかどうかを監視し、アレルゲンが製品に入り込むようなことがあれば是正措置をとるよう義務づけられた。

EUでは、2014年に新たな法律が可決された。企業にはアレルゲンの明確かつわかりやすい記載を、レストランやカフェにはアレルゲン情報の提供を義務づけた法律である。

また、オーストラリアとニュージーランドでは、オーストラリア・ニュージーランド食品基準機関が1991年から、10種類のアレルゲンをパッケージに記載するよう企業に義務づけている。だが、あいまいな表記が氾濫したため、軟体動物を魚や甲殻類とひとまとめにしない、ナッツは具体的な種類を示す、小麦アレルギー用のシリアルとグルテン不耐症用のシリアルとを区別するなど、表記の改善を検討しているという。

カナダではすでに、9種類のナッツを区別する、魚の名前を記載する（「魚」とひとくくりにしない）、小麦アレルゲンやグルテンの供給源を示すことを企業に義務づけている。

最後に、薬についても触れておこう。麻疹、おたふく風邪、風疹、インフルエンザのワクチンは、過去にアナフィラキシーを発症したものも含め、卵アレルギーの子どもにも大人にも安全なものになった。それでもワクチンを接種する際には、卵アレルギーであることを担当医師に事前に知らせておいたほうがいい。ジェルカプセルの薬は、カプセルがゼラチンでつくられているため、ゼラチンアレルギーの人には危険である。

閾値とアナフィラキシー

食物アレルギーの人は、よくこう思っているに違いない。どれぐらいアレルゲンを摂取すると危険なのか？　ごく微量のアレルゲンでもアレルギー反応が起きるのか？

一般的には、免疫システムを作動させるには、３００ミリグラムを超える量が必要だと言われている。これは、ナッツなら1個、牛乳ならティースプーン1杯、小エビなら10分の1に相当する。だが、この閾値がもっと低く、少量に偶然触れただけでアレルギー反応を起こす場合もある（アレルギー反応はほぼ必ず、接してから2時間以内に起こる）。アレルギーの閾値は、人によっても年齢によっても異なる。また、運動、睡眠、病気、ストレス、思春期かどうか、あるいは標高によっても、体が耐えられるアレルゲンの量は変わる。そのため食物アレルギーの人は、決して警戒を緩めてはならない。

体が腫れ、赤く染まり、呼吸困難に陥った子どもが緊急治療室に運ばれていくのを見た人や、実際にそんな経験をした人は、「アナフィラキシー」という言葉を心底怖れているに違いない。ギリシャ語で「身を守るすべがない」という意味を持つこの言葉は、しばしば誤用され、致死的あるいはそれに近いアレルギー反応を指すものと思われているが、本来は体の複数個所にアレルギー反応が見られる状態を意味する（腕にじんましんができると同時にのどがかゆくなる場合など）。アナフィラキシーが危険になるのは、呼吸困難や喘鳴、血圧の低下、嘔吐など、内臓器官が反応し始めたときである。重度のアナフィラキシーには、何よりもまずエピネフリンの投与が欠かせない。抗ヒスタミン剤やステロイド剤は、重度のアナフィラキシー反応に対し、エピネフリンを投与したあとで使用する。

エピネフリンとは?

食物アレルギーと診断された家族が初めて耳にする単語に、「エピネフリン」がある。エピネフリンとは、最初に発見されたホルモンであるアドレナリンを指す。エピネフリン薬剤は幅広いアレルギーに処方され、無数の命を救ってきた。

1859年、イギリスの医師ヘンリー・ソルターが一風変わった見解を発表した。喘息の発作は、「突然の恐怖や一時的な激しい興奮」で治るという。この見解は、副腎に密接にかかわる「闘争逃走反応」を連想させる。闘争逃走反応とは、緊急事態になると体内にアドレナリンがほとばしり、敵を倒したり敵から逃げたりする力が生まれることを意味する。

エピネフリン(体内で分泌されるアドレナリンを指す場合もあれば、人工的に合成された薬剤としてのアドレナリンを指す場合もある)の発見には、長い歴史がある。1552年、人体解剖学の祖と言われるイタリアのエウスタキウスが、副腎の存在を発見した。それから300年にわたり、ヨーロッパ中の科学者がその構造を突き止めようとしたが、この副腎に何らかのエキスが含まれていることはわかったものの、そのエキスにどんな働きがあるのかはわからなかった。

だが19世紀後半、イギリスの医師ジョージ・オリヴァーがその謎を解き明かした。自分が住んでいる小さな温泉町の食肉解体業者から副腎を手に入れて調べてみたところ、副腎に驚くべき働きがあることがわかった。その論文にはこうある。
「動脈を著しく収縮させる効果がある。その結果、血圧が大幅に上昇する」。ある実験では、手に入れた副腎のエキスを息子に注射し、その血管が収縮する様子を確認したという。この研究結果をまるで信じなかった同僚のエドワード・シェーファーが、自分でも犬を使って同じ実験をしてみると、オリヴァーの頭がおかしくなったわけではないことが証明された。シェーファーが犬の血圧を測定すると、瞬く間にその測定器の最高値に達した。彼らは、アドレナリンの驚くべき効果を発見したのだ。

それから数年もすると、カイゼルひげとびん底眼鏡が特徴的な、アメリカで活躍していた日本の生化学者、高峰譲吉が合成アドレナリンの開発に成功し、その特許を製薬会社に売却した（高峰はワシントンDCに初めて桜の木をもたらした人物でもある。東京市長の贈り物として桜の木を手配した）。この製品は、当初はアドレナリンと呼ばれたが、間もなくエピネフリンと改称された。たちまち奇跡の薬としてもてはやされたが、当時は腺ペストや夜尿症の治療に使われていた。喘息やアレルギーの患者の命を救う薬として、その効果にふさわしい地位を与えられたのは、後の話である（外科手術に使われることもある）。

生物学的な説明をすると、アドレナリンは、アドレナリン受容体と結びつくことによって機能する。アドレナリン受容体とは、体内の多くの細胞の外側についているタンパク質である。この結びつきにより交感神経系が活性化し、闘争逃走反応が起きる。瞳孔が拡張し、心拍数が上がり、重要性の低い臓器に流れていた血液が骨格筋に向かう。また、気分が高揚し、課題に対処するエネルギーがわく。その結果、一目散に逃げる、車を持ち上げて下敷きになった子どもを救う、目の前にいる大敵を打ち負かすといった、普段はできないことが突如として可能になる。

エピネフリンはまた、アナフィラキシー反応を弱める。アレルギー反応が起きると、毒素が体中にまわるのを防ごうとするかのように、血管が拡張して血圧が低下する。まれに気道が締まり、著しい呼吸困難に陥ることもある。重度のアレルギー反応の場合、これらすべてが数分以内に起こる。エピネフリンは、この反応の進行を食い止め、気道を覆う平滑筋を弛緩させ、血圧を上げる。合成アドレナリンが体中にいきわたれば、赤みも、炎症も、じんましんも消える。そして何より、気道が広がって呼吸が楽になる。

1970年代には自己注射器が開発された。当時は兵士に提供され、化学兵器から身を守るために使用された。ところが間もなく、自己注射器をこの薬剤と組み合わせれば、アレルギー反応を抑制する理想的な手段になることに研究者たちが気づいた。こうして1987年には、最初のブランド薬品である「エピペン」がFDAの承認を受けた。当初この製品は、突然の興奮により喘息の発作が治まることを発見したヘンリー・ソルターの思いに応えるかのように、喘息に処方された（ソルターは事実上、アドレナリンが効果を発揮することに気づいていたのだが、当時はまだアドレナリンの存在が知られていなかった）。だがやがて食物アレルギーの患者の間に広まり、この疾患と闘っている家族になくてはならないものとなった。

エピネフリンの使い方

世界アレルギー機構は、エピネフリンをアナフィラキシーに対する第一選択薬としている。食物アレルギーと診断された人は、エピネフリン自己注射器を常時少なくとも2本は携帯するようにしてほしい。2本を推奨するのは、1本ではすぐに効果が現れなかった場合に備えてである。処方は定期的に更新し、そのたびに用量が患者の体重に合ったものか確認することも忘れてはならない。だが、自己注射器を日常生活に組み込むのは、想像以上に難しいかもしれない。それでも、複数の食物アレルギーを抱える息子を持つエリック・グレイバー＝ロペスは言う。「ほかにどうすることもできないだろ？　これが命を救ってくれるんだ」

科学的根拠に基づいたエピネフリンの使用法を説明する前に、一言述べておきたい。この薬剤の研究の多くは、アレルギー関連の重篤な反応や死亡（きわめてまれである）を防ぐ効果に重点を置いている。そのためこうした研究には頻繁に、致死率に関する統計が登場する。だが、こうした数値にひるんではいけない。必要なときにはエピネフリンを使うべきだ。体が食物アレルゲンに触れたからといって、死亡するリスクが必ずしも高まるわけではない。むしろ、パニックに陥ることなく適切な判断を下せるように、これらの研究を活用してほしい。

エピネフリンは特定のアレルギー反応にのみ使用すべきであって、あらゆるアレルギー反応に使用する必要はない。食物関連のアレルギー反応の大半は軽微なものだ。じんましんは

食物アレルギーの症状と治療法	
症状（摂取後2時間以内）*	治療法
じんましん、鼻水、口やのどのかゆみ	H1ブロッカー（ジルテックやクラリチンなどのアレルギー市販薬）。皮膚に氷を当てるか、氷をなめてのどの症状を和らげる。
腹痛、けいれん、嘔吐	H2ブロッカー（H2拮抗薬とも呼ばれる。ペプトビスモル、ザンタック、ペプシドなど）かH1ブロッカー、またはその両方。氷水を飲むと症状が和らぐ場合がある。ホットパックは使わない。
血圧の低下、喘鳴、めまい、ひどい嘔吐	エピネフリン注射器
頭痛、鼓脹、ガス	医師に相談する。これらの症状は一般的に食物アレルギーとは関係なく、ほかの潜在疾患による可能性がある。

＊小麦アレルギーの症状は、摂取してから2時間以上後に現れる場合もある。

薬を飲まなくてもたいていは消える。かゆみもすぐに治まるし、赤みもなくなる。だが、軽微なアレルギー反応ですんでいたとしても、後になって、接したアレルゲンの量は変わらないのに重度のアレルギー反応が出ることがある。

1999年から2006年までに食物アレルギーで死亡したイギリスの48の事例を調査したところ、半数以上の人は、それまでのアレルギー反応がきわめて軽微であり、エピネフリンの処方を受けていなかったという。食物アナフィラキシーで死亡した人の4分の3は、過去に軽微なアレルギー反応しか経験していないという報告もある。だが、ここで声を大にして言っておきたい。こうした致命的なアレルギー反応がないわけではないが、そのような例はきわめてまれだ。

アナフィラキシーによる死亡事例が発生するのは主に、その人が医療施設以外の場所にいて、なおかつエピネフリン注射器をすぐに使えなかった場合だ。食物アレルギーに起因する子どものアナフィラキシーについて、6つの死亡例と7つの非死亡例を調査した研究によれば、死亡した子どもは一人も、気道が収縮し始める前にエピネフリンを投与されていなかった。

また、食物アナフィラキシーで死亡したアメリカ人63人を検証したところ、アレルギー反応が出たときに自己注射器を携帯していたのは7人だけだった。カナダの免疫学者エステル・シモンズの調査によると、自己注射器を処方された人のおよそ30%が、その自己注射器を受け取っていなかったという。

子どもがアレルギーと診断された親の多くは、使い方も知らないままエピネフリン注射器を手にする。薬局で受け取るときに説明書を渡されるぐらいで、使い方の指導を受けることなどほとんどない。そのためか、大半の親は注射器をうまく使える自信があると言いながら、必要なときに適切な対処ができない場合が多い。

実際、2006年にアメリカでのアナフィラキシー事例601件を検証したテネシー大学の研究チームは、エピネフリンの使用法をより適切に指導する必要があると指摘している。また、準備不足という問題もある。食物関連のアナフィラキシー事例68件を検証したある調査によれば、その患者のおよそ半数が、それまでに同じ食物でアレルギー反応を起こしていたにもかかわらず、エピネフリンを携帯していなかった。確かに、この調査は25年も前のものであり、いまではレストランの料理や加工食品に潜む食物アレルゲンの危険も広く知られるようになった。だが、この調査から導き出せる教訓はいまだに有効だ。自分や自分の子どもが食物アレルギーなら、エピネフリンを常に持ち歩くよう心がけてほしい。

２００６年、イギリスで食物アレルギーの子ども１２２人を調査したところ、その親のおよそ70％が、自己注射器を使えないか、持っていないか、使うべきタイミングを知らなかった。これは、大人のアレルギー患者にもあてはまる。重度のアナフィラキシー反応を経験したことがあるアメリカの成人１０００人を対象にした調査によれば、過去に二度アレルギー発作を経験したことがある人の半数が、エピネフリンを持っていなかった。だが、不運の責任がすべて患者にあるとはかぎらない。

たとえば、自己注射器を処方する医師でさえ、その使い方を知らないことがある。また医師は、家族に使い方の指導を受けるよう勧めたり、家族が指導を受けられるよう手配したりはしない。あるイギリスの研究によれば、事前に実演指導を受けていると、適切にエピネフリンを使用できる確率が4倍以上高まるという。また、アレルギーの専門医に相談したり、アレルギー患者支援組織から情報を入手したりしていると、やはり適切に対処できるようになる。

食物アレルギー患者を持つ家族の不安や生活の質を調査した２０１６年の研究によると、医療の専門家と確固たる関係を築き、子どもに自己管理できる力を身につけさせれば、家族も食物アレルギーの問題に対応できるようになる。モントリオールを中心に、エピネフリンの処方を必要とする１２００人以上の子どもを対象にした調査では、親の半数以上が、注射で子どもを傷つけてしまうのではないか、適切にエピネフリンを投与できないのではないか、有害な副作用があるのではないかとの不安を訴えている。

食物アレルギー患者のうち、アレルギー反応により死に至るリスクがもっとも高いのは、喘息症状もある患者、10代の若者（エピネフリンを携帯したがらない場合が多い）、および、薬を買う余裕がなく医療の恩恵にあずかれない人々である。こうした人々が食物アレルギーで死亡するのを防ぐためには、教育が欠かせない。そこで筆者は、シカゴ、ニューヨーク、イースト・パロアルト、サンフランシスコの経済的に恵まれない地域で指導プログラムを実施し、リスクの高い人々にエピネフリンの使い方や使うタイミングを教えている。食物アレルギーに悩む誰もが前向きに生きていけるよう数多くの参加を願ってやまない。

ある免疫学者はこう述べている。「せっかく自己注射器を持っていても、使うタイミングが遅すぎたり、間違った使い方をしたり、携帯していなかったり、投与量が不十分だったりすれば、命を救えない」。この言葉は、これまでの説明で言いたかったことをみごとに要約している。

食物アレルギーに苦しんでいる人やその家族は、エピネフリンの正しい使い方を身につけられるようアレルギー医に相談してほしい。アレルギー患者にエピネフリンを注射する可能性がある人はみな、注射器を使うタイミング、注射する部位、注射後に行なうべきことを知っておくべきだ。そのためには直接指導を受けるに越したことはないが、基本的な事項は以下のとおりである。

●エピネフリンの投与をためらっていると（危機的な症状が現れてから数分以上過ぎてしまうと）、死に至る可能性が高まる。

●重篤なアレルギー反応が出たら、すぐにエピネフリンを使用する。重篤な反応とは、息切れがする、せきが出る、脈が弱まる、のどが締まる、呼吸困難になる、めまいがする、意識を失う、などの症状を指す。

●いきなり呼吸困難になるのは緊急事態である。すぐにエピネフリンを投与して救急車を呼ぶ。

●エピネフリンは、大腿部《だいたい》の側面以外に注射しない。

●エピネフリンが副作用を引き起こす場合がある。心臓の鼓動が速くなる、顔が蒼白《そうはく》になる、頭痛がする、吐き気がする、といった副作用である。だが、こうした症状はすぐに消える。エピネフリンの投与により重大な問題が発生するリスクはきわめて低く、一般的には、アレルギー反応中にエピネフリンを投与しないほうがリスクが高い。

●**エピネフリンを投与したら、必ず救急に電話する。**エピネフリンが必要なほど激しいアレルギー反応を示している患者は、できるだけ早く専門医に診てもらう必要がある。救急の係員には、「生死にかかわる重篤なアナフィラキシー状態」だと告げる。

●自己注射器は、常時2つ携行する。アレルギー反応によっては、2本目の注射が必要になる。

●現在では、エピペン、AUVI-Q、アドレナクリック、ジェネリックのエピネフリン自己注射器など、複数の製品を利用できる。アレルギー医や保険会社に相談し、そのなかから自分に適した製品を選ぶ。自家製の注射キットは推奨できない。

- エピネフリンの処方は毎年更新し、その用量が患者の体重に合ったものか確認する。ちなみに、エピネフリンは一般的に、有効期限を2年ほど過ぎても使用できる。
- 食物アレルギーと診断された人は、アレルギー反応が出たときの行動計画を作成して印刷し、家庭や職場、学校、課外活動の場にいる誰もがそれをすぐに見られるようにしておく。よく自宅にやって来る友人や親戚、あるいは患者がよく会いに行く友人や親戚にも、そのコピーを渡しておく。

エピネフリンの使用に関してすべきこと・してはいけないこと

○ 重度のアレルギー反応が現れてエピネフリンが必要になったら、誰かに救急車を呼んでもらう。

× アレルギー反応が悪化してから助けを求める。

○ 重度のアレルギー反応が出たら、すぐにエピネフリンを投与する。エピネフリンの投与が早すぎても害はなく、反応が始まって間もないころに投与するともっとも効果がある。

× しばらく様子を見る。アレルギー反応が進んだ段階でエピネフリンを投与してもあまり効果はない。

〇 大腿部の中央外側に注射する。ももに10秒ほど注射器を固定し、薬液を注入する。

× 大腿部の中央外側以外の部位に注射する。

〇 食物アレルギーの症状として喘鳴が発生した場合には、エピネフリンを投与する。

× 食物アレルギーの症状として喘鳴が発生した場合に、喘息用の吸入具を与える。

〇 アレルギー反応が起きたとき、エピネフリンを持っているのであれば、自分は安静にし、誰かほかの人にエピネフリンを取ってきてもらう。

× エピネフリン自己注射器を自分で取りに行く。走ったりすると、アレルギー反応がさらに悪化する。

〇 エピネフリンを投与したら、さらなる助けを求める前に5分ほど待つ。手が震えたり、突然心臓の鼓動が速くなったりしたら、エピネフリンが効き始めた証拠だ。

× エピネフリンを投与した直後に助けを求める。エピネフリンが効くまでに5分ほどかかる。

○ 5分たってもアレルギー症状が改善しない、あるいは患者が反応しない場合は、2本目のエピネフリンを投与する。エピネフリンの効果が出てはいるが一部の症状が残っている場合は、さらに5分待ってから2本目を打っても問題はない（1本目と2本目の間は10分になる）。

× アレルギー症状が改善しない、あるいは患者が反応しないのに、2本目の投与をためらう。

○ エピネフリン注射器を常時2本携帯する。エピネフリンは常温で保存する。有効期限に注意し、必要に応じて処方を更新する（一般的には年1回）。

× エピネフリンを高温の車内や冷蔵庫、氷やアイスパックを詰めた保冷ボックスに保管する。

学校でのエピネフリン

エリック・グレイバー＝ロペスは、息子の日常生活にエピネフリンを組み込むのは大変だったという。息子のセバスチャンは、生後4カ月のときに小麦・牛乳・卵のアレルギーだと診断された。そのため夫婦は、家にエピネフリンを常備していた。セバスチャンが歩くようになると、家を離れるときは必ず親がエピネフリンを携帯していることを教えた。「外に出るときは靴をはく。それと同じようにね」とエリックは言う。セバスチャンがさらに大きくなると、腰に巻いたベルトに常時自己注射器を入れておくようにした（企業が専用のベルトを販売している）。「成長に合わせて、徐々に自分で自分の世話ができるようにした」。やがて幼稚園に入る年になった。エリックは当時を思い出し、「大変だったのは幼稚園や学校だよ」と言う。

大半の親は学校にエピネフリン注射器を持っていくことを望んでおり、最近ではどの学校もその要求に応じている。だが学校には、薬の保管に関するさまざまな決まりがある。生徒が薬を肌身離さず持つのを認めている学校もあれば、認めていない学校もある。セバスチャンが最初に通った学校では、薬は保健室に置いておくようにと言われた。「それでは薬を持っていく意味がなくなる」とエリックは言う。アレルギー発作が起きた場合、セバスチャンはまず担任に知らせ、担任が保健室に知らせることになり、注射器が手元に届くころには、すでに手遅れになっているおそれがある。

だがこの問題は、粘り強い説得により解決した。エピネフリンの携帯ベルトを着用すること、さらに後にはバックパックなど自分の都合のいいところに注射器を保管しておくことを、学校側が認めてくれた。夫妻はさらに、毎年教師と面談してアレルギー発作への対処の仕方を指示するとともに、スタッフに（実演指導を見たことがあるスタッフにも）エピネフリンの使い方を自ら指導した。

学校でのさまざまな場面で言えることだが、食物アレルギーの子どもを持つ親は、わが子の安全を第一に考えなければならない。食物アレルギーの割合が増えている現在、大半の教育機関は、アレルゲンへの接触にまつわる不安があることを了解している。２０１３年には救急エピネフリン学校アクセス法が可決され、アレルギー発作に対処できるようエピネフリン投与の訓練を受けた専門家の配置など、アナフィラキシーの危険がある生徒を保護する施策が州ごとに進められている。だが生徒やその両親は、こうした政府の政策がどうあれ、必要なときに必要な対策を行なう態勢が整っていると安心できるまで、学校側に万全な措置を講じてもらうべきである。

筆者は、親が子ども一人につき自己注射器2本を学校側に提供すること、また必要とあらば、そのエピネフリンをほかの生徒にも使えるような取り決めを学校側と交わしておくことを推奨している。ちなみに学校側では、有効期限まで1年の余裕がある自己注射器の提供を求めている場合が多い。

エピネフリン薬剤の種類と価格

エピネフリンの話題には常に、費用の問題がつきまとう。カリフォルニア在住のエリザベス・リプタックによれば、食物アレルギーの娘アメリアの日常生活にエピネフリンを組み込むには「お金がかかる」という。

エリザベスは毎年、注射器2本セットを3つ購入している。家庭用と学校用と車内用である。毎年購入しているのは、有効期限が1年だからだ。いちばん最近購入したときは、セット3つで249ドルだった（医療保険適用後）。ほかの年には900ドルだったこともある。たいていは医療保険が費用の一部を負担してくれるが、それでも薬局のレジでかなりの額を支払うことになる。

2016年、エピペンを販売している製薬企業マイランが、およそ8年の間に自己注射器の価格を50ドルから600ドル強にまでつり上げたとして、政府の査察を受けた。この値上げにより同社は11億ドルもの利益をあげたが、その一方で、薬を買えない患者が増えた。その後の批判（および下院監視・改革委員会への出頭）を受け、最終的に同社は価格を半分に切り下げた。

2018年8月には、とうとうジェネリックのエピネフリンが利用可能になった。しかし、ジェネリックの市場参入により年ごとの価格変動は収まったようだが、それでも安くなったとは言えない。ジェネリック薬品が初めて登場したときの価格は300ドルだった。そのためイリノイ州では2020年1月から、18歳未満に処方されるエピネフリンを医療保険の対象にするよう義務づけた。この問題における初めての法規制である。

また、AUVI-Qという自己注射器もある。これは2013年に発売されたが、技術的な問題のために市場から回収され、2017年に再び市場に投入された。AUVI-Qは、ほかの自己注射器より小さいという利点がある。エリック・グレイバー＝ロペスによれば、現在10代のセバスチャンはこれがお気に入りだという。油性マーカー2本分ほどの幅しかないためポケットに収まり、友だちと遊んでいても目立たないらしい。「あれで人生が変わった」とエリックは言う。

食物アレルギーの世界に初めて足を踏み入れた家族は、自分たちに最適の選択肢を見つけてほしい。その際には、価格、ストレス、使いやすさを考慮するといい。とはいえ、医学的見地から見ていちばん重要なのは、エピネフリンの使い方や使うタイミングをよく理解し、それを肌身離さず身につけておくことだ。薬を買う余裕がないという家族は、アレルギー医に相談すれば、購入を支援してくれるところを紹介してくれるかもしれない。食物アレルギーに苦しんでいる人はみな、エピネフリンを処方してもらうべきだ。

抗ヒスタミン剤とジフェンヒドラミン

いつもエピネフリンを使わなければならないわけではない。アレルゲンに接しても、じんましんや腹痛、鼻のかゆみや鼻づまり、涙目、腫れ、のどのかゆみ、赤みなど、症状が軽いときには、セチリジン（商品名ジルテック）やロラタジン（商品名クラリチン）で対処したほうがいい。氷を当てるのも効果がある。ジフェンヒドラミン（商品名ベネドリル）は、眠気や血圧の低下、不整脈を引き起こすおそれがあるため、筆者はあまり推奨していない。

食物アレルギー関連の医療には、どこか怖ろしさがつきまとう。両親が不安になるのも無理はない。子どもが幼くて自分では対処できない場合もあれば、学校のスタッフが忙しすぎて一人ひとりの子どもに注意を向けていられない場合もある。だが、食物アレルギーと診断された人を守るのに必要な基本対策ははっきりしており、日常生活にすぐにでも組み込める。

エリックは、食物アレルギーとの闘いが「ライフスタイルになっている」と述べている。エリックも妻も、セバスチャンの生活環境が安全になるようにしただけであり、自己注射器を常に持ち歩くようになったのは「その結果にすぎない」という。

食物アレルギーとの日常生活

食物アレルギーと生活をともにしていると、常に警戒態勢を維持していなければならない。両親は、子どもが眠るまで一時たりとも警戒を緩めることはできない。誕生日パーティや遊び場、レストランでは、念入りな警戒が必要だ。また、親戚や友人、ベビーシッターなど、一時的に子どもの世話をしたり、食物アレルギーの大人に食事を提供したりする人が、適切な注意を払ってくれるように、こまごまとした警戒も必要になる。食物アレルギーとの生活はいわば、不安に覆われ、舳先《へさき》に苛立《いらだ》ちをぎらつかせた船で、一瞬ごとの監視を無数に繰り返しながら航海しているようなものだ。

だが食物アレルギー患者の家族は、自分たちをやたらと困らせる身内を嫌がることなく受け入れてほしい。就学前の食物アレルギーの子ども500人以上を対象にした2012年の調査によれば、エピネフリンを十分に活用していないことが「重大な問題」だという。私たちは、生活をともにする食物アレルギー患者の味方になるべきだ。こうした患者たちは、自分の分のおやつを持ってパーティに参加したり、アレルゲンを含まない少量の菓子をいつも手元に置いておいたりするだけで、大いに安心できる。それぞれが自分に最適のアプローチを見つけて食物アレルギーと闘ってほしい。

いまでは多くの学校のカフェテリアに、ナッツ類の持ち込みを禁止したナッツフリー・テーブルが用意されている。だがこの対策には賛否両論がある。確かにこうしておけば、まだ自分で自分を管理できない幼い子どもに、アレルゲンに汚染されていないテーブルを使わせることができる。

だが、子どもに「アレルギー専用テーブル」をあてがう前に考えておかなければならないことがある。こうしたテーブルを与えれば、食物アレルギーの生徒に引け目を感じさせることになりかねない。また、子どもに間違った安心感を与え、いちばん警戒すべきところで子どもの警戒心を緩めてしまうおそれもある。

さらに両親は、学校がアレルギー関連の要求を受け入れてくれないからといって、学校を敵視してはならない。筆者のチームに在籍する上級看護師ジェイミー・サクセナは、カリフォルニア州マウンテンビュー市内やその周辺の10の学校で保健室の先生を務めている。その経験談によれば、アレルギーの子どもの親が、無理な要求をしてくることがあるという。

たとえば、幼稚園のクラス全員が昼食後に手をよく洗うよう指導してほしいと言われても、そんなことをしていたら、その後の休み時間がそれだけでつぶれてしまう。「間違った安心感を与えるよりは、子どもたちが現実に向き合う手助けをしたほうがいい」とサクセナは言う。そのため筆者はアレルギーの子どもを持つ両親に、全体的な状況を見すえ、その時点で子どものためになることを行なうとともに、子どもの成長やニーズの変化に合わせて対処法を柔軟に修正していくことを推奨している。

また学校に対しても、カナダやオーストラリアのように、全国の教育者が従うべき総合的なガイドラインを作成するよう提案している。統一されたガイドラインがあれば、各学校も食物アレルギーにまつわる問題について、科学的根拠に基づいた、透明性の高い、一貫性のある判断ができるようになる。

アレルギー反応に対するほかの対処法

ほかの病気と同じように、上記以外にも食物アレルギーへの対処法は無数にある。だが現段階では、アレルゲンの回避、エピネフリンの投与、本書で後に紹介する食物アレルギーの新たな予防・治療法以上に、厳格な科学的根拠に基づいた対処法はない。

現在、中国伝統医学（漢方）に根差した薬草処方の研究が進められている。特に、食物アレルギー薬草処方２（ＦＡＨＦ‐２）と呼ばれる９種類の薬草を調合した処方については、すでに複数の臨床試験が行なわれている。ＦＡＨＦ‐２で使われている薬草の調合法は、喘息や胃腸炎のための古典的な処方とされる「烏梅丸《うばいがん》」をもとにしている。ネズミを使った研究では、ＦＡＨＦ‐２によりピーナッツ誘導性アナフィラキシーが治ったという報告もあれば、ピーナッツや卵、魚によるアナフィラキシーが止まったという報告もある。こうした興味深い研究結果を受け、ニューヨークとシカゴの研究者グループが、ピーナッツやナッツ、ごま、魚、甲殻類、あるいはそれら複数のアレルギーを持つ68人を対象に、小規模な臨床試験を行なった。ＦＡＨＦ‐２により免疫システムのアレルゲン攻撃を抑制できるかどうかを調べる試験である。

だがその結果を見るかぎり、薬草処方に害がないことはわかったものの、食物アレルゲンに対する患者の耐性は改善されなかった。ただし、このような結果になったのは、試験に使われた分量が不適切だったから、あるいは服用期間が短すぎたから、という可能性もある。研究報告によれば、被験者のなかには処方された療法を忠実に守らない人も多かったという。実際、ＦＡＨＦ‐２の改変版であるＢ‐ＦＡＨＦ‐２は、免疫システムを脱感作する筆者のプログラムに利用できる可能性がある。このプログラムについては後の章で詳しく述べる。

西洋医学以外のアプローチを求めている患者やその家族のなかには、ニューヨークの医師シウミン・リーの研究を目にした方もいるかもしれない。漢方の幅広い知識を持つリー博士は、皮膚炎、食物アレルギー、喘息を改善する薬草処方を開発している。いずれにせよ、これらの選択肢を考えている方は、かかりつけのアレルギー医や小児科医、あるいは一般開業医にその旨を必ず伝えるようにしてほしい。一部の薬草は、特定の食物や薬と併用すると危険性が増す。そのため、クリームとして使用するにせよ、風呂に入れるにせよ、口から摂取するにせよ、薬草を使っていることを伝えておいたほうがいい。

食物アレルギーの世界に足を踏み入れると、見知らぬ土地にやって来たよそ者のような気分になる。子どもが食物アレルギーと診断されると、自身の責任や過ちに関する感情的な疑問がわき上がり、子育てを始めてまだ数カ月の時期にはとても対処できない。たいていの親は、自分の何がいけなかったのか、どうすべきだったのかと後悔に苦しむことになる。

また、食物アレルギーという新たな現実に慣れるのも容易ではなく、精神的に疲れてしまう。食品ラベルのわかりにくい表記を解読し、学校の担当者と交渉しなければならない。幼い子どもを誕生日パーティに出席させるときでさえ、食物アレルギーなどない人には理解できない不安に苛《さいな》まれる。食物アレルギーとの生活に常につきまとう気苦労に、身も心もくたくたに疲れてしまうに違いない。食物アレルギーが家族に与える心理的苦痛や、そんな状況に行き詰まることなくこの病気を乗り越えていく方法については、後の章で詳しく解説する。いまのところは、そんな家族の方々にこう述べておこう。支援はいつでも利用できるし、支援の手はさらに広がろうとしている、と。

まとめ

- 食品表示法は徐々に改善されているが、国ごとに内容は異なる。食物アレルギーにかかわる人は、自分が住んでいる地域の規制内容を知っておく。
- 食物によるアレルギー反応で死亡するケースは、きわめてまれである。
- アナフィラキシーは、生死にかかわるアレルギー反応のみを指すわけではない。
- エピネフリンは命を救うための薬であり、特定のアレルギー反応に対してのみ使用する。食物アレルギーの人はみな、エピネフリン自己注射器を常時２本携帯したほうがいい。
- 学校のカフェテリアや教室に、アレルゲンの持ち込みを禁止した「アレルゲンフリー」テーブルを設けると、間違った安心感を与えたり、食物アレルギーの子どもを孤立させたりするおそれがある。

第二部

食物アレルギーを治療・克服する科学

Part II
THE SCIENCE OF TREATING AND REVERSING FOOD ALLERGY

5 アレルゲン回避神話——これまでの考え方

食物アレルギーはなぜ怖れられるようになったのか？

1900年代初頭、ロンドンのハーレイ通りに、卵に極端なアレルギー反応を示す13歳の少年が連れてこられた。この通りは、診療所が100軒近くあり、医療に事欠かない場所として知られていた。ここまでの話に、驚くべき点は何もない。だが、その少年がハーレイ通りに着いたあとに、注目すべき出来事が起きた。

この少年（その名前は歴史の闇に埋もれてしまった）は、卵をまったく食べられなかった。ベーコンと一緒に出される卵はもちろん、メレンゲやケーキも食べられない。両親がハーレイ通りの医師アルフレッド・スコフィールドに語ったところによれば、そのどれを食べても発作が起きるという。しかもかなり重篤な発作だ。卵をほんのわずか摂取しただけで、よだれが垂れ、唇が赤くなって腫れる。かゆみが現れ、まぶたがふくらみ、全身にじんましんが出る。気道が締まり、通常の呼吸が喘鳴になる。以前、ロールパンを食べた直後に唇が腫れあがったこともあった。パンの原材料に卵は含まれていなかったものの、つやを出すため表面に卵の白身が塗られていたからだ。また、生卵が肌に触れるだけで発疹が出た。両親の話では、生まれてこのかた、そんな発作を150回も経験しているらしい。

話を聞いたスコフィールドは、少年の命が危機に瀕《ひん》していることを即座に理解し、1906年12月から治療を始めた。まずは、生卵を1万分の1だけ含む錠剤をつくり、少年にその中身を知らせないまま毎日服用させた。1カ月が過ぎると、生卵の量を1000分の1まで増やした。こうして徐々に量を増やしていき、6月にはその量を33分の1にした。そして7月になるともう投薬をやめ、少年に卵の入ったプリンやケーキを与えた。その月が終わるころには、毎日8分の1の卵を食べさせた。すると、やがて少年は卵をまるまる1個食べられるようになった。毎日食べても何の反応も出ない。

スコフィールドは1908年、「卵中毒の事例」と題してこの成果を《ランセット》誌に発表した。彼自身このような治療法は聞いたことがなかったため、自分独自の治療法なのではないかと思っていたが、誌面で発表すれば、この治療法を知っている医師やすでに試した経験のある医師から連絡が来るかもしれないと思ったのだ。ところが、同誌に問い合わせても、そんな連絡は一切来ていないという。しかもこの治療法は、食物アレルギー患者の注目を一時的に集めた後に忘れ去られ、それから数十年にわたり顧みられることがなかった。その理由は、この得体の知れない疾患の歴史のなかに隠されている。

食物アレルギーは、卵アレルギーの少年がスコフィールドの診療所にやって来るかなり前から存在している。早くも紀元前2600年には中国の皇帝が、エビや鶏肉、獣肉を食べると皮膚が「潰瘍」になると妊婦に警告を発している。古代ギリシャの医師ヒポクラテス（紀元前460年ごろ~375年ごろ）も、チーズに「反発」する体質を持つ人がいると述べている。紀元前400年ごろにはデモクリトスが、あらゆる物質は、大きさも形も配列も異なる小さな粒子（原子）から成るとの説を発表しているが、このデモクリトスによれば、特定の食物に耐性がないのは、食物の原子の形がその人の消化管の形と合致していないからだという。それからおよそ300年後、ローマの詩人ティトゥス・ルクレティウス・カルスは詩にこう記している。「食べ物も、相手によっては不快な毒になる」

ローマ帝国最大の医師ガレノスは、牛乳やチーズが万人に合うわけではないと述べ、その理由を牛に違いがあるからだと考えたが、それは間違いではなかった。1900年代（もちろん紀元後である）には、ピーナッツの干し草、小麦のふすま、ブタクサを食べた牛の乳は、これらの植物にアレルギーのある人にアレルギー反応を引き起こすおそれがあることがわかった。1930年のある調査によると、生卵を食べた母親の母乳には卵アレルゲンが含まれているという。

歴史をひもとくと、食物アレルギーと人間との長期にわたる関係を明らかにする手がかりがいくつもある。一部の古代エジプト人は、豆を避けるべきだと考えていたようだ。ギリシャ・ローマ時代の医師のなかにも、そう考えていた者がいる。12世紀のユダヤ教のラビで医師でもあったモーシェ・ベン＝マイモーン（マイモニデス）は、『喘息に関する論文』のなかで牛乳が喘息を悪化させると述べ、ももやあんず、きゅうりも避けるよう呼びかけている。また、１４８３年から１４８５年までイングランド王として君臨したリチャード三世は、自分のいちごアレルギーは魔術のせいだと主張して政敵を糾弾した可能性がある。

さらに、過去数世紀の科学論文を見れば、食物アレルギーの予防・治療法を解明しようとする研究がたゆみなく行なわれていたこともわかる。たとえば、以下のようなさまざまな報告がある。２歳から16歳までの子どもの卵アレルギーは、じんましんや喘息症状のほか、一部の医師の間で「消化アナフィラキシー」と呼ばれていた胃腸障害を引き起こす。授乳中の幼児においては、牛乳がアレルギーのきっかけになるケースがもっとも多い。ヤギやロバの乳は、牛乳の代用になる場合もあれば、ならない場合もある。大人になると、小麦が問題を起こす可能性が高くなる。魚や甲殻類、軟体動物がアレルギーを引き起こす割合が徐々に増えている、などだ。１６５６年の事例報告には、アレルギー患者の皮膚に卵をこすりつけると発疹が出たという記述がある。また１９２９年の報告によると、ある女性が卵の殻に穴を開けるのに使っていた針を誤って指に刺してしまったところ、その指が赤く腫れたという。

「アレルギー」という言葉は、スコフィールドが卵アレルギーの少年の治療を始めたのと同じ１９０６年に初めて登場する。命名したのは、オーストリアの医師クレメンス・フォン・ピルケである（それまでは「特異体質」と呼ばれていた）。そのしばらく前からピルケは、ある事実に気づいていた。牛痘のワクチンを打つと、そのおよそ1日後に皮膚がある反応を示す。また動物の血清を注射された子どもは、ときに死に至る病を発症することがあるが、その病は、ハチに刺されたり特定の食物を食べたりしたときに一部の人が発症する病気と実によく似ている。そこからピルケは、アレルギーと免疫システムとの間につながりがあるのではないかと考えた。どちらの反応も同じ基本メカニズムによるものでなければ、説明がつかないからだ。

しかし、単なる「反応」という言葉では、ワクチンや食物が引き起こす一連の事象を十分に伝えきれない。当時の医師が幅広い現象の説明に使っていた「過敏症」という言葉も適切ではない。体がほかのある有機物に出会うことで変化する現象を指す、具体的な言葉が必要だ。そう考えたピルケが、「アレルギー」と命名したのである。ピルケの定義によれば、アレルギーは単に「個人の最初の状態もしくは正常な活動からの逸脱」を意味する（「allergy」という言葉は、ギリシャ語で「異なる」を意味する「allos」と「活動」を意味する「ergon」に由来する）。この定義はやや広すぎるものの、これが食物アレルギーの原因を免疫不全に求めるきっかけになった。

ピルケはもう1つ、食物アレルギーの世界に大きく貢献する業績を残している。1907年、被験者の皮膚に軽く傷をつけて少量のツベルクリン（結核菌を殺菌・濾過《ろか》した液）を塗布し、きわめて伝染性の高い結核に感染しているかどうかを調べる検査を始めた。この検査の結果が陽性であれば、その人はすでに結核に感染しているということだ。被験者の年齢やほかの感染症の病歴によりほかの反応が出ることもあるが、それはそれで重要な情報になる。

これが、アレルギー治療でよく利用される皮膚プリックテスト（針で傷をつけた皮膚にアレルゲンのエキスを塗って反応を見るテスト）の初めての事例となった。

１９１２年にはオスカー・シュロスという医師が、卵・アーモンド・オート麦のアレルギーの検査にこのピルケの検査法が利用できることを証明した。その直後にはほかの医師が、そばを食べた後にじんましんや腫れなどの症状を経験したことのある患者の皮膚にそば粉をすり込む実験を行ない、皮膚プリックテストが食物アレルギー全体に有効であることを確認している（それまで、そば中毒が確認されていたのは牛だけだった）。

食物アレルギーの診断は、皮膚プリックテストから始まることが多い。もちろんこの場合に調べるのは、結核感染の有無ではなく、アレルギーを引き起こす食物である。このテストは、広く知られているように、被験者の皮膚に傷をつけ、そこに食物アレルゲンを含む溶液を塗って体内に浸み込ませる。たいていは前腕や背中で行ない、一度に複数のアレルゲンをテストする。溶液には、免疫システムが十分にアレルギー反応を引き起こすほどのタンパク質が含まれている。被験者が特定の食物にアレルギーがある場合、だいたい30分以内に皮膚に小さな腫れができ、その周囲が赤くなってかゆくなる（食物アレルギーの診断については、あとで詳しく説明する）。

20世紀初頭には、皮膚プリックテストが食物アレルギーを診断する一般的な方法になった。その理由は主に、アレルギー医が使えるツールがそれしかなかったからだ。そしてアレルギーがあると診断されると、多くの医師は脱感作療法を行なった。まずはごく微量のアレルゲンエキスを患者の体内に投与し、一定期間ごとにその量を徐々に増やしていく。そうするとやがて、スコフィールドの治療を受けた少年のように、免疫システムがアレルゲンに感作しなくなる。かつて敵と見なしていたタンパク質が、無害な友人になる。

だがこれで、食物アレルギーに関する問題が完全に解決したわけではなかった。皮膚プリックテストには重大な問題があった（この問題は現在まで尾を引いている）。間違って陽性と判断される場合があるのだ。推計では、皮膚プリックテストの50％以上で間違った結果が出ている。つまり、特定の食物について、アレルギーがあるわけではないのにアレルギーだと診断されている。テストに使うツールに欠陥がある、検査する側の技能や経験が不足している、皮膚に塗る溶液の質が悪い、などが原因である。逆に、生死の危険のある食物アレルギーを見逃している場合もある（現在の皮膚プリックテストでは、間違って陰性と判断されるケースはきわめてまれである）。

皮膚プリックテストの問題が表面化すると、食物アレルギーは花粉アレルギーやハチ毒アレルギーとは機序が異なるのではないかと考える医師が現れ始めた。彼らはこう考えた。皮膚プリックテストで誤判定が頻繁に起きるのは、このアレルギーの仕組みがほかのアレルギーの仕組みとは違うからだ。免疫システムは、食物にもほかのアレルゲンにも同じように反応するわけではない、と。この説は、完全に間違っていることが後に証明されている。だが当時の医師はこの考え方をさらに発展させ、脱感作療法も効果がないのではないかとの結論に至った。これらの医師は自身を「食物アレルギー専門医」と呼び、アレルギー治療の世界に独自の領域を確立した。

彼らが脱感作療法の有効性に疑問を呈したのも無理はない。1921年には、卵アレルギーの皮膚プリックテストにより、1歳の幼児が二度も死にかけた。それから数年の間に、脱感作療法により死亡する事例も複数あった。そんな状況では当然、これが食物アレルギーの治療にふさわしい方法なのかという疑問もわいてくる。

その結果、食物アレルギーの診断・対処の代替手段として、1920年代から除去食が導入された。提唱したのは、カリフォルニア州のアレルギー医アルバート・ロウである。1926年にこの手法に関する論文を執筆し、1941年には書籍も出版している。除去食とは、その名称から連想されるとおり、被験者が食べるものから、アレルゲンと思われるあらゆるものを除去する。そして数日の間隔を挟みながら、食事にアレルゲンを1つずつ戻していく。こうすれば被験者は、問題を引き起こすアレルゲンを特定できる。特定のアレルゲンを戻したとたんに免疫システムが反応したのであれば、それが問題のアレルゲンということになる。

だがこの検査法は、きわめて過酷なものになるおそれがあった。ロウは、患者が従うべき綿密な食事プランを策定していた。幅広い種類のアレルゲンを検査しようとしていたうえ、それぞれのアレルゲンを食事に戻すのに少なくとも2、3日は間をおかなければならないため、除去食を通じて食物アレルギーを診断しようとすると、数年もかかる場合がある。そのためロウによれば、除去食のテストを受ける患者は「賢明かつ分別のある人間」でなければならないという。だがこの方法では、問題のアレルゲンを特定できたら、その後の対処法はきわめてシンプルだった。アレルゲンを回避するのである。問題のある食物を死ぬまで除去する。食物アレルギー専門医は、問題の食物を徹底的に避けることが、唯一ではないにせよ最善の治療法だと考えた。

1930年代に入ると、アレルギー医の間で対立が激化し始めた。除去食による食物アレルギー診断が主流になると、従来のアレルギー医は苦境に陥った。彼らは、皮膚プリックテストに欠陥があることは認めていたが、いまだにそれこそが最良の方法だと信じ、こう主張した。皮膚プリックテストで食物アレルギーが見つからないのなら、ほぼ間違いなく食物アレルギーではない。それに対し、除去食は被験者の参加意欲に大きく左右されるため、あやふやな結果しか生み出せない、と。

この見解は、その後の数年でさらに極端化した。1950年代になると一部のアレルギー医が、食物アレルギーには心因性のものもあるとの見解を口にするようになった。その見解によれば、食物アレルギーの一部は想像の産物であり、むしろ精神科医の治療を受けたほうがいいという。すると、著名な食物アレルギー専門医数名がまったく反対の立場を表明した。食物アレルギーは現実に存在するだけでなく、医師が想像している以上に多くの疾患の原因になっているおそれがあるとの立場である。食物アレルギーはしばらくの間、医学では説明のつかないあらゆる症状を説明するための手段と化した。

こうして学界が分裂した。1960年代には、幅広い分野のアレルギー医が、食物アレルギーをまっとうな医療分野と見なさなくなった。かつて食物アレルギーの研究や治療に関心を抱いていた医師も、同僚たちが認めるほかの分野へと専門を変えた。食物アレルギーにいまだ身を捧げていた医師は、もはや研究を推進するための支援をほとんど受けられなくなった。このように学界が分裂し、食物アレルギーが価値ある重要な分野と見なされなくなれば、研究は停滞する。

だがそのころから、ピーナッツアレルギーの割合が増加してきた。1980年代後半になると、医学文献にも死亡事例が目立つようになった。世界各地でのピーナッツアレルギーによる死亡事例7つを取り上げた1989年の報告にはこうある。

「アメリカで死亡事例を引き起こした食物アナフィラキシーのなかで、もっとも一般的だと思われるのがピーナッツアレルギーである」。1990年には《ブリティッシュ・メディカル・ジャーナル》誌も、ピーナッツアレルギーの危険性を訴える書簡を公表した。1992年のある報告には、こう記されている。

「ピーナッツアレルギーは、現代の小児科医がきわめて憂慮している食物アレルギー疾患である。アレルギーを引き起こすおそれのあるあらゆる食物のなかで、ピーナッツはもっとも危険性が高いと思われる」

間もなく、ピーナッツアレルギーの割合の増加やその致死的なアレルギー反応が、ニュースでも大きく報じられるようになった。1995年の《ウォール・ストリート・ジャーナル》紙には、こんな見出しが掲げられている。「ピーナッツアレルギー患者は絶えず警戒しなければならない」。1999年の推計では、アメリカのピーナッツアレルギー患者が人口の1・1％（300万人）に達した。

だが、食物アレルギーの割合がいくら増えても、医療機関は数十年前と同じアドバイスを繰り返すことしかできなかった。つまり、徹底的にアレルゲンを回避せよ、ということだ。食物アレルギーに関心を寄せていた医師の分裂により、この分野の時間は止まったままだった。1976年に《アメリカン・ファミリー・フィジシャン》誌に掲載された食物アレルギーに関する重要論文にはこうある。「アレルゲンを回避するのが最善の対処法だ。脱感作療法は推奨できない」。食物アレルギーに関する医療は、1930年代にロウが診断法として除去食を普及させたころから何も変わっていなかった。それから40年が過ぎているのに、大半の医療専門家はそれ以外に何も言えなかった。

予防食

アレルゲン回避は、最善のアレルギー対処法であると同時に、最善のアレルギー予防法でもあると考えられていた。1934年、シカゴの小児科医2人が、母乳のみで育てられている幼児、母乳と牛乳由来の粉ミルクを併用している幼児、牛乳由来の粉ミルクのみで育てられている幼児の間で、皮膚炎の割合が違うのかどうかを調べた。その結果、粉ミルクのみのグループは母乳のみのグループに比べ、皮膚炎の幼児が7倍も多かった。同様の研究結果は、少数ながら1980年代や1990年代にも見られた。

1980年代半ばのネズミを使った研究によると、アレルギー反応を引き起こすとされる食物タンパク質の導入を遅らせると、そのタンパク質に対する抗体の生成を防げるという。これは後の研究で、人体でも同じ効果があることが報告された。1989年にはカリフォルニアの研究者グループが、食物アレルギーの予防法としてアレルゲン回避が有効かどうかを検証する無作為調査を行なった。その際、103人の母親のグループは、妊娠の最後3カ月および母乳育児の間は牛乳・卵・ピーナッツの摂取を避けた。またその子どもには、生後6カ月が過ぎるまで固形食を食べさせなかった。さらに、生後1年が過ぎるまでは牛乳・トウモロコシ・大豆・柑橘《かんきつ》類・小麦を、生後2年が過ぎるまではピーナッツ・卵・魚を与えなかった。一方、185人の母親のグループは、食事に制限を設けず、その子どもへの授乳や食事については当時推奨されていたガイドラインに従った。

この調査の報告によると、アレルゲンを回避したグループのほうが、アレルギーの割合が明らかに少なかった。ただし、アレルギーの指針となるIgEの量については、このグループのほうが若干少ないだけだった（IgE抗体が存在していてもアレルギーになるとはかぎらないが、IgE抗体がなければ食物アレルギーにはならない）。それでも研究者グループはこう結論している。「（アレルギーを引き起こす食物を回避すれば）生後1年間の食物感作や食物アレルギーは減る」。また同年には、母親が母乳を与えていた最初の3カ月間卵・牛乳・魚を避け、その子どもにも生後6カ月間牛乳を与えなかった場合と、母親も子どもも食事の制限をしなかった場合とを比較する調査も行なわれている。その結果を見ると、その期間はやはり前者のほうが、皮膚炎を発症する割合は少なかったという（ただし、生後6カ月を過ぎるとその差はなくなった）。

2003年には、945人の幼児を対象にした研究がドイツで行なわれ、生後1年間幼児に牛乳を与えないようにすれば、乳アレルギーを防げるとの結論に至った。報告書にはこうある。「生後1年間のアレルギー疾患の予防は、食事介入により実現可能である」。この「介入」とはもちろん、アレルゲン回避を意味する。

こうして、アレルゲン回避が主流になった。専門家たちはこう主張した。子どもの食物アレルギーを予防したければ、生後数カ月間の食事から、脅威となりそうな食物を除去するのがいちばんいい。ピーナッツなど一部の食物は、生後2年間は避けたほうがいい、と。また、一般的なアレルゲンを子どもの食事に導入するのを遅らせるよう推奨する公式提言もあった。1998年にはイギリスの保健機関が、ピーナッツアレルギーがある家系の場合、子どもが3歳になるまでピーナッツを避けるよう提言した。2000年にはアメリカ小児科学会（AAP）もこれにならい、生後1年間は乳製品を、生後2年間は卵を、生後3年間はピーナッツ・ナッツ・魚を控えるよう推奨した。

2003年にAAPとヨーロッパの2つの小児科学会が公表したガイドラインもやはり、問題とされる食物の導入が早すぎると食物アレルギーを発症するリスクが高くなるという見解を踏襲した。ただし、その内容は学会ごとに若干の違いがある。AAPのガイドラインは、妊婦についてはピーナッツの回避を検討すべきであり、母乳育児中の母親についてはピーナッツの回避とともに、卵・牛乳・魚の回避も検討すべきだとの内容だった。

一方、ヨーロッパの2つの学会（ヨーロッパ小児アレルギー・臨床免疫学会とヨーロッパ小児消化器病・肝臓病・栄養学会）は、そこまでの提案はしなかった。ただし、ピーナッツは食事に欠かせないものではないため、妊婦はピーナッツを避けたほうがいいと述べている。

また、幼児については3つの学会いずれも、大豆由来の粉ミルクを避けるよう主張しているが、ヨーロッパの2つの学会は、生後5カ月目から固形食を始めるべきだと述べているだけで、その内容についてはデータ不足を理由に具体的な制限を一切提示していない。だが2008年になるころには、ほとんどの国の小児科学会が、幼児が1歳を迎えるまで牛乳を控えるよう推奨するようになった。これに対しては、マウントサイナイ医科大学やデューク大学のアレルギー医たちが、導入を遅らせる慣行が広まることに懸念を表明しており、ヨーロッパ小児消化器病・肝臓病・栄養学会も、同様の声明を発表していた。だが、不安を訴える声、警戒を促す声はあまりに大きく、この流れは止まらなかった。

こうして、幼児の食事からアレルゲンになりそうなものを排除するという考え方が主流になった。妊婦はピーナッツや乳製品の摂取をやめた。また、子どもが生後6カ月を過ぎるまで固形食の導入を遅らせる親が増えた。ある調査によると、その時期まで子どもに固形食を与えないドイツの母親は20%に及ぶという。もはやピーナッツは幼少期の敵と化した。この考え方によれば、食物アレルギーを予防する方法は1つしかない。体内に入れていい時期が来るまで、アレルギーを引き起こしそうな食物を敵として扱うのである。しかし、小規模な調査や根拠に乏しい研究をもとにしていると、こうした提言がまったく誤ったものになりかねない。

アレルゲン回避にまつわる問題

アレルゲン回避が主流になるにつれ、ある傾向が見られるようになった。食物アレルギーの割合の増加である。イギリスの研究者の２０１６年の報告によると、生後1年か2年か3年が過ぎるまでピーナッツや卵などを控えるよう小児科学会が推奨していた国ではいずれも、それらの食物に対するアレルギーの発症率が急増しているという。アレルゲン回避が食物アレルギーの劇的増加の原因ではなかったとしても、この状況からはっきり言えることが１つある。それは、アレルゲンを回避しても問題は解決しないということだ。特定の食物の導入を遅らせることでアレルギーを予防できるのなら、なぜ子どものアレルギーの割合が減少しないのか？　出生からアレルギー発症までの期間は短いため、アレルゲン回避により約束されていたとおりの変化が起きるかどうかを確認するのに、さほど時間はかからない。結局そんな変化は訪れなかった。

アレルゲン回避が主流になっても、食物アレルギーはなくならない。そんな事態を受け、一部の医師がこれまでのデータの精査に乗りだした。実際のところ、科学的研究によりアレルゲン回避に関するどんなことが証明されているのか？　それを確かめようとヨーロッパ中の研究者が集まり、食物感作や食物アレルギーの予防に焦点を絞った研究を徹底的に調べあげた。その際には厳格な基準を設け、単なる症状の発生率を検証しただけの研究は除外し、実際に食物アレルギーと診断したデータのある研究だけを調査の対象とした。すると74の研究がその基準に合致した。研究者グループはその研究を一つひとつつぶさに分析し、アレルゲン回避という考え方の誤りを暴いた。

このメタ解析の結果、妊娠中にアレルゲンになりそうなものを避ければ子どもの食物アレルギーを予防できるという証拠は一切見つからなかった。報告書にはこうある。「子どもの食物アレルギーを予防するため妊婦の食事を制限すべきだという主張に、十分な根拠はない」。同じことは、母乳育児中の母親の食事にも言える。粉ミルクとの併用より母乳のみのほうが効果があるとする研究がある一方で、「母乳のみの育児が長期に及ぶ」と食物アレルギーのリスクが高まるおそれがあるとする研究もある。

固形食の導入を遅らせる効果の有無についても、データが明らかにしている内容ははっきりしている。それによれば、導入を遅らせたとしても、食物アレルギーになるリスクが高い子どもを守る効果はない。食物アレルギーになるリスクが普通並みの子どもの場合も同様であり、生後4カ月を過ぎるまで固形食の導入を遅らせたとしても、食物アレルギーになる可能性が低くなるわけではない。むしろ、研究者グループが検証した2つの研究によると、生後4カ月までにアレルゲン食物を導入したほうが、食物アレルギーになるリスクが減る可能性があるという。ほかの研究でも、魚を食べた幼児のほうが、魚アレルギーになる割合が少なかった。また、子どもの食物アレルギーを予防しようと牛乳を与えるのを遅らせても、何の効果もなかった。つまり、アレルゲン回避という主張は根拠が不十分であり、それを強く擁護するようなデータは存在しない。実際はむしろ逆である。報告書にはこう記されている。「固形食の導入を遅らせるなどの食事の変更により、幼児を食物アレルギーから保護できる可能性は低い」

ただし、この報告書にはまた、食事の変更は、子どもの生活環境の変更と組み合わせた場合にのみ効果があるのかもしれない、との記述もある。たとえば、「ヨーロッパの児童のアレルギー予防に関する研究（SPACE）」によると、イエダニ・アレルゲンに対する予防対策は、空中アレルゲンや食物アレルゲンに対する予防にもなりうるという。

ワイト島の幼児120人を対象にした2007年の研究でも、家族歴があるため食物アレルギーになるリスクが高い幼児について、同様の結果が出た。ほかの複数の研究でも、似たような傾向が見られる。食物アレルギーになりやすい家系の子どもの場合、生後数カ月間の食事を変更（母乳育児中の母親の食事の制限、牛乳由来の粉ミルクの不使用など）すると食物アレルギーになるリスクは低下するが、それは主に、イエダニやたばこの煙に触れる機会も減らした場合にかぎられるという（ただし、これも生後数カ月の間しかあてはまらない）。

いずれにせよ、大半の研究結果は、卵や牛乳、ピーナッツなどの一般的なアレルゲンの導入を遅らせても食物アレルギーになる可能性は低下しないことを示している。実際のところ、21世紀の最初の10年間に積み重ねられた研究成果によれば、導入を遅らせると、むしろ食物アレルギーになる可能性が高まるおそれがあるという。

2010年、アメリカ国立衛生研究所を構成する一機関である国立アレルギー・感染症研究所（NIAID）が、食物アレルギーの診断・対処法のガイドラインを策定しようと、専門委員会を招集した。そのころにはもはや、大衆の間でピーナッツに対する恐怖が頂点に達していたからだ。委員会はこれまでの研究を改めて精査し、導入を遅らせる予防法に関しては十分な根拠がないことを確認した。確かに、生後4〜6カ月まではなるべく母乳のみで育てることを推奨するデータは十分にあったが、妊娠中や母乳育児中の母親の食事の変更を推奨するデータはなかった。

また、食物アレルギーになるリスクはあるものの母乳のみで育てられない幼児には加水分解乳がいいことを示すデータはあったが、牛乳由来の粉ミルクよりも大豆由来の粉ミルクを使ったほうが食物アレルギーになるリスクを抑えられるというデータはなかった。さらに、アレルゲンになりそうな食物を子どもに与えるべき時期を検討したところ、その時期を遅らせるべき根拠は見つからなかった。委員会が策定したガイドラインにはこうある。

「生後4〜6カ月を超えるまで、アレルゲンになりそうな食物を含む固形食の導入を遅らせるべきだという主張には、十分な根拠がない。アレルギー疾患を発症するリスクのある幼児についても、同じことが言える」

こうして、アレルゲンの導入を遅らせるべきだとするアメリカ小児科学会などのこれまでの提言は、正式に時代遅れの見解だと認定された。２０１２年にはアメリカのアレルギー・喘息・免疫学会が、生後４〜６カ月ごろから固形食による多様な食事を始めるよう推奨する提言を発表している。

ちなみに、ＮＩＡＩＤの専門委員会はそのほか、環境アレルゲンにより食物アレルギーになるリスクが本当に高まるのかどうかも調査した。だが、イエダニ、花粉、ペットの鱗屑に触れる機会を減らせば食物アレルギーを抑制できることを示す確固たるデータはなかったという（あとで詳しく述べるが、ペットの鱗屑には逆に、食物アレルギーになるリスクを軽減する効果があるかもしれない）。

食物アレルギーの診断と治療の歴史

〜前７５年
古代ローマの哲学者ティトゥス・ルクレティウス・カルスが自作の詩『事物の本性について』のなかで、「食べ物も、相手によっては不快な毒になる」と記す。

〜１１８０年
モーシェ・ベン＝マイモーン（マイモニデス）が、サラディン王の息子で喘息持ちだったアル＝アフダルに、牛乳・ナッツ・豆を摂取しないよう進言する。

1865年 チャールズ・H・ブラックリーが、草花粉アレルギーのスクラッチテストを考案する。最初の現代的なアレルギー診断テストである。

1906年 クレメンス・フォン・ピルケが「アレルギー」という用語を生み出す。

1908年 イギリスの医師アルフレッド・スコフィールドが、少量の卵を継続的に摂取させて卵アレルギーの患者を治療した事例を報告する。

1912年 食物（卵）アレルギーを調べる最初のスクラッチテストが行なわれる。

1920年代 アレルギーの診断に皮膚プリックテストが使用され始める。

1926年 アルバート・ロウが食物アレルギーの対処法として除去食を提案する。

1942年 抗ヒスタミン剤が初めて医療で使用される。

1950年 マスト細胞（食物アレルギーに関連する細胞）が発見される。

1966年 2つの研究所で同時期に、IgE（食物に対するアレルギー反応を促す抗体）が発見される。

1973年　食物アレルギーを調べる初めての血液検査が行われる。

1987年　FDAが、現代的なエピネフリン自己注射器としては初めてとなる「エピペン」を承認する。

1997年　ピーナッツアレルギーに対する皮下（注射）免疫療法の試験が初めて行なわれる。

2003年　キウイアレルギーの治療に、舌下免疫療法が安全だと証明される。

2010年　乳アレルギーの治療に、経皮免疫療法が安全だと証明される。

2010年　アメリカ国立アレルギー・感染症研究所の専門委員会が、アレルゲンの導入を遅らせても食物アレルギーの予防にはならないと発表する。

2011年　オマリズマブ投与を伴う経口免疫療法が、乳アレルギーの治療に効果を発揮する。

2014年　オマリズマブ投与を伴う経口免疫療法が、複数のアレルギーの同時治療に効果を発揮する。

2019年　「ピーナッツパッチ」の第三相試験で、ピーナッツの脱感作に成功する。

2019年　AR101（ピーナッツ粉）の第三相試験で、ピーナッツの脱感作に成功する。

2019年　FDAの諮問委員会がAR101を承認し、FDAが食物アレルギー治療薬を承認した初めての事例となる。

アレルゲン回避はなぜ効果がないのか？

危険な食物の導入を遅らせれば食物アレルギーを予防できるという考え方は、理解できなくもない。幼児期の免疫システムは脆弱《ぜいじゃく》だ。免疫システムが強くなるまで待ったほうが、無害な物質に対する激しいアレルギー反応を防ぐことができるのではないかと思うのも無理はない。だが実際には、生後間もない時期にピーナッツ、卵、魚といった無害な異物について免疫システムに教えておくと、そのころに免疫システムが頻繁に出会うさまざまな物質と一緒に、これらの食物にも慣れ親しめるようになる。

アレルゲンの導入を遅らせるべきだと主張する人々はまた、環境を通じてアレルゲンに接する可能性があることを考慮していない。イギリスとポルトガルの研究者が2013年に報告しているところによれば、誰かが家のなかでピーナッツを食べると、ピーナッツのタンパク質が室内のほこりのなかに紛れ込む。また、ピーナッツの残留物は、食べた人の手や唾液のなかに3時間は残る。このような場合、子どもが皮膚炎を患っていると、その傷口を通じてアレルゲンに触れやすくなる。

第2章でも述べたように、最初に口からではなく皮膚を通じて特定のタンパク質に触れると、免疫システムはそのタンパク質を敵と見なす可能性が高くなる。そのため、子どもにピーナッツを早めに食べさせておかないと、そのタンパク質は無害な食物なのだと子どもの免疫システムに教えることができなくなる。皮膚炎で荒れた皮膚を通じてピーナッツ粒子が血流に入り込んでしまうのは、免疫システムとこのタンパク質との初めての出会いの場として理想的とは言えない。皮膚を通じて体内に入ってくるべきではないタンパク質と出会えば、免疫システムが敵対的な反応を示すのも当然だ。しかし、免疫システムがすでにそのタンパク質を食物だと認識していれば、皮膚を通じて入ってきたとしても、有害な物質と見なす可能性は低くなる。

次章で述べるように、早めにアレルゲン食物を導入しても何ら問題はない。それどころか、それが食物アレルギーを予防する手段となる。

テスト、テスト、またテスト

ニッキ・ゴドウィンは、娘のサブリナが何のアレルギーなのかを知るのに大変な苦労を重ねた。症状は皮膚炎から始まった。生後10週間が過ぎたころから発症し、日増しに悪化していく。担当の小児科医は、乳製品アレルギーかもしれないから、母乳を与えていたニッキに牛乳を控えるよう指示した。ところが、そうしても母乳を与えるとじんましんが出る。そこでアレルギー医にテストをしてもらうと、卵に陽性反応が出た。「そのときは、これで娘のアレルギーの原因がわかったと思った」とニッキは言う。

だが数カ月後、ニッキがピーナッツバターとジャムのサンドイッチを食べたあとにサブリナのほおにキスをすると、ほおが大きく腫れあがった。ニッキは一瞬、娘はピーナッツアレルギーなのではないかと思ったが、どういうわけかその考えをばかげていると否定した。サブリナのアレルギーの原因は卵だとすでにわかっていたからだ。アレルギー医は以前から、何らかのアレルギーのある人は複数のアレルギーを持っている場合が多いため、ピーナッツの導入を遅らせるよう忠告していた。それでもニッキは、娘が複数の食物アレルギーを持っているはずがないと思い込んでいた。

しかしある日、祖母が1歳になったサブリナに、スプーンに山盛り1杯のピーナッツバターを与えた。すると、数分もしないうちに体中にじんましんが現れ、かゆみでじっとしていられなくなった。間もなく妙なせきも出始めた。そのためサブリナを暖かい服でくるむと、急いで小児科に連れていった。後に以前のアレルギー医にまたテストしてもらうと、ピーナッツとナッツのアレルギーでもあることが判明した。

そのアレルギー医は、ごまも避けたほうがいいとニッキに指示した。だがニッキは、卵とピーナッツとナッツにアレルギーがある子どもの話など聞いたことがなく、そのうえさらにごまにもアレルギーがあるとはとうてい思えなかった。そんなある日、ニッキはサブリナを連れて、アレルギーの幼い娘にはほとんど食べられるものがないレストランに出かけ、サブリナにフムスを注文した。ところがフムスには、ごまペーストが含まれている。「一口かじったら、これまで見たことのないほどあっという間に、最悪のアレルギー反応が出た」とニッキは言う。またしてもテストを受けると、じんましんが出た理由が明らかになった。サブリナはやはりごまアレルギーでもあったのだ。

やがて2番目の娘となるシモーンが生まれたが、ニッキはこの子もアレルギーだとは想像もしていなかった。だがある日、シモーンが「チューイ・スプリー」というキャンディ菓子を半分ほど食べたところで、じんましんが現れた。さらにその1年ほど後に、同じ菓子で同じアレルギー反応が出た。ニッキがその菓子の原材料を調べてみると、卵が使われている。そこでアレルギーテストを受けてみたところ、シモーンもサブリナと同じアレルギーをすべて持っていることが明らかになった。

食物アレルギーはその人の生活に劇的な影響を及ぼす。そのため確実な診断をしてもらうことが重要になる。一度何らかの症状が出たとしても、必ずしも慢性のアレルギーとはかぎらない。あらゆる症状が、食物タンパク質を攻撃するIgE抗体に起因するわけではない。

その一方で、ある食物にアレルギー反応が出たため、テストを受けてみたら別のアレルギーもあることがわかった、という場合もある（ニッキの娘たちも、ナッツを食べた経験がないのに、テストによりナッツアレルギーであることがわかった）。逆に、免疫システムがIgE抗体を持っているのに、みごとな耐性を示す場合もある。つまり食物アレルギーの判断は、必ずしも一筋縄ではいかない。そのため、テストできちんと確認しておくべきである。

だがそのテストも、明確な答えを提供できるとはかぎらない。たとえば、皮膚プリックテストは広く知られているが、このテストは誤りを犯しやすく、間違って陽性と判定してしまうケースが往々にしてある。本章では、アレルギーの存在を肯定する診断であれ否定する診断であれ、それが信頼のおける正確な診断だと確信が持てるように、こうした診断やテストについて知っておくべき情報を提供しよう。

病歴

食物アレルギーなのではないかと不安な人は、何よりもまず、小児科医や一般開業医、アレルギー医にこれまでの病歴を知らせてほしい。患者が子どもの場合は親が、アレルギーに関する家族歴とともに、当人がアレルギー反応を起こしたときの情報を正確に伝える。

食物アレルギーの世界には、大げさな主張がまかり通ってきた過去がある。かつては、ある食物によりアレルギー反応が起きたと訴えれば、それを厳密なアレルギーテストで確認することもなかった。そのため最近では、過剰な報道により大衆が必要以上にピーナッツアレルギーを怖れるようになったことに懸念を示し、実際にはピーナッツアレルギーなど蔓延していないとさえ主張する社会学者もいる。実際、私たち人間はとかく、先入観や誤った記憶、弱い心に流されやすい。実際には食物アレルギーでないのに、食物アレルギーだと思い込んでしまう。

ほかの医療分野でもそうだが、食物アレルギーにはこれらのマイナス要素がすべて現れる。私たちは誤りを犯しやすく、他人の意見に簡単に左右されるため、自分で思っているほど頼りにならない。そのため一部の医療専門家は、食物アレルギーに対する不安を訴えても、それに疑いを抱いたり、ときにはそれを完全に無視したりするようになってしまった（そのような対応は、無理もないという側面はあるが危険である）。だからこそ、アレルギーのおそれがある子どもの親や、初めてアレルギー症状を経験した大人は、正確な情報を提供するよう心がけてほしい。医師に提供すべき情報には、以下がある。

- その反応はいつ起きたのか？
- どんな症状があったか？

●患者は何を食べていたか？
●近くにどんな食品があったか？
●反応は何度起きたか？
●症状が出るまでにどれくらいの時間がかかったか？
●反応が起きるたびに、症状が回復するまでにどれくらいの時間がかかったか？
●症状に対してどのような治療を施したか？
●家族のなかに食物アレルギーの人はいるか？
●患者に乾皮症、皮膚炎、喘息の症状はあるか？

もちろん、これらの情報を常に提供できるとはかぎらない。子どもがじんましんに覆われ、苦しそうに息をしているときに、子どもが触れたかもしれない食品をすべて書き留めている余裕などないだろう。初めてのアレルギー反応はたいてい、単一のアレルゲンではなく複数のアレルゲンを含む食品（グラノーラ・バー、クッキー、スープなど）により起きることを考えれば、なおさらだ。だから、それは気にしなくていい。一部の情報がなくても、アレルギー医は診断する努力をしてくれるはずだ。ただし、医師から疑いの目で見られるようなら、セカンドオピニオンを求めたほうがいいかもしれない。いずれにせよ、提供できる情報は多ければ多いほどいい。

これまでの病歴を伝えるのが重要なのは、まったく別の疾患によりそのような症状が出ている可能性もあるからだ。特定の食物に対して病的な反応を示す疾患は、ほかにも無数にある。だが、グーグル検索をしていたずらに不安を高める必要はない。現在では食物アレルギーは確実に検知できる。食物アレルギーの疑いがあるのなら、まずは医師に診てもらおう。ウェブ検索はそのあとでいい。

食事日誌

食事日誌をつけておくと、診断の役に立つかもしれない。何を食べたか書き留めておけば、記憶の底に埋もれてしまうこともない。医師がそれを見れば、隠れた犯人を突き止めやすくなる。たとえば、大豆タンパク質が加工食品に添加されていることもあれば、フルーツジュースが牛乳と同じ製造ラインでパックされていることもある。パスタでアレルギー反応が出るのは、小麦アレルギーではなく卵アレルギーだからかもしれない。このように、アレルギー医はどこを見るべきかよく心得ている。

以前、オートミール・クッキーとパンプキン・パイとチャイにアレルギー反応が出るという患者が、筆者のクリニックにやって来た。そこで患者の食事を子細に分析したところ、どうやらシナモンが怪しいのではないかとの判断に至った。その3種類の食品いずれにもシナモンが入っていたからだ。後にテストをしてみると、実際にそのとおりだった。

全体的に見ると、子どもは一般的なアレルゲンの影響を受けやすく、大人はあまりなじみのないアレルゲンに反応する傾向がある。日誌があれば、私たちの知らないところで問題となる食物が無害な食物に混じっていたとしても、汚染源を特定しやすくなる。それどころか、いまだ気づいていない潜在的な疾患にたどり着く手がかりになる可能性もある。

皮膚プリックテスト

食物アレルギーの診断法として誰もが思い浮かべるのが、皮膚プリックテストだろう。食物アレルギーの兆候が見られる子どもや大人には、この方法で確認してみることをお勧めする。このテストでは、特定のアレルゲンに対するIgE抗体があるかどうかを調べる。簡単な器具を使って、前腕か背中の皮膚に小さな穴を開け、その穴からアレルゲンのエキスを浸透させる。アレルギーがあれば、30分もしないうちに反応が現れる。小さな白い腫れものができ、周囲が赤くなる。これが、IgE抗体が存在する証拠だ。小さな腫れが3ミリメートル以上あるか、対照群（皮膚に開けた穴のなかでアレルゲンのエキスを浸透させていないところ）の反応より大きい場合は、陽性と見なされる。

重度のアレルギー患者でも、皮膚プリックテストがもたらすリスクはほとんどない。だが、このテストで食物アレルギーの診断をしてもらおうとするなら、間違って陽性と判定される確率が高いことを知っておいたほうがいい。皮膚プリックテストは、もっと厳密な診断法（以下に記載）と比べると50％未満の精度しかない。実際にはアレルギーでないのに、アレルゲンのエキスに反応する人はけっこういる。そのため、まったく安全な食物に対してアレルギーがあると思い込んでいる場合もある。このような状況は、乳児や幼児にとってきわめて危険と言えるかもしれない。親は、間違って陽性と判定されたアレルゲンを子どもに与えないようになる。そのため導入が遅れ、結果的にその食物が本当にアレルゲンになってしまうおそれがあるからだ。

一方、間違って陰性と判断されるケースはほとんどない。アレルギーがないというテスト結果が出れば、それは95％の確率で正しい。したがってこのテストは、食物アレルギーを除外するのに効果があると言える。ただし、2歳未満の子どもは、腫れが小さくなる傾向があり、アレルギー医が間違って陰性と解釈してしまうおそれがある。また、皮膚炎の治療をしていると、腫れが小さくなることがある。治療に使われるステロイド入りクリームにより、アレルギー反応が抑制されるからだ。そのほか、穴を開けた皮膚に浸透させるエキスは一般的に市販のものが使われるが、それにりんごやオレンジ、にんじんなど、特定の野菜やフルーツへのアレルギーを引き起こすタンパク質が含まれていない場合もある。

要するに、皮膚プリックテストについてはこう考えてほしい。このテストで陽性の結果が出た（腫れが対照群より大きく、3ミリメートル以上ある）のなら、食物アレルギーの可能性がある。陰性の結果が出た（腫れが対照群より小さいか、腫れが現れない）のなら、ほぼ

食物アレルギーの診断テスト				
テスト	偽陰性の結果が出る頻度	偽陽性の結果が出る頻度	食物アレルギーを診断するのに有効か？	認可を受けた研究所で開発され、医師の使用が承認され、保険の適用を受けているか？
イムノキャップ特異的IgE検査	まれ	高い	場合による	○
コンポーネント特異的IgE検査	まれ	高い	場合による	○
IgG	不明	不明	×	×
好塩基球活性化試験	まれ	まれ	場合による	×（まだ実験段階）
皮膚プリックテスト	きわめてまれ	高い	場合による	○
皮膚パッチテスト	高い	高い	×	×
皮内テスト	まれ	きわめて高い	×	×

間違いなく食物アレルギーではない。皮膚プリックテストにはまた、医師や患者が複数のアレルゲンを疑っている場合に、問題となるアレルゲンを絞り込めるという利点もある。

血液検査

血液検査も皮膚プリックテスト同様、IgE抗体を調べる。また、間違って陽性と判定される確率が50％以上ある点も、皮膚プリックテストと同じである。血液検査は費用がかかる。それに、結果が誤解を招きやすい。検査の結果、あるアレルゲンに関係するタンパク質に対して陽性だったとしても、そのタンパク質自体が脅威になるとはかぎらない。

たとえば、この検査の場合、ピーナッツアレルギーの人は、草花粉アレルギーについても陽性と判定される可能性がある。どちらのアレルゲンもタンパク質は同じだからだ。

そのため血液検査は、食物アレルギーを確実に診断するための方法としては推奨されていない。アレルギー医のなかには、皮膚プリックテストを補強する手段として、血液検査を行なっている人もいる。だが、どちらのアプローチも不正確な情報を提供する確率が高いため、それらを組み合わせても、どちらか一方より信頼できるデータが得られるわけではない。

皮内テスト、皮膚パッチテストなど

食物アレルギーの診断に有効だとされるテストはほかにもいくつかあるが、有効性が立証されていないテストは避けたほうがいい。自分の食物アレルギーについて信頼できるデータが得られないからだ。IgG／IgG4検査は、血液を調べ、アレルギー反応を抑制してくれるIgG抗体やIgG4抗体の有無を検査する。だが、これらの抗体は、体が感染症と闘っているときには必ず現れる。また、無害な食物に対する正常な反応として現れる場合もある。

髪の毛に含まれるミネラルの量を調べるテストも、アレルゲンとなるタンパク質の残滓《ざんし》が髪に現れるはずだという不確かな根拠に基づいている（髪の毛の成長はそれほど速くない）。

皮膚プリックテストが陰性だったときに確認のためよく行なわれる皮内テストは、皮膚のなかに直接アレルゲンを注入するものだが、このテストも間違って陽性と判定される確率が高い。皮膚パッチテストは、背中にアレルゲンを48時間ほど貼りつけ、3日か4日後に皮膚の反応を検査する方法をとるが、その有効性を支持する根拠に乏しく、やはり信頼できる結果は得られない。

食物経口負荷試験——最高の診断基準

食物アレルギーに関するテストのなかでも唯一絶対に確実と言えるのが、食物経口負荷試験である。この試験では、患者が疑わしいアレルゲンを少量摂取し、アレルギー医が患者の反応を確認する。何も反応がなければ、摂取量を少しだけ増やす。こうして最終的には、ごく軽微なアレルギー患者でさえアレルギー反応を示す量まで増やす。それでも反応がなければ、アレルギーはないということだ。この試験は一般的に数時間をかけて、医療の専門家により実施される。アレルギー反応を起こすことを目的にしているため、アレルギー症状を治療する設備が手近にあり、すぐに利用できる状態になっていることが不可欠の条件となる。この試験によりアレルギー反応が出た場合には、すぐに治療が行なわれる。

さらに確実なのが、プラセボ対照二重盲検法による食物経口負荷試験（ＤＢＰＣＦＣ）である。現段階ではこれが最良の検査法だ。１９８０年代初頭にコロラド州の小児科医チャールズ・メイとS・アラン・ボックが食物アレルギーの最高の診断基準であることを立証して以来、この検査法を超える方法は現れていない。この試験では厳密性を高めるため、疑わしいアレルゲンとプラセボ（比較試験のための無害な物質）を使い、数時間（あるいは数日）の間を置いてそれぞれのテストを行なう。このアレルゲンやプラセボは、プリンやアップルソースといった食品に混ぜて提供され、患者にも医師にも、どちらにアレルゲンが入っているのかわからない。たとえば、最初のテストではアップルソースやチョコレートプリンにピーナッツ粉を混ぜたもの、次のテストでは無害な粉を混ぜたものを患者に提供する。

DBPCFCが効果的なのは、先入観が入り込む余地を排除できるからだ。乳アレルギーではないかと不安を抱いている人は、実際には乳アレルギーでない場合でも、牛乳を飲んだあとにアレルギー症状を感じやすくなる。同様に医師も、患者の主張に疑問を抱いていたり、患者に心気症の気があることを知っていたりすると、テストの結果を正確に判断できなくなる。だが、この二重盲検法を使えば、どちらのテスト結果にも疑念を抱く余地はなくなる。複数の食物アレルギーが問題になっている場合でも、DBPCFCであれば、どの食物がどの症状を引き起こすのかを特定できる。

そのほか、単盲検法による食物経口負荷試験もある。この試験では、どのテストにアレルゲンが含まれ、どのテストにプラセボが含まれているかを医師は知っているが、患者は知らない。この検査法も、実際のアレルギー反応以外の要素がテスト結果に悪影響を及ぼす可能性を排除するのに役立つ。また、一部の病院は、オープンな食物経口負荷試験を採用している。オープンとは、患者も医師もどのテストに何が入っているのかを知っているということだ。この検査法でも、アレルギーがあることに不安を抱いていない人には効果がある。

これらの試験はいずれもその日の数時間で終わり、何日も通う必要はない。テストは、疑わしいアレルゲンを少量摂取するところから始まるが、その量はアレルゲンによって異なる。たとえば、ピスタチオの試験はわずか1ミリグラムから始めるが、ピーナッツの試験は実の10分の1相当の量から始め、ピーナッツ粉という形で提供する。そして、十分な時間がたっても反応がないことを確認したら、量を少しだけ増やす。この作業を続け、最終的には患者がアレルギーではないと確実に判断できるところまで増やしていく。

たとえば卵の場合、患者が卵1個分の白身を無事に摂取できれば、患者は卵アレルギーではないと判断できる。牛乳の場合には、その判断基準がおよそ4オンス（約113・4グラム）となる。この試験を受けると病院で長時間を過ごさなければならなくなるため、子どもが被験者のときには、親が子ども用の本やおもちゃを持っていくといい。家族にとっても心労の多い経験になるかもしれないが、疑わしいアレルギーについて明確な回答が得られることを考えれば、受けるだけの価値は十分にある。

ただし、食物経口負荷試験を推奨できないこともある。患者がすでに、生死にかかわるようなアナフィラキシーを経験している場合、アレルギーを確認できるという利点よりも、食物アレルゲンを摂取する危険のほうが大きい。緊急治療室に担ぎ込まれた医療記録があれば、それだけで十分に食物アレルギーだと確認できる。また、言うまでもないことだが、何のアレルギー反応もなく食事ができている人には、食物経口負荷試験は必要ない。

好塩基球活性化試験

皮膚プリックテストや血液検査は信頼性に欠ける。食物経口負荷試験は信頼できるが、時間がかかるうえ、患者のアレルギー反応を誘発するおそれがある。こうした状況であれば研究者は当然、別の検査法を開発しようとする。その結果生まれたのが好塩基球活性化試験だ。好塩基球は、骨髄で生み出される白血球の一種で、血液のなかを流れており、マスト細胞と同じようにIgE抗体の受容体を持っている。この抗体が付着した好塩基球は、敵視する食物タンパク質に反応して活性化し、たいていは数秒以内にヒスタミンなどの化学物質の放出を始める。それが、アレルギー発作と呼ばれるあらゆる症状を引き起こす。こうした役割が注目され、好塩基球を専門に検査するテストが考案されたのである。

好塩基球活性化試験（BAT）は数年前に登場した。このテストでは、血液サンプル内の好塩基球が、アレルゲン候補と出会った後にどれだけ活性化するかを測定する。このアプローチは、いくつかの食物アレルギーの診断に有効であることが証明されている（そのほか、花粉、ラテックス、ハチ毒、一部の薬剤に対するアレルギーにも有効である）。複数の研究によれば、小麦アレルギーを確認するための追加試験や、乳アレルギーの診断の一環として利用できるという。また、食物アレルギーと食物過敏症とを区別する、あるいは、特定の食物にアレルギー反応を起こす可能性があるかどうかをテストするのにも利用できる。

だがこのテストにはいくつか問題があるため、広く採用されてはいない。第一に、細胞を適切な温度で保存し、細胞がまだ生きている間にテストを行なわなければならないが、それがなかなか難しい。第二に、テスト方法が標準化されていないため、同じ患者でも、テストをするアレルギー医によって異なる結論に至る場合がある。

現在スタンフォード大学では、スティーヴ・ガリ、シンディ・タン、ミンディ・ツァイといった好塩基球の専門家や生物物理学者、機械技師による研究チームが、マイクロ流体BATの開発に取り組んでいる。これまでのBATに欠けていた統一性を備えたこの手法は、BATの利用法の標準化や用途の多様化に道を開くことになるだろう。

同チームはまた、それをさらに発展させ、血液サンプルが食物アレルゲンと出会った結果をスマートフォンを使って分析する機器を開発して、実用性を大幅に向上させる取り組みも進めている。この機器はまだ開発中だが、それが実現したら、食物アレルギー検査に革命をもたらすことになるかもしれない。

この新たなテスト法では、小さな機器に血液サンプルを注入し、その機器をスマートフォンのジャックにつなげる。すると、スマートフォンにインストールしたアプリが、ピーナッツや牛乳、卵、ナッツなど、一般的なアレルゲンに対する好塩基球の活性化レベルを読み取る。

このアプリにはまた、食事の内容や、生活環境のなかで触れた（食物アレルギーを悪化させるおそれのある）ものを記録する機能もある。この機能によりテストを利用したすべての人のデータをまとめれば、研究者が食物アレルギーの原因を突き止めるのに役立つ。それにこのテストは、時間も費用もさほどかからない。

要は、何かしらのテストを受けてほしいということだ。アレルギー反応は予想がつかない。いままでの症状が軽微だったからといって、次に出る症状も軽微だとはかぎらない。食物アレルギーの疑いのある人がテストを受けても、失うものは何もない。むしろメリットしかない。

まとめ

- 何らかの食物に対して拒絶反応があるのなら、正式な資格を持つアレルギー医や免疫学の専門家がいる病院で、食物アレルギーのテストを受ける。
- 食事日誌をつけておけば、医師の診断の役に立つ。
- 皮膚プリックテストは食物アレルギーを診断するもっとも一般的な方法である。血液検査は、特定の食物タンパク質に対するIgE抗体の量を測定する。最近登場した好塩基球活性化試験は、その利用法がまだ標準化されていないため、主に研究の場で利用されている。ほかの医療テストは、食物アレルギーの診断に適していない。

● 食物経口負荷試験は、食物アレルギーに関する最高の診断基準になる。また、食物アレルギーと食物過敏症を区別することもできる。この試験は一般的に、アレルギー反応を引き起こすことを前提に行なわれる。

6 これまでの考え方を一変させる——早期導入の科学とその方法

どのようにアレルゲン回避神話の誤りが暴かれ、学界の公式見解が一変したのか?

不思議な相違

キングス・カレッジ・ロンドンの小児アレルギー専門医ギデオン・ラックは困惑していた。1990年代後半から2000年代前半にかけて、ピーナッツアレルギーの割合が驚くほど増えていた。わずか10年で2倍である。それまで保健機関は、この問題を解消するため、妊娠中や母乳育児中の母親や生後数年の幼児に対し、食物アレルゲンを避けるよう推奨していた。だが、この施策が失敗だったことを示す憂慮すべきデータは増える一方だった。

ラックはその数年前から、人間の免疫システムに関心を抱いていた。ニューヨーク市にあるアルベルト・アインシュタイン医学校で研鑽《けんさん》を積んだ1980年代には、エイズが蔓延していたからだ。だが、食物アレルギーについて最初の手がかりをつかんだのは、別の施設で免疫の研究をしていたときだった。

当時ラックは、コロラド州デンバーの研究グループの一員として、卵に接して喘息を発症したネズミの治療を試みていた。その研究のためには、まずはネズミが卵に対してアレルギー反応を起こすようにしなければならない。そこで、少量の卵を与えることでアレルギー反応を引き起こそうとしたが、どうしてもうまくいかない。当時すでに明らかになっていたように、ネズミは食べた経験があるものにアレルギー反応を示すようにはならないのだ。「食べることで耐性ができる」とラックは言う。だが間もなく、同じグループのほかの研究者が、ネズミの肌がやや荒れているところにオボアルブミン（卵の白身に含まれるタンパク質）を塗布することでアレルギーを誘発していることに気づいた。この方法はみごとな効果を発揮した。しかし当時は、これを人間のアレルギーと結びつけることはなかった。

1990年代にロンドンに戻ると、新たに母親になった女性たちから、妊娠中にピーナッツを一口も摂取しなかったのに、いったいなぜ子どもがピーナッツアレルギーになるのかと尋ねられた。「アレルゲンを回避しても効果がないのはどう見ても明らかだった」が、その理由はわからなかった。

1990年代前半、ラックはニッケルアレルギーに関するオランダの研究に興味を抱いた。ニッケルなどの金属でできた宝飾品を身につけていると、そこに発疹ができる場合がある。

だがその研究によると、耳にピアスの穴を開けた人のなかでも、穴を開ける前に歯列矯正用ブリッジをつけたことがある人は、ニッケルアレルギーになる割合が少なかった。ノルウェーとフィンランドの研究者による1996年の研究も、同様の結果を示している。耳にピアスの穴を開ける前にブリッジをつけたことがあると、やはりニッケルアレルギーになる割合は低くなるという。どうやら、口を通じてニッケルに触れると、肌に触れることで発症するアレルギーを防いでくれる効果があるらしい。「つまり、あのネズミの実験が人間にも応用できるということだ」とラックは言う。だがやはり、その理由はわからなかった。

とはいえ、考えられる仮説はあった。アレルゲンになりうる食物を食べていない子どもも、アレルギーを発症している。それを考えると、食物を食べることでリスクが高まるわけではないと思われる。どこか別のルートを通じて食物に接すると、アレルギー反応が引き起こされるのだろうか？　耐性は、生後間もない時期に口を通じて食物に触れることにより形成されるのではないか？　体がそういう仕組みになっているのかもしれない。

そのころ、たまたまイスラエルを訪れる機会があった。イスラエルのアレルギー・臨床免疫学会から、ピーナッツアレルギーに関する講演を依頼されたのだ。ラックはこうした講演の際にはいつも、この1年の間にピーナッツアレルギーの患者を診たという人に挙手を求めていた。イギリスでは、そう言われて挙手する人が会場に無数にいた。ところがイスラエルでは、わずか2、3人の医師が手を挙げただけだった。

イスラエル滞在中、ラックは友人たちと昼食に出かけた際、そのグループのなかにいた母親が幼い子どもに与えていた菓子が気になり、それを食べてみた。すると驚いたことに、ピーナッツバターの味がする。友人たちの話によると、イスラエルの幼児はみなこの菓子を食べているという。

当時すでに知られていたように、重度の皮膚炎にかかっている幼児はアレルギーになるリスクが高い。皮膚炎を治療するローションにピーナッツ油が含まれていることも、リスクを高める要因になっている。

ある研究によれば、ピーナッツアレルギーの幼児はそうでない幼児に比べ、環境を通じてピーナッツに触れる機会が10倍も多いという。「環境を通じて」というのは、ピーナッツ油を含んだ薬を塗る、ピーナッツの粒子が手に付着する、ピーナッツバターとジャムのサンドイッチの食べかすがついた唇でほおにキスをする、といった場合である。

幼児には、たとえ口からピーナッツを摂取しなくても、アレルゲンとなるタンパク質に触れる機会は無数にある。ロンドンのヘレン・ブラフらの研究によると、食事を終えたあとの手や唾液には、かなりの量のタンパク質が残っているらしい。そのほか、ハウスダストのなかに卵や牛乳、魚の粒子が混じっていることも確認されている。

ということは、生後早いうちに食物を口から摂取することが、その食物に耐性をつける鍵になるのではないか？　動物での実験によると、ピーナッツへの耐性をつけるにはたった1回の摂取だけで十分だという。また、小麦アレルギーは生後6カ月が過ぎるまでシリアルを口にしなかった幼児に多いという大規模な調査結果もある。

イスラエルでピーナッツアレルギーの割合が少ないのは、遺伝的なものかもしれない。だがラックは、そんな説明が妥当だとは思えなかった。イスラエル人と同じ遺伝的要素を持つロンドンのユダヤ人についても調査していたからだ。むしろ原因は、喘息や皮膚炎やアレルギー性鼻炎（花粉症）の割合が少ないからかもしれないし、生後早いうちからピーナッツを口から摂取していたからかもしれない。

そこでラックは2000年代半ば、ジョージ・デュ・トワやイツハク・カッツなどと協力し、この問題を明らかにする研究計画を策定した。イスラエルとイギリスに住むユダヤ人の子どもがピーナッツアレルギーになる割合を比較し、この疾患の正確な発症率を提示すると同時に、幼児がピーナッツアレルギーを発症する頻度と幼児や母親がピーナッツを食べる頻度との関連性を分析する。こうすれば遺伝的背景は同じなので、DNAの相違という要因を排除できる。また両国とも喘息の発症率は高いため、その点でも両国の条件は同じである。

調査は、アンケートを用いて2種類行なわれた。1つは、イギリスの13の学校およびイスラエルの11の学校の子ども8826人を対象に、牛乳・卵・ごま・ピーナッツ・ナッツのアレルギーのほか、さまざまなアレルギー疾患に関する情報を収集する。もう1つは、生後24カ月までの子どもを持つ母親176人（イスラエル人99人とイギリス人77人）を対象に、子どもが初めてピーナッツを食べた時期、ピーナッツ（およびごまなどの固形食）を食べた頻度や量を調べる。

ラックらは、この調査の結果を2008年に発表した。それによるとピーナッツアレルギーは、イスラエルよりイギリスのほうがはるかに多かった。割合で言えば、イギリスが1・85％、イスラエルが0・17％である。数字としては比較的少ないかもしれないが、ここで重要なのは両国の差である。ピーナッツアレルギーは、イスラエルよりイギリスのほうが10倍も多いのである。ごま、ナッツ、卵のアレルギーを見ても、イギリスのほうが圧倒的に多かった。

どちらの国でも、幼児が卵、大豆、小麦、野菜、フルーツを食べ始める時期はほとんど変わらない。ところがアンケート結果を見ると、ピーナッツ摂取の時期には驚くべき相違がある。報告にはこうある。「生後9カ月までの間にピーナッツを摂取している幼児は、イスラエルでは69％なのに、イギリスでは10％しかいない」。また、生後1年の間に幼児が摂取するピーナッツタンパク質の量は、イスラエルでは平均7・1グラムなのに対し、イギリスでは0グラムである。母乳育児中の母親のピーナッツ摂取量を比べても、イギリスはイスラエルよりはるかに少ない。

このデータから研究者たちは、説得力のある結論を導き出した。イスラエルでは生後早いうちにピーナッツを摂取するため、幼児がピーナッツアレルギーになるケースが少ないのである。

確かに、ローストしたピーナッツはアレルギー反応を引き起こしやすいと言われているが、それは両国でこれほど差が生まれる理由にはならない。どちらの国でも、子どもが食べるピーナッツ含有食品の大半が、ローストしたピーナッツを使っているからだ。そのほか、社会階級、祖先、ほかのアレルギー疾患の有無も、両国の差を説明する理由にはならない。ラックらは、この調査結果が及ぼす影響をよく理解していたのか、報告にこう記している。「この調査結果は、幼児期にピーナッツを回避するよりも、早いうちからピーナッツを摂取させたほうが、ピーナッツアレルギーの予防に効果があるのではないかとの疑問を投げかける」。つまり、摂取を遅らせると、食物アレルギーは減るどころかむしろ増えるのではないか、むしろこれまでとは正反対の方針を採用すれば、正反対の効果があるのではないか、との疑念が生まれたのである。

さらなる大胆な試み

この調査結果を受け、ラックを含むイギリスとアメリカの研究チームは、この仮説を実証する研究にとりかかった。生後早い段階から食事にピーナッツを導入すればアレルギーを予防できるかどうかを検証する「ピーナッツアレルギーに関する早期学習試験（LEAP）」である。この試験では、早期導入によりアレルギーの発症を予防できるかどうかだけでなく、アレルギーテストで陽性を示している子どもに対しても、早期導入によりアレルギーを抑制する効果があるのかどうかの調査も行なわれた。

早期導入により食物アレルギーを予防できるかどうかを間違いなく判断するためには、ピーナッツを食べた子どもと食べなかった子どもを無作為に選んで比較するしかない。ただし、厳密な試験を行なわなければ、アレルゲンの導入を遅らせるというこれまでの慣行を変えさせることはできない。多くの国では、幼児にピーナッツを与えることに対する不安が根づいてしまっている。医療機関が方針を転換したとしても、いまさら親が早期導入を試してみようとは思わないだろう。そんな状況を変えるには、信頼できるデータを提供するしかない。免疫耐性ネットワーク（ＩＴＮ）、ＮＩＡＩＤ、ＦＡＲＥの資金援助を受けたＬＥＡＰ試験は、そのデータを提供するためのものだった。

２００６年12月、ＬＥＡＰ試験が始まった。研究チームはまず、生後4カ月から11カ月の幼児６４０人を無作為に抽出し、さまざまなグループに振り分けた。いずれも、重度の皮膚炎か卵アレルギー、あるいはその両方を発症しており、ピーナッツアレルギーになるリスクが高いと思われる幼児である。そのうち、ピーナッツアレルギーの皮膚プリックテストで陰性と判定された幼児５４２人については、そのなかの２７０人は生後2年間ピーナッツを避け、残りの２７２人は試験期間中ずっと、週4日以上少量のピーナッツタンパク質を摂取する。

また、ピーナッツアレルギーの皮膚プリックテストで陽性と判定された幼児98人については、そのなかの51人はピーナッツを避け、47人はピーナッツを摂取する。そして、生後60カ月に達するまで、それぞれ指定された療法に従ってもらう。こうして実際に試験を実施してみると、被験者の98％以上が指示どおりに試験を終えた。残り数パーセントは、途中で試験をやめたり、データがわからなくなったり、連絡が取れなくなったりした家族である。

また、家族が約束ごとを守らなかったという理由で、さらに20人の幼児をデータから除外した。こうして最終的には、アレルギーでない幼児のうちピーナッツを避けたのは245人、ピーナッツを摂取したのは255人、アレルギーの幼児のうちピーナッツを避けたのは50人、ピーナッツを摂取したのは39人となった。

試験開始から5年がたち、早期導入により違いが出るのかどうかを検証するときが来た。ラックの勘が正しければ、しばらくピーナッツを摂取しないでいたグループより、試験を開始したときからピーナッツを摂取していたグループのほうが、ピーナッツアレルギーになる幼児の数は少ないはずである。それを確認するための方法として、研究チームは食物経口負荷試験を選んだ。アレルギーのテストとしてはもっとも信頼のおける検査法である。

だがその前に、被験者の家族が試験期間中ずっと指定された約束ごとを守っていたかどうかを確かめる必要があった。被験者の親は試験の間、問診票にピーナッツの消費量を記入するよう義務づけられていた。

その記入内容によれば、ピーナッツを摂取していたグループの幼児は週平均およそ7・7グラム、ピーナッツを避けていたグループの幼児は0グラムのピーナッツを摂取していた。研究チームはこの記入内容に間違いがないことを確認するため、幼児が生後60カ月に達した時点で、幼児が使っているベッドのピーナッツ粒子の量を測定した。

当初試験に参加していた幼児640人のうち423のベッドで、ほこり1グラムあたりのピーナッツ粒子の量を測定したところ、ピーナッツを避けていたグループではわずか４・１マイクログラムしかなかったが、ピーナッツを摂取していたグループではおよそ91マイクログラムもあった。つまり、家族が提供していたデータは信頼できるということだ。

こうして無作為に選ばれた幼児が間違いなく早期導入グループと導入遅延グループを代表していることを確認すると、参加者の96％以上に対して食物経口負荷試験を実施した。その結果は実にはっきりしていた。

試験開始時のピーナッツアレルギー検査で陰性と判定された幼児の場合、５歳までにピーナッツアレルギーを発症した割合は、ピーナッツを摂取しなかった幼児より摂取した幼児のほうが、86％も少なかった。さらに、試験開始時のピーナッツアレルギー検査で陽性と判定された幼児の場合でも、同様のパターンが見られた。ピーナッツを避けていた子供に比べ、ピーナッツを摂取していた子どものピーナッツアレルギーは、５歳になるころには70％も減少していた。

ほかの指標でも違いは見られた。ピーナッツを避けていたグループの子どもは、皮膚プリックテストで見られる赤い腫れが大きく、ピーナッツタンパク質に対するＩｇＥ抗体の量がはるかに多かった。

一方、食物アレルギーを抑制すると考えられている免疫細胞ＩｇＧ４の量は、早期導入グループのほうが多かった。ただし研究チームによれば、それだけでは、ＩｇＧ４によりピーナッツアレルギーの発症が抑制されたとは断定できないという。この研究の唯一の弱みは、プラセボグループがなかった点だ。別の幼児グループに、親もピーナッツタンパク質が含まれているかどうかわからない食品を摂取させ、そのグループのピーナッツアレルギー発症率も調べるとよかったかもしれない。また、参加者の家のピーナッツ粒子量についても、生後60カ月後だけでなく、それと比較する基準となる測定値があれば、より有益なものになったと思われる。

こうした限界はあるものの、それでもこの試験は、これまでのデータが示唆してきた内容を疑いの余地なく立証するものとなった。LEAPの研究チームは2015年初め、《ニュー・イングランド・ジャーナル・オブ・メディシン》誌でその成果を公表した。

「私たち研究チームは数年前、イギリスのユダヤ人の子どものピーナッツアレルギー発症率が、同じ祖先を持つイスラエルの子どもの10倍も高いことに気づいた。その事実をもとにLEAP試験を行なった結果、すでに感作されているリスクの高い幼児でも感作されていない幼児でも、生後早いうちにピーナッツを口から摂取すればアレルギーを予防できることが判明した」

さらに、ピーナッツを回避すると、ピーナッツを摂取した場合に比べ、ピーナッツアレルギーを発症する可能性が高まるおそれがある。「この調査結果は、ピーナッツを意図的に回避するという食物アレルギー予防法の有効性に疑問を投げかける」

数年前の卵アレルギーのネズミの実験から始まった一連の調査の結果、ようやく驚くべき新事実が明らかになったのだ。「もっと早くこのパズルを解けなかったのが悔やしいよ」とラックは言う。

保健機関も間もなく、ラックらの試験結果を受け入れた。２０１５年8月末には、アメリカ小児科学会が方針を転換した。それまでは、ピーナッツアレルギーになるリスクが高い幼児のアレルギー発症を予防するため、ピーナッツを控えるよう推奨していたが、もはやそのような提言に意味はない。オーストラリア、カナダ、ヨーロッパ、日本、イスラエルなどの医療機関と共同で、ピーナッツアレルギーが蔓延している国に暮らすリスクの高い幼児に、ピーナッツの早期導入を推奨する声明を発表した。声明にはこうある。

「ピーナッツの摂取を遅らせると、ピーナッツアレルギーになるリスクの増加につながるおそれがある」。この新事実はやがて、一般大衆の意識にも浸透した。マウントサイナイ大学の小児アレルギー専門医ヒュー・サンプソンは、ＬＥＡＰ試験を独自に評価した記事を《ワシントン・ポスト》紙に寄稿し、こう記している。「ＬＥＡＰ試験により、ピーナッツアレルギーの発症を予防できることが証明された」

だがラックらは、これですべてが解決したわけではないことに気づいていた。ピーナッツへの耐性がその後も続くのかどうかを調べる必要があった。子どもが5歳になるまでにピーナッツアレルギーを発症する割合が少なかったとしても、6歳までに発症しないとはかぎらない。そこで研究チームは、改めて「ピーナッツ経口耐性持続性試験（ＬＥＡＰ－ＯＮ）」にとりかかった。ＬＥＡＰ試験の対象になった子どもたちが、12カ月後もまだピーナッツを食べられるかどうかを調べる調査である。

LEAP試験の参加者のうち、556人（ピーナッツ回避グループの282人とピーナッツ摂取グループの274人）がLEAP-ON試験への参加に同意してくれた。彼らが行なうべきことは1つだけだった。続く12カ月間ピーナッツを摂取しないようにするのである。だが今回は、前回よりも脱落者が多かった。1年間ピーナッツ抜きの食事を維持できたのは、ピーナッツ回避グループでは282人中223人、ピーナッツ摂取グループでは274人中127人だった（ピーナッツ摂取グループの脱落者が多かったのは、それまでに多くの子どもがピーナッツ好きになり、1年間もそれを抜いた食事をするのが難しくなったからだと思われる）。

この調査結果は、2016年に《ニュー・イングランド・ジャーナル・オブ・メディシン》誌に発表され、1歳になる前のピーナッツ摂取が有効であることを立証した。この調査によると、ピーナッツ回避グループでは、6歳までにピーナッツアレルギーを発症したのは18・6%だったが、ピーナッツ摂取グループでは、その年齢までにピーナッツアレルギーを発症したのはわずか4・8%だった。

研究チームはさまざまな角度からこのデータを吟味し、最終的に次のような結論に至った。LEAP試験のあとで1年間ピーナッツ摂取を控えたところ、生後早いうちからピーナッツを摂取していた子どものほうがそうでない子どもより、ピーナッツアレルギーの発症率が74%も低かった。「（この一連の調査は）4年間のピーナッツ摂取により、ピーナッツへの安定した耐性を十分に誘発できたことを証明している」

もちろん、この耐性が今後数年、さらには大人になっても続くのかという疑問は未解決のままだ。とはいえ、ピーナッツを早期導入すれば、少なくともしばらくの間は、ピーナッツの脅威から大半の子どもを守れることが明らかになった。アレルゲンになりそうな食物の導入を遅らせた幼児は、生後間もないうちからその食物を導入していた幼児より、食物アレルギーの発症率が高くなる。

早期導入が安全なのは、ピーナッツだけではない。同じラックの研究グループは「耐性に関する調査（EAT）」と呼ばれる別の研究も行ない、LEAP－ON試験の結果報告のわずか数週間後にその調査結果も発表している。この調査では、生後数カ月しかたっていない幼児に複数の食物を与えても安全かどうかを調べた。生後3カ月の幼児1303人を無作為に選び、母乳とともにアレルギーの原因になるさまざまな食品（牛乳、ピーナッツ、卵、ごま、魚、小麦）を与えるグループと、生後6カ月まで母乳のみを与えるグループに振り分け、結果を検証するのである。すると、さまざまな食品を定期的に食べていた幼児が生後5カ月を過ぎても、アレルゲンが脅威になることはなかった。

ちなみに、LEAP試験やEAT調査を行なった研究者たちは当初、アレルゲンになりそうな食物を一種類摂取すれば、ほかのアレルゲンからも身を守ることができるのではないか（たとえば、魚を食べていればエビアレルギーも予防できるのではないか）と思っていた。しかしこれらの調査により、そうはならないことが判明した。特定の食物アレルギーを予防するためには、やはりその食物を摂取しなければならない。

ピーナッツの早期導入による予防効果を裏づける有力な証拠が現れると、NIAIDは30人の専門家から成る委員会を招集し、ピーナッツアレルギーの予防に関する新たな提言の策定にとりかかった。この委員会もアメリカ小児科学会にならい、早期導入を受け入れる姿勢を示した。

策定された（現段階では最新の）ガイドラインには、こう記されている。ピーナッツアレルギーになるリスクが高い（近親者に同疾患の病歴がある）幼児は、生後4〜6カ月の間にピーナッツ含有食品を摂取し始めたほうがいい。ピーナッツを最初の食べ物にする必要はないが、早いうちから幼児の食事のレパートリーに加えておくべきである。

このガイドラインはまた、ほかの食物やそのアレルギーの予防に関してはさらなる研究が必要だと訴えている。だが、スタンフォード大学にある筆者の研究センターでは、皮膚炎があるかどうか、食物アレルギーの家族歴があるかどうかにかかわらず（つまり、リスクの有無にかかわらず）、健康な幼児にも生後早いうちからアレルゲンになりそうな食物を摂取させるよう推奨している。生後4〜6カ月ごろから定期的に、アレルギーの原因になりそうな食物に触れさせておいたほうが、食物アレルギーを発症する可能性が低下すると考えられるからだ。

そのため同センターでは、10〜15種類の食物アレルゲンを含む粉末を毎日少量ずつ幼児に与えるよう提案している。各アレルゲンをおよそ30ミリグラムほど摂取するだけで、それぞれの食物への健全な耐性を示す変化が血液に現れるようになる。実際、この予防措置に効果があることは、食物経口負荷試験により確認されている。それに、これほど少量であれば副作用が出ることもない。

ジェシカ・フランクは、第一子がナッツ、ピーナッツ、あらゆる種類の種子、卵、ナッツ由来のオイルにアレルギー反応を示すようになったため、第二子にこれらの食べ物を与えることにかなりの抵抗があった。「事前に小児科医やアレルギー医と何度も話し合った」という。フランクも夫も、早期導入により、第一子を襲った重度の食物アレルギーから第二子を守れるのかどうか半信半疑だった。「2、3年後に食物アレルギーになるんじゃないか」と気が気ではなかった。第一子でアレルゲンが引き起こす反応をまのあたりにしていたせいで、生まれたばかりの第二子を意図的に同じ症状にさらすのが怖かったのだ。

だが、夫婦のかかりつけのアレルギー医は、早期導入を試してみるよう勧めた。それに、第二子にアレルギー反応が出ても対処の仕方はわかるはずだとも言われた。フランクも夫も、すでに食物アレルギーに関する経験は十分に積んでいたからだ。そこで夫婦は意を決し、生後10カ月ごろから、偶然アレルゲンに触れることがないよう第一子がいないところで、第二子にバンバを与え始めた。

バンバとは、LEAP試験でも使用された、イスラエルの幼児がよく食べているピーナッツバター味のスナック菓子である。だが第二子は、アレルギー反応を示さなかった。夫婦は間もなく、さらにカシューナッツを与えた。すると、それにもアレルギー反応はない。夫婦は次いでアーモンドバターを与えた。「こうして1歳になるまでの間にあらゆるナッツを食べさせた」という。

その後の報告によれば、第二子はいまでも、季節性のアレルギーを含め、いかなるアレルギーも発症していない。確かに、早期導入が効果を発揮したとは断言できないが、それが一役買った可能性はある。フランクは言う。「私たちは十分納得したうえでこの選択をした。手遅れになる前にやってよかったと心から思っている」

ピーナッツ以外のアレルゲンは？

ＥＡＴ、ＬＥＡＰ、ＬＥＡＰ－ＯＮ試験の驚くべき結果が公表されると、早期導入はほかの食物アレルギーの予防にも効果があるのかどうかが次の課題となった。まずはやはり、患者の割合が多い鶏卵が選ばれ、さまざまな研究が行なわれた。

「少量摂取による卵アレルギー予防試験（ＰＥＴＩＴ）」と呼ばれる日本の研究では、生後４～５カ月の幼児１４７人を無作為に選び、加熱卵粉末を毎日摂取するグループとプラセボを摂取するグループに振り分けて早期導入試験を実施した。また、それと並行して幼児の皮膚炎の治療も積極的に行なった。そして、途中で１００人の被験者のデータを解析し、早期導入の効果が明らかになった時点で終了とした。

その解析結果によると、卵アレルギーを発症したのは、卵摂取グループでは47人中４人、卵回避グループでは47人中18人だった（100人中6人のデータは解析から除外した）。だがこの試験は、必ずしも順風満帆というわけにはいかなかった。無作為に卵摂取グループに振り分けられた子どものうち6人が、アレルギー反応のため入院を余儀なくされたのだ。もちろん、卵回避グループにそのような子どもは一人もいなかった。

2013年には、オーストラリアとスウェーデンの研究者による「固形食摂取時期による卵アレルギー調査（STAR）」の結果が公表された。卵を摂取させることで皮膚炎の幼児の卵アレルギー発症を抑制できるかどうかを検証した、単盲検ランダム化試験による調査である。この試験では、49人の幼児には小さじ1杯の生全卵紛を、37人の幼児には小さじ1杯の米粉を、生後4カ月から毎日4カ月間与え、生後8カ月からは両グループに加熱した卵を与えた。試験の開始前、生後4カ月の段階では、被験者全体の3分の1が卵アレルギーの初期症状を示していた（卵に対する抗体があった）。

ところが、被験者が1歳になった時点での卵アレルギー発症率は、米粉グループより全卵紛グループのほうが少なかった。その差はわずかだったものの、研究者グループはそこから、卵を定期的に口から摂取していると、卵アレルギーになるリスクが高い幼児を脱感作できるのではないかと推論した。

そのほか、卵の早期導入に関する大規模な研究に、オーストラリアとイギリスの研究者が行なった「卵アレルギー克服試験（BEAT）」がある。この試験では、卵に対するアレルギー反応はないが、近親者に少なくとも一人卵アレルギーの人がいるという幼児319人を

<table>
<tr><td colspan="2">**固形食摂取時期による
アレルギー調査(STAR)**</td><td rowspan="3">生後早いうちから定期的に卵を摂取していると、皮膚炎のある幼児の免疫システムに耐性が形成され、卵アレルギーの発症が抑制される。ただし、これらリスクの高い幼児の多くは、生後4カ月の時点ですでに卵へのアレルギー反応を示しているため、注意が必要である。</td></tr>
<tr><td>2013</td><td>オーストラリア</td></tr>
<tr><td>4カ月</td><td>86(49/37)人</td></tr>
<tr><td colspan="3">**複数の食物**</td></tr>
<tr><td colspan="2">**耐性に関する調査(EAT)**</td><td rowspan="3">早期導入グループの幼児は生後5カ月まで、この調査に含まれるあらゆるアレルゲンを問題なく摂取していた。ただし別の解析では、早期導入の効果を実証できず、早い時期から摂取させるべき食物の最適「量」に疑問を投げかけている。</td></tr>
<tr><td>2016</td><td>イギリス</td></tr>
<tr><td>3カ月</td><td>1303(早期導入652/標準的導入651)人</td></tr>
<tr><td colspan="3">**ピーナッツ**</td></tr>
<tr><td colspan="2">**ピーナッツアレルギーに関する
早期学習試験(LEAP)**</td><td rowspan="3">ピーナッツの早期導入により、リスクの高い子どもがピーナッツアレルギーになる割合が低下した。</td></tr>
<tr><td>2015</td><td>イギリス</td></tr>
<tr><td>4〜11カ月</td><td>640(319/321)人</td></tr>
</table>

＊「リスクが高い」とは、皮膚炎を患っている場合、あるいは、両親の一方または両方が当の食物アレルギーである場合を指す。

食物アレルゲンの早期導入に関する主要な研究		
研究		結果
年	国	
年齢	被験者数(治療群/プラセボ群)	
卵		
少量摂取による卵アレルギー予防試験(PETIT)		加熱卵の順次導入および皮膚炎の積極的治療により、リスクの高い(*)幼児の卵アレルギーを安全に予防できる。
2017	日本	
4〜5カ月	147(73/74)人	
卵アレルギー克服試験(BEAT)		全卵紛の摂取により、リスクの高い幼児の卵白への感作が低下した。ただし、この試験に参加した幼児の8.5%が試験を最後まで遂行できなかった。
2017	オーストラリア・イギリス	
4カ月	319(165/154)人	
卵タンパク質摂取時期調査(STEP)		卵アレルギーになるリスクの高い幼児(皮膚炎はないが親がアレルギーを持っている)が生後4〜6カ月の間に卵を摂取しても、1歳までに卵アレルギーを発症する割合はさほど減少しなかった。
2017	オーストラリア	
4〜6カ月	820(407/413)人	
鶏卵アレルギー予防試験(HEAP)		生後4〜6カ月から卵を摂取すると卵感作や卵アレルギーを予防できることを示す証拠は見つからなかった。この試験に登録した生後4カ月の時点で、すでに卵アレルギーを発症している幼児が相当数いたことを考えると、導入遅延だけが問題とは考えられない。
2017	ドイツ	
4〜6カ月	383(184/199)人	

無作為に選び、生後4カ月から8カ月までの間、卵粉を摂取させるグループと米粉を摂取させるグループに振り分けた。

ただし、卵粉グループの子どものうち14人は、卵にアレルギー反応を示したため、1週間後に試験を断念せざるを得なくなった。そのほか、途中で脱落した被験者もいたため、試験が終わるまで残っていた被験者は254人となった。彼らが1歳になった時点で検査してみたところ、卵白にアレルギー反応を示したのは、米粉グループが20%、卵粉グループが11%となり、やはり卵粉が卵アレルギーの発症を抑制したと思われる結果となった。

だが、卵の早期導入効果を検証した研究がすべて、好ましい結果を示しているわけではない。「鶏卵アレルギー予防試験(HEAP)」と呼ばれる調査では、卵に対してアレルギー反応を示していない幼児383人を無作為に選び、卵白粉を与えるグループ(184人)とプラセボを与えるグループ(199人)に分け、生後4〜6カ月から1歳になるまでの間、週に三度それを摂取させた。その後検査をしてみると、卵に感作されていたのは、卵白粉グループが5・6%、プラセボのグループが2・6%だった。

ちなみに、この試験のために当初選抜した幼児の6%近くが、すでに卵アレルギーを発症していた(被験者の383人からはその幼児を除外している)。そのためこの研究者グループは、早期導入は安全とは言えず、生後4〜6カ月から予防措置を施してもこれらの幼児には遅すぎると述べている。

このように研究により結果が矛盾する場合には、メタ解析(研究結果の検証)を行ない、研究結果のバランスがどちらに傾いているかを調べるといい。実際、2016年にイギリスの研究者グループがその作業を行なっている。それによると、幼児が生後4～6カ月のころに卵を摂取すると卵アレルギーを発症する可能性が低下することを、適度な確実性をもって実証した試験が5つある。LEAP試験やLEAP－ON試験ほど有力な根拠とは言えないかもしれないが、早期導入法は信頼できると考えていい。

ただし、アレルゲンになりそうなものを幼児に摂取させる際には、親が常に注意している必要がある。幼児が皮膚炎にかかっていたり、すでにほかの食物アレルギーを発症していたり、食物アレルギーの近親者がいたりする場合はなおさらだ。それを理解したうえで、早期導入にとりかかろう。

アレルゲンになりそうなものを早期導入する方法

新たな食べ物を導入する方法を説明する前に、一言述べておきたい。**自分の子どもが食物アレルギーなのではないかと懸念している人は必ず、固形食を導入する前に小児科医や小児アレルギー専門医に相談してほしい**。子どもの健康を守るには、身近な医師から直接入手する、最新の生きた情報が欠かせない。医師に相談すれば、自分の子どもがアレルギーになる可能性があることを医師に認識してもらうことにもなる。

以下に早期導入の概要を示すが、必ずしもそうしなければならないわけではない。自分の家族について情報に基づいた適切な判断を下せるように、参考までに早期導入の世界を簡単に紹介するにすぎない。早期導入では医師の見解が重要な役割を果たすことになるが、自分でも知識を持っておいたほうが今後の役に立つはずだ。

どんなことに対してもアレルギー反応はある。ぞっとするようなニュース記事を読んで不安を抱いている方もいるかもしれないが、早期導入に不安な要素は一切ない。早期導入を支持する力強い確かな根拠があることを知れば、そんな不安も和らぐはずだ。実際、アメリカ小児科学会、ヨーロッパ・アレルギー・臨床免疫学会、アメリカ・アレルギー・喘息・免疫学会、オーストラレーシア臨床免疫・アレルギー学会、アメリカ国立アレルギー・感染症研究所をはじめ、さまざまな機関が一様に、早期導入を支持するガイドラインをまとめている。

アレルギーの兆候

アレルギーについては、注意すべき点を知っておくと何かと便利だ。なかでも、注意すべきタイミングを知っておくといい。症状はたいてい、アレルゲンを摂取してから2時間以内に現れる。口や顔のあたりに発疹やじんましんが出たら、軽微なアレルギー反応と言える。ごくまれにではあるが、連続的な嘔吐、止まらないせきや呼吸困難といった呼吸器系の問題、突然の昏睡状態など、重篤な症状が現れることもある。生命を脅かすようなアレルギー反応はきわめて例が少ないが、**新たな食物を試してみたあとにこうした懸念すべき症状が1つでも出たら、すぐに医師の診察を受けてほしい。**

子どもに新たな食べ物を与えるのが不安なときには、固形食を食べさせるのは自然なことなのだと考えるようにするといいかもしれない。食べ物は生きていくのに欠かせないものであり、ほかの人と一緒に食事を楽しむのは、人間らしい生活に欠かせないことである。子どもが甘いフルーツを食べて喜んだり、チーズをおいしそうにかじったりしている姿を見れば、それだけ育児も楽しくなる。新たな味を教えるのは、子どもに対するささやかな贈り物なのだと考えてほしい。

早期導入を始める時期

すでに述べたように、最新の研究によれば、乳児は少なくとも生後4カ月までは、できれば母乳のみで、それができなければ粉ミルクか、母乳と粉ミルクを併用して育てたほうがいい。そのため固形食を与えるのは、その時期を過ぎてからになる。幼児が固形食を受け入れられるようになったことを示すサインについては、利用できる情報源が無数にある。かかりつけの小児科医に聞いてもいいし、愛読している育児本を参考にしてもいい。

1つの目安としては、一人で座ることができ、食べ物に手を伸ばすようになったら、幼児が固形食を試したがっているサインだと言える。だが当分は、固形食と母乳を組み合わせるようにしてほしい。栄養をすべて固形食から摂取できるようになるまでは、母乳の栄養に頼ることになるからだ。それに、母乳育児をできるかぎり続けていると、新たに導入された食物に対してアレルギーを発症するリスクが低下するという研究報告もある。

子どもの首が十分にすわっているか？　子どもが食事に興味を示しているか？　スプーンで食事を与えようとすると口を開くか？　これらの質問の答えがイエスなら、その子は固形食という味覚の冒険を始める準備ができている可能性が高い。

幼児には多様な食事を与えたほうがいい。家族で食事をともにしていると、初めて固形食を経験しようとしている子どもが、ほかの家族が食べているものを食べたがって困ることもあるだろう。だが多様な食事を与えたほうがいいと考えれば、テーブルに気楽に料理を並べられるに違いない。

具体的な導入方法

新たな食べ物を与えるときには、親が必ずそばにいるようにしてほしい。これは主に、うまく飲み込めるかを確認し、窒息を防ぐためだ。アレルギー反応が起きるのはきわめてまれだ。幼児の場合は一般的に、アレルギー反応があったとしてもきわめて軽い。まっすぐに座らせると、幼児も飲み込みやすくなる。

単一あるいは複数食材の食べ物を1食分用意したら、まずは少量を味見させ、そのあとで残りを与える。与える食べ物を一度に1つずつに限定する必要はない。そうしたほうがいいことを示す根拠は何もない。子どもがアレルギー反応を起こすのではないかと心配なら（繰り返すが、そのようなケースはまれである）、正式な資格を持つアレルギー医に相談し、アレルギーの検査をしてもらうといい。こうした検査では一般的に、一度に複数の食物のテストを行なう。その点からも、一度に多くの食べ物を与えても安全なことがわかる。

6カ月未満の幼児に新たな食べ物を与えるときには、すりつぶすか裏ごしする。8、9カ月になると、かたまりのある食べ物も食べられるようになるので、柔らかい固形食の小さなかたまりを、幼児椅子のトレイやプレートに出してやる。さらに12カ月ぐらいになれば、固い食べ物も細かくすれば食べられるようになる。食べ物は、鉄分を多く含んだものを早いうちから与えるといい。たとえば、栄養分を強化したシリアル、十分に加熱した卵、豆腐、豆、牛・豚・鶏・魚の肉などのタンパク質である。

多様な食事の重要性

多様な食事は人生のスパイスになるが、幼児期にはそれ以上に重要な意味がある。2014年、856人の幼児を対象にした「アレルギー予防および農村環境調査（PASTURE）」のデータを解析したところ、食物アレルギーになるリスクの高低にかかわらず、生後1年の間に多様な食事を経験した子どもは、食物アレルギーになる割合が少ないという。そのため1歳になるころまでに、シリアル（一般的な麦か米のシリアル）、さまざまな種類の野菜やフルーツ、乳製品、肉や代替肉を食べさせておくといい。

これまで子どもの世話をしてきた多くの人が採用してきたアプローチとは異なるが、新たに与える食べ物を一度に1つずつに限定する必要はない。むしろ、一度に複数の食べ物を与えたほうがいい。内臓に入るタンパク質の種類が多ければ多いほど、新たなタンパク質に対する耐性がつきやすくなる。

筆者の研究センターでは、幼児が固形食を受け入れられるようになったら早めに、ナッツ、豆（大豆やピーナッツ）、牛乳、小麦、卵を食事に取り入れるよう推奨している。1食分の食事の量は多くなくてかまわない。実際、少量のほうが耐性をつけやすいうえ、安全面での問題も少ない。また、量が多かろうと少なかろうと、食べ物の幅を広げていけることに変わりはない。これらの食べ物のさまざまな調理法を提案している栄養士やアレルギー医もいるが、とりあえずは、まだ歯も生えそろわず、かむことに慣れていない幼児でも容易に食べられるようにしさえすればいい。新たな食べ物は数日おき、一度に1つずつに限定する、あるいは、アレルゲンになりそうな食べ物は与えないようにするといった慣行は、もはや時代遅れだ。現在わかっていることから判断すれば、そのような考え方は捨てたほうがいい。

プロバイオティクスとプレバイオティクス

プロバイオティクス（体にいい影響を与える細菌）やプレバイオティクス（善玉菌の活動や増殖を促進する食品成分）を含むサプリメントは、食べ物ではない。だが、こうしたサプリメントが健康食品やビタミン剤を扱う店舗で存在感を増しているため、ここで一言述べておきたい。子どもの体内に健全な腸内細菌叢を育成しようと、これらの製品に目を向ける親もいるに違いない。

だが、母乳育児中の母親は、子どもの食物アレルギー予防になることを期待して、プロバイオティクス製品やプレバイオティクス製品を摂取すべきではない。アメリカ・アレルギー・喘息・免疫学会やヨーロッパ・アレルギー・臨床免疫学会などが招集した専門委員会の判断によれば、その効果を証明する十分な証拠はないという。

また、子どもがこれらのサプリメントを摂取すると食物アレルギーになるリスクが低くなるのかどうかを調べた研究を見ても、その効果は証明されていない。そもそも、明確な見解を提供できるほど説得力のある研究がない。確かに、プレバイオティクス製品には皮膚炎を抑制する効果があるのかもしれず、そうであれば食物アレルギーの予防にもつながる可能性があるが、現段階では十分に一貫性のあるデータがない。ちなみに、これらのサプリメントには乳タンパク質が含まれているものもあるため、乳アレルギーの心配がある人は注意が必要である。

食物アレルギーの研究は、かつてないほどのペースで進んでいる。早期導入に関する研究についても同様である。あと数年もすれば、免疫システムが形成される仕組みや、遺伝子や栄養素や環境がそれに及ぼす影響の解明が進み、初めての食事についてもっと具体的な導入方法が提示されるようになるかもしれない。現在でもすでに、早期導入を容易にする製品（後の章で紹介する）が登場しつつある。子どもが適切な時期に適切な量のアレルゲンに触れられるようにした製品である。

今後の食物アレルギー研究がどのような方向へ向かうにせよ、もはやアレルゲン回避が予防につながらないことは周知の事実となっている。食物アレルギーの地平は広がる一方であり、探索すべき領域は無数にあるが、もはや探索する必要のない領域がこうして明らかになったのは、大きな前進と言える。

まとめ

- 最近の研究成果によれば、食物アレルギーになるリスクの高低にかかわらず、生後早いうちから一般的な食物アレルゲンに触れておくと、食物アレルギーを予防できる。
- 幼児が生後4～6カ月になったころから、多様な食事に触れる機会を増やす。

- すでに子どもが食物アレルギーと診断されている場合は、固形食を導入する前に、正式な資格を持つアレルギー医に相談する。
- 最新のガイドラインでは、母乳のみで4~6カ月育てた後に、アレルゲンになりそうな食べ物を定期的に取り入れるよう推奨している。
- 新たな食べ物を与える際には、何らかの症状が出ないか注意する。
- 新たに与える食べ物を一度に1つずつに限定する必要はない。
- 何らかのアレルギー反応が現れた場合は、正式な資格を持つアレルギー医に検査をしてもらう。

7 アレルゲン回避神話を超えて――免疫療法という輝かしき新世界

免疫システムの再訓練を通じてアレルギー疾患を克服する画期的な療法

キム・イエーツの娘テッサ・グロッソは、乳製品・甲殻類・卵など、15種類以上のアレルギーに悩まされていた。緊急治療室に運び込まれた経験は数知れない。最初に運び込まれたのは生後9カ月のころ、「ゴールドフィッシュ」というクラッカーを1つ食べたときだった。間もなく3歳になろうとするころには腕に牛乳をこぼし、嘔吐した。食べたライ麦パンに微量の乳製品や小麦が入っていたために、アナフィラキシー状態に陥ったこともある。ここなら安全だと思いよく通っていたレストランでは、最悪のアレルギー発作を経験した。そこのコックが客に断りもなく、いつもの米粉のめんを小麦粉のめんに変えたのだ。テッサはすぐに救急車で搬送された。命に別状はなかったが、かつてないほどの絶望感に苛まれたキムは、「どうにかして治療法を探そう」と決意した。

アレルゲンの早期導入は、食物アレルギーの予防を望む家族にとってはこのうえなく優れたアプローチだ。しかし、すでに食物アレルギーを発症している世界中の6.000万人以上の患者には何の役にも立たない。ピーナッツアレルギーの小学生の子どもを修学旅行に参加させたり、小麦アレルギーの10代の娘を友人宅のピザづくりパーティに送り出したりするときの不安に比べたら、幼児に生まれて初めて卵を一口食べさせる不安など、たかが知れている。

親が混乱や不安に苛まれる一方で、食物アレルギーの子どもたちは、危険がどこに潜んでいるかわからない世界、どんなに用心深い見張りでさえ敵が紛れ込むのを食い止められない世界で生きていくことを学ばなければならない。食物アレルギーは重荷になる。ストレスばかりだ。子どもが引け目を感じたり、のけ者にされたりすることもあれば、親が不安のあまり過保護になることもある。

また、大人になって新たに食物アレルギーと診断されれば、思いがけない形で一変した晩年を過ごさなければならなくなる。食物アレルギーに合わせて生活を調節することができないわけではない。だがもし選べるのなら、大半の人は食物アレルギーのない人生を選ぶだろう。

食物アレルギー治療の新時代が到来し、食物アレルギーを克服する治療法が登場した背景には、そのような事情がある。アレルゲンの早期導入だけではない。いままでは世界中の先駆的な研究者たちが、免疫システムをゆっくりと確実に再教育するアプローチにより、食物アレルギーの治療に革命をもたらしている。経口免疫療法と呼ばれるこのアプローチは、誰もが利用できる現実的な療法へと急速に進化を遂げ、食物アレルギーとともに生きる人々の生活を一変させつつある。刺激的な新療法がせきを切ったように次々と現れ、食物アレルギーの世界を改善していく流れのなかで、この経口免疫療法はその最前線にあると言っていい。

本章では、免疫療法の仕組みを説明し、その効果を示す証拠を提示する。まずは研究の歴史を概観し、免疫療法（ＩＴ）、そのなかでも特に経口免疫療法（ＯＩＴ）の効力を示唆した初期の小規模な研究を紹介する。その後、免疫療法の効果を証明し、その療法の改善に貢献したランダム化比較試験や、経口免疫療法をバイオ医薬品と組み合わせ、その効果をさらに高めた研究を取り上げる。そしてさらに、舌下免疫療法（ＳＬＩＴ）や経皮免疫療法（ＥＰＩＴ、パッチ療法とも呼ばれる）など、そのほかの免疫療法についても解説する。これらの療法も、仕組みはやや異なるものの有意義な成果を生み出している。

こうしたデータを大量に収集し、食物アレルギー患者の治療に役立てることができたのは、過去十数年にわたり臨床試験に参加してきた無数の勇敢な患者や家族のおかげである。これらの人々が臨床試験からどれだけの恩恵を受けたにせよ、この分野に計り知れない貢献をしたことに違いはない。

読者が本章を読み終えるころには、食物アレルギーを克服する免疫療法プログラムにまつわる研究に精通していることだろう。食物アレルギーの新たな世界は、こうした研究（本書に記載した研究以外にも多くの研究がある）を土台にしている。そのため本章は、その新たな世界のガイドブックと考えてもらっていい。新たな世界のすべてを知っていなくても、その世界を存分に活用することはできる。だが、持っている知識が多ければ、それだけ自分の判断に自信が持てるようになる。

ここで少し臨床試験について説明しておこう。臨床試験では、実験的な治療法について徹底的な検査を行なう。一般的には、以下の3つのステップを踏む。

第一相試験では、新薬などの新たな治療法が安全かどうかをテストするため、小規模な試験を行なう。第二相試験では、試験の規模をさらに広げるが、たいていは一施設内で行なわれる。これにより、この治療法がコストのかかる大規模な試験を行なうに値するかどうかを判断する。そして第三相試験では、まさにそのコストのかかる大規模な試験を行なう。この試験は、複数のセンターで多くの患者を参加させて行なわれる場合が多い。患者を実験的な治療法と従来の標準的な治療法に無作為に振り分け、両治療法の成果を比較する（標準的な治療法が存在しない場合は、プラセボ群と比較する）。

患者は普通、自分たちがどちらの治療を受けているのかを知らない。試験を主導している医師も同様である。こうすることで、結果に対するあらゆる先入観を排除できる。第二相試験や第三相試験を二重盲検ランダム化試験で行なったという場合、これは、どの患者がどの治療を受けているのかを誰も知らず、治療法の振り分けを無作為に行なったという意味である。この第三相試験の試験結果をもとに、新薬などの新たな治療法の一般使用が承認される。

免疫療法とは？

免疫療法（ＩＴ）はしばらく前から存在する。第5章の冒頭で紹介した１９０８年の事例を思い出してもらいたい。アルフレッド・スコフィールド医師は、13歳の少年にまずは微量の卵を与え、その量を6カ月にわたり徐々に増やしていくことで、その卵アレルギーを治療した。これこそまさに経口免疫療法（ＯＩＴ）である。このような脱感作療法は、何世紀も前から行なわれている。

たとえば、紀元前１２０年から前63年までアナトリア地方北部を支配したミトリダテス六世は、ヒ素などのさまざまな毒物を少量混ぜた薬を調合して飲み、敵が使いそうな毒に反応しない体をつくりあげていた。また、薬の投与により呼吸器系アレルギー患者を脱感作する治療法は、１９１１年に始まっている。それでも、免疫療法が食物アレルギーに効果があるのかどうか、もしあるのならそれをどのような形で行なえばいいのかを解明しようと免疫学者たちが努力を傾けるようになったのは、ほんの数十年前からである。

免疫療法は、食物アレルギーを発症させる免疫の仕組みをもとにしている。これまでの章で説明してきたように、免疫システムは、食物のなかのタンパク質を有害なものと誤認すると、その食物に対してアレルギー反応を引き起こす。誤認する理由については、いまだ解明されていない（その食物に触れる時期が遅れたから、口からでなく乾皮症や皮膚炎を患った皮膚を通じて食物タンパク質に接したから、生活環境が過度に衛生的になったから、抗生物質を過剰に使用するようになったから、などの理由が考えられている)。

いずれにせよ、何らかの理由により免疫システムは、特定の食物タンパク質に特異的に反応するＩｇＥと呼ばれる抗体を生み出す。ピーナッツ特異的ＩｇＥ、卵特異的ＩｇＥ、ごま特異的ＩｇＥなどが生成されると、これらのタンパク質が体内に入ってくるたびに、その抗体が行動を起こす。動員されたＩｇＥ抗体は、抗原と呼ばれる食物タンパク質のある部位と結合する。するとそれを機に、有害物の除去に向けたさまざまな反応を引き起こす。

ただしその有害物は、実際には有害ではない。そのため抗体の反応は、むしろ人間に害を及ぼすことになる。特定の食物に不耐性を示す免疫システム内の仕組みには、数えきれないほどのプロセスが関係しており、きわめて複雑な様相を呈している。だがこれまでの研究により、タンパク質特異的ＩｇＥが、かなり信頼のおける食物アレルギーの指標になることは確認されている。つまり、タンパク質特異的ＩｇＥがある程度存在すれば、そのタンパク質を含む食物にアレルギー反応を示すようになると考えられる。

免疫療法の基本原理は、タンパク質が体内に入ってきても、そのタンパク質に特異的に反応するＩｇＥ抗体をつくらないよう免疫システムを再教育できるという点にある。研究者たちはいまも、その詳細な仕組みの解明に積極的に取り組んでいるが、これまでに以下のような事実が明らかになっている。

まずは、少量のアレルゲンを徐々に摂取すると、ＩｇＧ４と呼ばれる別種の抗体が生成される。実際、ピーナッツアレルギーを治療する免疫療法の研究により、IgG4が著しく増加することが確認されている。IgG4は、ターゲットとなるタンパク質と結合しようと、IgEと競い合う。IgG4が先にそのタンパク質と結合してしまえば、IgEはもはやそのタンパク質と結合できない。その結果、アナフィラキシー状態に陥りかねない反応の連鎖も始まらない。

このようにIgG4には、攻撃を始めるのではなく抑制する効果がある。また、免疫療法を受けると、制御性T細胞（Tレグ細胞）の数が増えるとも言われている。この細胞には、免疫システムを制御し、食物アレルギーと関係が深い自己免疫疾患を予防する働きがある。さらに、免疫療法には2型ヘルパーT細胞（Th2細胞）の量を減らす効果もあるようだ。これも、食物アレルギーの発症にかかわる免疫システムの一要素である。

もちろん、免疫療法を受けている間に免疫システムがどのように自分を再調整していくのかを理解していなくても、免疫療法の効果に変わりはない。スタンフォード大学だけでも、重度のアレルギー症状から解放された生活を提供しようと、何千人もの子どもや大人にこの治療を行なってきた。

また、筆者のチームは過去15年にわたり、それぞれの症状にふさわしい免疫療法を求め、研究を続けてきた（ピーナッツアレルギーの場合、乳アレルギーの場合、同時に複数のアレルギーを抱えている場合、喘息を伴う場合、大人になって食物アレルギーを発症した場合、好酸球性食道炎を伴う場合など）。なるべく早く、安全かつ恒久的に食物アレルギーを克服できる治療法を見つけるためである。

その結果、免疫療法を受けた多くの患者が、偶然アレルゲンに触れたぐらいでは反応しないレベルの耐性を身につけた。アレルゲンをほかの食べ物並みに食べられるようになった患者もいる。いずれにせよ、免疫療法により人生は一変する。以下でさらに詳しく説明しよう。

免疫療法研究の始まり

第5章で述べたように、20世紀前半の食物アレルギー研究の紆余曲折により、経口免疫療法は勢いを失った。1980年代に入って食物アレルギーの割合が増え始めると、アレルゲンの導入遅延を柱とする提言が主流となった。現在では、これが問題を永続化させた可能性が高いことはわかっているが、当時は食物アレルギーの治療に選択肢などなかった。小児科医もアレルギー医も、提供できるアドバイスを1つしか持ち合わせておらず、食物アレルゲンを避けろと言うだけだった。

そう考えるのも無理はない。問題の食物を食べなければ、それによるアレルギー反応を心配する必要もない。だが言うまでもなく、それであらゆる不安を取り除けるわけではなかった。レストランのコックが、小麦アレルギーの客に断りもなく米粉のめんを小麦粉のめんに変えることもあれば、加工食品メーカーが原材料表示にごまを記載するのを忘れることもある。乳アレルギーの人が、乳製品を含む歯磨き粉を買ってしまうこともあるだろう（歯磨き粉にそんなものが入っていると誰が思うだろう？）。

つまり、そんなアプローチでは、アレルギー患者の人生の責任を負うことなどできない。たとえアレルゲンを完全に回避できるとしても、誰がそんなことをしたがるだろう？　何かほかに方法はないのだろうか？

1970年代前半、ジャンピエロ・パトリアルカというイタリアのアレルギー医が薬剤アレルギーの研究に取り組んでいた。特定の化学物質にアレルギー反応を示すようになる免疫システムの仕組みや、それに対処する方法を知るためだ。薬剤アレルギーは、生死を左右する抗生物質の使用や診断検査の妨げになるため問題視されていた。だがパトリアルカは、アレルギーを引き起こす生物学的仕組みに関する自身の研究に基づき、患者を脱感作することは可能なのではないかと考えていた。実際、さまざまな試みや成功例を提示した事例研究をいくつも公表していた。

その有望な結果を受け、やがてパトリアルカの関心は食物アレルギーへと移っていった。1984年、パトリアルカのチームは、牛乳、卵、魚、オレンジなど、1種類の食物アレルギーを持つ患者19人を対象に、脱感作療法を試してみた。その結果をまとめた論文によると、このアプローチは「規定を忠実に守った患者15人のうち14人で成功を収めた」という。だが、その効果は続かなかった。12カ月もたたないうちに、14人全員が再びアレルギー反応を示した。それに、これは単なる事例報告でしかなかった。つまり、興味をそそる事例を紹介しているだけで、この実験的治療法の大規模な試験へとつながるような厳密なデータを提供するものではなかった、ということだ。

最初の本格的な試験は、１９９０年代後半から始まった。そのころになると脱感作療法は、呼吸器系アレルギーの治療に欠かせないものになっていた。喘息や花粉症の患者はたいてい、間違った行動を起こす抗体を抑制しようと定期的にアレルギー注射を打ってもらっていた。だが、食物アレルゲンを摂取する経口免疫療法は、まだ後れを取っていた。大半のアレルギー医がいまだに、食物アレルギー患者は問題となる食物を避けるしかないと信じていた。

１９９２年にはコロラド州の研究者グループが、ピーナッツアレルギー患者11人を、ピーナッツエキスの注射による治療を受けるグループと何の治療も受けないグループに無作為に振り分けて試験を行ない、その結果を発表した。治療を受けるグループは、最初は少量のエキスから始め、徐々にタンパク質の量を増やしながら、1年間にわたり毎週エキスを注射する。そして6週間後と試験終了後に食物経口負荷試験を行ない、被験者全員に少量のピーナッツを摂取させ、この治療により耐性が改善されたかを確認する。だがこの試験の結果は、一貫性に欠けるものとなった。

治療を受けたグループは、試験開始当初より試験終了後のほうが、ピーナッツに対する耐性が向上しており、皮膚プリックテストで現れる赤い腫れも小さくなっていた。一方、治療を受けていないグループには、いずれの変化も見られなかった。ただし、治療を受けたグループはそれでもアレルギー反応を示し、エピネフリンが必要になるケースもしばしばだった。

以前より多くのアレルゲンを摂取しなければアレルギー反応を起こさなくなったことは間違いないのだが、治療グループの患者6人のうち、まる1年の間毎週注射を受けても問題がなかったのは3人だけだった。

この研究者グループは結局、このアプローチは有望だと判断したが、今後の研究をどう進めていけばいいかについてはわからずじまいだった。それに、この研究では皮下経路（アレルゲンを口から摂取するのではなく注射で体内に送り込む）を使用しているが、同年に行なわれた同じ皮下免疫療法の試験では、被験者一人が調剤ミスにより死亡している。そのため研究者たちは、いずれの試験の結果を見てもこの経路は安全でないと判断し、皮下免疫療法から手を引いた。

経口経路での取り組み

しかし研究者たちはそれから数年もしないうちに、ごく微量の食物アレルゲンを定期的に与え、その量を長期にわたり徐々に増やしていくと、食物アレルギーの治療に劇的な効果があるという仮説に熱を上げるようになった。わずかずつ増やすという慎重なアプローチで十分な成果を手に入れる。それがこの仮説の目指すところだった。

1998年には、パトリアルカのグループがより本格的な研究報告を携えて戻ってきた。

今回は、14人の食物アレルギー患者（うち6人は乳アレルギー、5人は卵アレルギー、2人は魚アレルギー、一人はりんごアレルギー）を脱感作療法で治療し、その結果を、アレルゲンを回避し続けてきた同様の食物アレルギー患者10人と比較している。それによると、口からアレルゲンとなる食物を少量ずつ摂取し、その量を徐々に増やしていくという治療を受けたグループの患者は全員、脱感作した。報告にはこうある。「いまでは治療を受けた患者全員が、有害な作用や予防薬の必要などまったくないまま、いかなる食物にも耐えられる」

この結果を受け、同グループはさらに規模の大きな試験に乗りだし、2003年には経口脱感作療法を受けた食物アレルギー患者59人の研究報告を発表した。この研究の目的は、以下の2つの疑問に答えることにあった。

第一に、患者はこの療法に耐えられるのか、第二に、この療法は患者の免疫システムをどう変えるのか、である。その報告によれば、被験者59人のうち48人が、この試験を最後まで続けることができた。彼らが起こしたアレルギー反応は軽く、エピネフリンが必要になることはなかった。また、IgEの量が減少しており、アレルギーの原因物質に変化があったことがわかった。

次いでドイツから、大きな前進を告げる研究報告があった。2007年、ベルリンの研究者グループが、卵または乳アレルギーの子どもを無作為に選び、特異的経口耐性誘導（SOTI）と呼ばれる治療を受けるグループと、標準的な除去食を摂取するグループに振り分けて試験を行なった。SOTIグループは、規定の療法に従い、家で毎日アレルゲンを摂取する。そしておよそ21カ月後にSOTI療法を終えたら、2カ月間アレルゲンを抜いた食事をし、その後全員に食物経口負荷試験を受けてもらう。この試験の結果、SOTIグループの25人のうち9人が、食物アレルギーを完全に克服した。

また、同グループのうち3人は、定期的に少量のアレルゲンを摂取し続けている場合にかぎり、そのアレルゲンへの耐性をつけることができた。さらに、同グループのなかの4人はアレルギー症状が軽くなった。興味深いのは、除去食グループの20人のうちの7人もまた、試験終了後にIgEの量が減り、アレルゲンへの耐性を身につけていたことだ。だがこれはおそらく、自然に耐性が増したためだと思われる。

研究者グループは結局、SOTIグループに効果があったと結論づけた。同グループの子どもは、アレルギー反応に至る閾値が高くなり（アレルゲンを以前より多く摂取できるようになった）、偶然アレルゲンを摂取したあとに重篤なアレルギー反応を示す割合も格段に下がったからだ。

そのころになると、せきを切ったように医学雑誌に免疫療法の研究報告があふれ返るようになった。毎年のように新たな新事実がもたらされた。新たな報告があがるごとに、免疫療法の未来を明るく照らす根拠が積み上がっていった。

多くの研究は、牛乳や卵、ピーナッツなど、個々の食物アレルギーに焦点を絞って行われていたが、こうした当初の研究を通じて、次第に免疫療法の一般的なプロセスが確立されていった。それは基本的に、4つのステップから成る。

第一に、患者が耐えられるアレルゲンの最大投与量を把握する。第二に、この最大投与量から治療を始め、試験開始時に設定した維持投与量まで、徐々に投与量を増やしていく。第三に、一定期間この維持投与量の投与を続ける。そして最後に、食物経口負荷試験を行ない、患者の免疫システムがアレルゲンへの耐性を獲得できているかどうかを調べる。場合によっては、耐性が持続するかどうかを確認するため、一定期間アレルゲンを食事から完全に排除するステップを設けることもある。

食物が薬になる

ここで「投与」という言葉が使われていることに注意してもらいたい。経口免疫療法では、食物は薬として扱われる。被験者は、ごく微量だとはいえ食物を食べているのではなく、薬を飲んでいるのである。この療法では一般的に、プリンやアップルソースに混ぜやすい粉末状のアレルゲンが薬となる。

実際アレルゲンは、ほかの物質が混じることのないように、滅菌された食品庫や冷蔵庫に保管される。また、実験室用のはかりで厳密に量を測定して投与される。汚染を防ぐため、調達先も特定の販路に限定される。

たとえばショーン・N・パーカー・アレルギー・喘息研究センターでは、カシューだけを生産している農場からカシューナッツの粉末を購入している。再現可能な信頼できるデータを取得するには、こうした手続きが欠かせない。食物アレルギー疾患全般に応用できる最適な経口免疫療法を求める研究には、最高の水準が求められる。

そもそも経口免疫療法の臨床試験を行なうのは、FDAに承認され、世界中の病院で採用され、保険の適用を受けられる療法を確立するためだ。そのためには、がんの新薬や糖尿病の新たな治療法の研究と同じぐらい慎重に、研究を進める必要がある。経口免疫療法は、紛れもない医療行為である。

当初は乳アレルギーの研究で有望な結果が相次いだ。たとえば、ロバート・ウッド率いるジョンズ・ホプキンス大学の研究チームが、乳アレルギーの子ども20人を無作為に選び、経口免疫療法グループとプラセボグループに振り分けて試験を行なったところ、経口免疫療法グループの子どもの耐性が大幅に向上した。この試験では、治療開始日に各被験者の開始投与量（アレルギー反応を起こす閾値の量）を特定し、それから8週の間に投与量を500ミリグラムまで増やしていき、その後の3、4カ月にわたりその量を維持した（一人は、投与量が増えると皮膚炎を発症するようになったため試験を途中で終えた）。

この試験がとりわけ重要なのは、試験終了後に二重盲検法による食物経口負荷試験を行なった初めての経口免疫療法試験だったことだ。つまり、どの試験結果がどちらのグループのものなのか、研究者にも家族にもわからない。こうすれば、子どもの反応や医師の解釈に影響を及ぼす先入観を排除できる。この試験の結果、アレルギー反応を引き起こすことなく摂取できた乳タンパク質の量は、プラセボグループではおよそ40ミリグラムだったのに対し、経口免疫療法グループの19人ではおよそ500ミリグラムに及んだ。

とはいえ、この試験が何の問題もなく終わったわけではない。経口免疫療法グループの子どもは、何らかのアレルギー症状を示していた。ただし、たいていは口がかゆくなったり腹痛を起こしたりする程度で、複数の症状を示す重篤なアレルギー反応はほとんどなかった。

ほかの研究も、経口免疫療法の発展を後押しした。スペインのある研究では、試験に参加した2歳児60人のほぼ全員が、牛乳の完全脱感作に成功した。乳アレルギーの小学生を対象にしたフィンランドの研究では、試験終了後には被験者のほぼ全員が牛乳への耐性を獲得し、それから3年が過ぎてもまだ耐性を維持していた。こうして2014年末までに、少なくとも278人の乳アレルギーの子どもが経口免疫療法試験を受け、試験終了までにその84％が脱感作を実現した。

また、スペインの研究者グループが、複数のアレルギーを持つ患者やアナフィラキシーを経験したことのある患者は、経口免疫療法試験の間に重度のアレルギー反応を示すリスクが高くなることを確認した。これにより、試験中に起きるかもしれない問題に関する医師や患者の知識も増えた。

乳アレルギーに関する試験同様、卵アレルギーに関する初期の経口免疫療法試験も、小規模だが有望な成果が続いた。7人の子どもを対象にした2007年の試験では、試験終了時には被験者全員が試験開始時に比べ、より多くの卵タンパク質を摂取できるようになり、偶然アレルゲンに接したぐらいではアレルギー反応を示さなくなった。

２０１０年に日本で行なわれた試験でも、重度の卵アレルギーを持つ7歳から12歳までの子ども６人に経口免疫療法を行ない、全員の脱感作に成功した。それから1年が過ぎても、６人全員がアレルギー反応を示すことなく卵を1個以上食べることができたという。

また、この試験の1年後にはスペインの研究チームが、5歳から17歳までの卵アレルギーの子ども23人を対象にした試験結果を報告している。それによると、重度のアレルギー反応を示すことなく毎日加熱した卵をまる1個食べられるようになった子どもが20人を数えた。しかもそのうちの14人は、そうなるまでに5日もかからなかった。さらに、それから6カ月が過ぎてもまだ卵への耐性が続いていたという。こうして２０１４年までに、卵アレルギーの経口免疫療法試験に参加した１６５人の子どものうち、81％にあたる１３２人が脱感作に成功した。

２０１７年には、フランスの研究者グループからの報告もあった。卵アレルギーの子ども84人を、経口免疫療法グループとアレルゲン回避グループに無作為に振り分けて試験を行なったところ、試験終了後の食物経口負荷試験で卵にアレルギー反応を示した子どもは、アレルゲン回避グループが40人だったのに対し、経口免疫療法グループは25人だけだった。

当然ピーナッツアレルギーについても、経口免疫療法で免疫システムを再教育できるかどうかを確認しようとする研究者が大勢現れた。このアレルギーでもやはり、アーカンソー大学のステイシー・ジョーンズとノースカロライナ大学のウェズリー・バークスが行なった試験を皮切りに、希望を抱かせる試験結果が相次いだ。

２００９年に報告された小規模な経口免疫療法試験では、４人の子どもがピーナッツアレルギーを完全に克服し、試験終了時にはピーナッツを10個も食べられるようになった。これは、試験開始時の摂取許容量の４７８倍にも及ぶ量である。またアーカンソー州では、ピーナッツ粉３００ミリグラムを最大２年間投与する試験が行なわれ、登録した1歳から16歳までの子ども28人のうち、20人がピーナッツに耐性を示すようになった。試験終了時にはほとんどの子どもが、何のアレルギー症状もなく３９００ミリグラムのピーナッツタンパク質を摂取できるようになったという。

数年後には、ピーナッツの経口免疫療法が危険かどうかを確認する、国境を越えた取り組みが実現した。アメリカとイスラエルの5つの機関が協力し、合計３５２人の患者に、ピーナッツそのもの、ピーナッツバター、ピーナッツ粉のいずれかを使った経口免疫療法試験を実施した。その結果、累計24万３５１回のアレルゲン投与のうち、エピネフリンが必要になるほど重度なアレルギー反応が生じたケースは95回だけだった。被験者の85％にあたる２９８人は、維持投与量を問題なく摂取できた。

この試験により、以下の2点が明らかになった。第一に、経口免疫療法はピーナッツアレルギーの治療にも効果があること、第二に、経口免疫療法はきちんとした医療施設で専門の医師によって行なわなければならないことである。こうして２０１４年末までに、少なくとも５１６人のピーナッツアレルギーの子どもが経口免疫療法試験を受け、およそ82％が脱感作に成功した。

決定的な臨床試験

こうした集中的な経口免疫療法研究により、医療として利用するための臨床試験を行なう準備が整った。この治療法に効果があることを確実に証明しようとすれば、ランダム化臨床試験の結果を、標準的なアレルゲン回避アプローチの結果と比較するほかない。過去数年の間に、それを証明する決定的な臨床試験がいくつも行なわれ、食物アレルギー治療の新たな世界を支える土台を形成しつつある。

そのなかでも重視されている臨床試験の1つが、「ピーナッツアレルギー脱感作治療薬AR101経口免疫療法試験（PALISADE）」である。AR101とは、ピーナッツタンパク質粉を主成分とする経口免疫療法薬である。現在ではFDAにより認可され、「パルフォルジア」という商品名で販売されている（本書では「AR101」と呼ぶことにする）。経口免疫療法で使われているほかのピーナッツ粉と何ら変わりはないが、薬として指定されているため、試験でも民間医療施設でも使いやすい。

スタンフォード大学の筆者のチームを含め、およそ70人の研究者が参加する大規模な国際的取り組みとなったこの試験では、4歳から17歳までのピーナッツアレルギーの子どもおよそ500人を、AR101を投与するグループとプラセボを投与するグループに無作為に振り分けた。AR101グループでは、投与量を徐々に増やし、1日あたり300ミリグラムに達したら、その量を24週にわたり投与し続ける。さらに、試験は二重盲検法で行なわれた。つまり被験者も試験者も、誰がピーナッツタンパク質を摂取し、誰がプラセボを摂取しているのかを知らない。

この試験の目的は、危険なアレルギー症状を引き起こすことなく600ミリグラム以上のピーナッツを摂取できるようになる被験者が、両グループにどれだけいるかを確認することにある。その結果は、2018年に《ニュー・イングランド・ジャーナル・オブ・メディシン》誌に発表された。

それによれば、この治療法は劇的な効果を発揮した。AR101グループに振り分けられた372人のうち250人（67％）が、重篤なアレルギー反応を一切示すことなく600ミリグラム以上のピーナッツタンパク質を摂取できた。

一方、プラセボグループ124人のなかでこの偉業を成し遂げられたのは、わずか5人（4％）だけである。AR101グループはさらに、食物経口負荷試験中に重篤な症状を示す割合も少なく、中程度や軽度の症状を示す割合も少なかった。ちなみに、このPALISADE試験は、アメリカ連邦政府の研究助成金のほか、AR101の製造メーカーであるアイミューン・セラピューティクスの資金援助も受けている。だからといってデータの厳密性が損なわれるわけではないが、研究の成果を確認する際には、問題になりそうな事実を理解しておくことも重要である。

当時5歳だったローニン・フィッシャーも、この試験に参加した。ローニンは生後18カ月のときにピーナッツバターを食べて嘔吐し、ピーナッツアレルギーと診断された。父親のマサの話によると、それを機に家族の生活は劇的に変わったという。息子の託児所や幼稚園にはナッツフリーのところを選んだ。偶然アレルゲンが紛れ込むことのないよう日常生活を改めた。実家や親戚を訪問するときには事前に念を押した。

「特別なクラブにでも入ったような感じだった」とマサは言う。試験が始まったときには、ローニンの家族も試験者チームも、ローニンがどちらのグループに含まれているか知らなかったが、それでも家族は試験をまじめにこなした。6カ月後、ようやくローニンの試験内容が明かされてみると、ローニンはAR101グループに振り分けられており、いまでは300ミリグラムのピーナッツを摂取できるようになっていた。その後も非盲検で試験は続けられ、ローニンは引き続きAR101の投与を受けた。それでも両親は、アレルギーから完全に解放されるところまで望んでいるわけではないらしい。マサは言う。

「アレルギーを完全に克服できなくても、免疫反応が低下してくれればいい。いまだにエピネフリンを持ち歩き、原材料を尋ねているからね」。息子が10代になり、一人でアレルギーを管理しなければならなくなる数年先が心配だという。だがそんな両親も、ローニンが偶然ピーナッツに触れても以前ほどアレルギー反応を示さなくなったことを喜んでいる。マサはこれを食物アレルギー患者全体に対する朗報だと考え、こう述べている。「ピーナッツアレルギーを持つほかの人にも、これなら可能性がある」

さらにもう1つ、基幹的な研究となった臨床試験を挙げておこう。NIAIDの資金援助により行なわれた「安全性・有効性・発見に関するピーナッツアレルギー経口免疫療法試験（POISED）」である。この試験の目的は、経口免疫療法試験でピーナッツの脱感作に成功した患者が、その脱感作状態を維持するため、その後もピーナッツの摂取を続ける必要があるかどうかを確認することにある。

スタンフォード大学の筆者のチームが実施したこの試験では、7歳から55歳までのピーナッツアレルギー患者120人が被験者となった。そのうち95人は、毎日ピーナッツを摂取し、その摂取量を徐々に4グラムまで増やしていく。残りの25人は、オート麦粉でつくられたプラセボを摂取する。すると2年後には、ピーナッツグループの84％が、ピーナッツタンパク質を安全に摂取できるようになった。それに対し、プラセボグループでは、安全に摂取できるようになったのは4％だけだった。

ピーナッツグループに参加していた被験者のなかに、1歳のときに複数の食物アレルギーがあると診断されたアンドリュー・シャッツがいた。アンドリューは成長を重ねるうちに牛乳や卵には耐性を示すようになったが、ピーナッツに対してはいつまでも耐性がつかなかった。テストでアレルギーと診断されたため、生まれてからずっとピーナッツに触れることなく過ごしていたのだが、小学校に通うようになったある日、事件が起きた。

アンドリューはそのとき、友だちとプロレスごっこをして遊んでいた。その友だちが昼に食べたピーナッツバターが、服か顔のどこかについていたに違いない。やがてアンドリューの唇が腫れ、通常の3倍ほどにふくれあがった。おそらくは、そのタンパク質が唇を軽くかすめたのだ。アンドリューはそのタンパク質を飲み込んでさえいなかったに違いない。

アンドリューの両親ピートとレイラーニが息子をPOISED試験に参加させたのは、その事件から間もなくのことだった。最初は4ミリグラムの摂取から始まったが、それでもアンドリューの舌はひりひりし、かゆくなった。

だが、2年の間2週おきに病院に通って徐々に摂取量を増やしてもらうと、やがては懸念すべき症状もないまま毎日4グラムを摂取できるようになった。その後もこの耐性を維持するため、毎晩午後10時15分にピーナッツを1つ飲み込んでいる（味が嫌いなためかまないのだという）。もうピーナッツバターに偶然触れることを怖れる必要もない。現在16歳のアンドリューは、最近になって運転免許を取得した。そうなると行動範囲が広がり、もはやどこに行って何を食べようが、親の監視が行き届かなくなる。だが、経口免疫療法のおかげで「心の底から」安心できるようになったとピートは言う。「夜もぐっすり眠れるよ」

だが、こうした結果は喜ばしいものの、耐性を持続させる方法を解明しなければならない。2年間の試験後、この脱感作状態は永久に続くのか？　それとも、アレルギーを再発させないためには、ずっとピーナッツを摂取し続けなければならないのか？　その回答を見出すため、研究チームはピーナッツグループにいた全員を、その後も毎日ピーナッツタンパク質を300ミリグラム摂取するグループとプラセボグループに無作為に振り分けた。こうして1

年後に調べてみると、摂取を継続していた被験者の37％が、いまだアレルギー症状を示さないままだった。

ちなみに、プラセボグループでアレルギー症状を示さなかったのは13％である。摂取を継続したグループはまた、血中のＩｇＥ抗体の量など、アレルギーの指標となるさまざまな数値も低かった。いずれにせよ、この試験を終えた被験者の多くが、いまも毎日ピーナッツを食べている。１個で十分な人もいれば、毎日数個食べている人もいる。ピーナッツM&M'Sを毎日食べて耐性を維持しているという人も多い。それが薬のような役目を果たしているわけだ。免疫システムを脱感作するための最良のプログラム、その結果を維持するための最善の方法を解明する研究は、いまも続いている。

免疫療法と薬剤を組み合わせる

経口免疫療法の研究が進むにつれ、その療法に加えて薬も投与すればさらにいい結果が得られるのではないかと考えられるようになった。この20年の間に、製薬会社や学術機関の研究により、免疫システムの重要な要素をターゲットにした新薬が開発されてきた。それを免疫療法と組み合わせれば、食物アレルギーの治療にプラスの効果があるのではないかと考えるのも、当然といえば当然である。だが、それを確実に判断するためには、やはり臨床試験が必要になる。

筆者のチームは、このアイデアを試してみようと、オマリズマブという薬と経口免疫療法を組み合わせて複数の食物アレルギーを治療する小規模な臨床試験を行なった。オマリズマブは、アレルゲンへの感受性を低下させるために開発されたモノクローナル抗体で、喘息の治療薬として処方される。IgE抗体と結びつき、アレルギー反応のもとになるさまざまな事象の発現を抑制する。これまでもドナルド・レオンらのチームが、ピーナッツアレルギー患者にオマリズマブを投与し、食物経口負荷試験で摂取できるピーナッツタンパク質の量を増やすのに成功した事例がある。

そこで筆者のチームは、それらの情報をもとに新たな試験計画を策定した。牛乳に強いアレルギー反応（じんましん、嘔吐、アナフィラキシー）を示した経験があり、IgE抗体の量が多い子ども11人に、9週間にわたりオマリズマブを投与する。その後、経口免疫療法に移行するが、オマリズマブの投与はさらに7週にわたり継続する。経口免疫療法では最初の日に、粉乳の投与量を0・1ミリグラムから1000ミリグラムまで増やす。そのまま毎日投与を続け、最大11週の間、毎週投与量を増やしていく。この試験の結果、10人が試験を最後まで終えた（一人は、経口免疫療法の初日に強いアレルギー反応を示したため試験継続を中止した）。そしてそのうち9人が、2000ミリグラムの粉乳を問題なく摂取できるようになった。それどころか試験終了後、食事中に通常量の牛乳を摂取してもアレルギー反応を示さなかった。残りの一人も、その半分ほどの量については耐性を身につけていた。

パルフォルジア(AR101)を使ったピーナッツアレルギー経口免疫療法	試験終了時には29人中23人が、443mgのピーナッツタンパク質への耐性を獲得した(プラセボ群は26人中5人)。また18人が、1043mgのピーナッツタンパク質への耐性を獲得した(プラセボ群は0人)。
経口免疫療法群とプラセボ群を比較するランダム化二重盲検試験	
パルフォルジア(AR101)群29人、プラセボ群26人	Bird JA, et al. J Allergy Clin Immunol Pract, 2018.
日本の子どもに対するピーナッツアレルギー経口免疫療法	経口免疫療法を終えてから2年後、22人中15人がまだ795mgのピーナッツタンパク質への耐性を維持していた。プラセボ群で同様の食物経口負荷試験に成功したのは2人だけだった。
経口免疫療法の単群試験。比較のため過去の試験のプラセボ群のデータを使用。	
経口免疫療法を受けたのは22人、過去の試験のプラセボ群は11人	Nakagura K, et al. Int Arch Allergy Immunol, 2018.
3〜17歳の子どもに対するピーナッツアレルギー低用量経口免疫療法	最終的な食物経口負荷試験で、300mg以上のピーナッツタンパク質への耐性を示したのは、経口免疫療法群では31人中23人、プラセボ群では31人中5人だった。また、4.5gのピーナッツタンパク質への耐性を示したのは、経口免疫療法群では31人中13人、プラセボ群では1人だった。
維持投与量125mgまたは250mgの経口免疫療法群とプラセボ群を比較するランダム化試験	
経口免疫療法群31人、プラセボ群31人	Blumchen K, et al. J Allergy Clin Immunol, 2019.
AR101(パルフォルジア)経口免疫療法	最終的な食物経口負荷試験で、600mg以上のピーナッツタンパク質への耐性を示したのは、経口免疫療法群では372人中（4〜17歳）250人、プラセボ群では124人中（若者ばかり）5人だった。この臨床試験はPALISADE試験と呼ばれ、FDAのAR101承認を決定づける試験となった。
経口免疫療法群とプラセボ群を比較する大規模なランダム化第三相試験	
登録者551人中、4〜17歳の496人が試験に参加した。経口免疫療法群372人、プラセボ群124人	Vickery BP, et al. N Engl J Med, 2018.
ピーナッツアレルギー経口免疫療法	104週目に4000mgのピーナッツタンパク質を安全に摂取できたのは、第1群では60人中51人、第2群では35人中29人、プラセボ群では25人中1人だった。117週目には、第1群はピーナッツを摂取しないで13週間を過ごしたにもかかわらず、60人中21人がまだ4000mgの同タンパク質への耐性を維持していた。第2群では35人中19人が同様の結果を示している。試験が終了する156週目にいまだ4000mgの同タンパク質への耐性を維持していたのは、第1群では60人中8人、第2群では35人中13人だった。
経口免疫療法群とオート麦粉によるプラセボ群を比較するランダム化試験	
104週目まで最大4000mgの経口免疫療法を受けた後にピーナッツを回避するグループ(第1群)60人、104週目まで最大4000mgの経口免疫療法を受けた後に毎日300mgのピーナッツを摂取するグループ(第2群)35人、プラセボグループ(第3群)25人	Chinthrajah RS, et al. Lancet, 2019.

第1段階：経口免疫療法群39人、ピーナッツ回避群46人。第2段階：ピーナッツ回避群の45人が経口免疫療法に移行。	Anagnostou K, et al. Lancet, 2014.
ピーナッツアレルギー経口免疫療法+プロバイオティクス	経口免疫療法群31人中28人が試験を完了した。ピーナッツタンパク質4000mgへの無反応を維持できた(試験終了後もアレルギー反応を示さなかった)のは、経口免疫療法群では28人中23人、プラセボ群では1人だった。
経口免疫療法+プロバイオティクス(ラクトバチルス・ラムノースス)群とプラセボ群を比較するランダム化二重盲検試験	
各群31人	Tang ML, et al. J Allergy Clin Immunol, 2015.
ピーナッツアレルギー経口免疫療法+オマリズマブ	経口免疫療法開始時、摂取可能なピーナッツタンパク質の量は、オマリズマブ群が最大250mg 、プラセボ群が最大22.5mgだった。経口免疫療法後は、オマリズマブ群の23人が4000mgのピーナッツタンパク質を摂取できた。プラセボ群でそれができたのは1人だけである。
被験者を無作為にオマリズマブ群とプラセボ群に振り分け、後に被験者全員に経口免疫療法を受けさせる。	
オマリズマブ+経口免疫療法群29人、プラセボ+経口免疫療法群8人	MacGinnitie AJ, et al. J Allergy Clin Immunol, 2017.
生後9～36カ月の幼児に対するピーナッツアレルギー経口免疫療法	試験終了後の食物経口負荷試験で、29人が5gのピーナッツタンパク質への持続的な無反応を達成した(試験終了から4週間後も耐性を維持できた) 。内訳は、低用量群20人中17人、高用量群17人中12人である。
ピーナッツアレルギー検査で陽性と診断された幼児を、低用量経口免疫療法群(300mgまで)と高用量経口免疫療法群(3000mgまで)に無作為に振り分ける。	
参加者計37人。低用量群20人、高用量群17人	Vickery BP, et al. J Allergy Clin Immunol, 2017.
中程度～重度アレルギーの6～18歳の子どもに対するピーナッツアレルギー経口免疫療法	試験終了時の食物経口負荷試験で、5gのピーナッツタンパク質への耐性を獲得していたのは、経口免疫療法群では39人中26人、プラセボ群では0人だった。
経口免疫療法群とプラセボ群を比較するランダム化二重盲検試験	
経口免疫療法群39人、プラセボ群21人	Kukkonen AK, et al. Acta Paediatr, 2017.
ピーナッツアレルギー経口免疫療法+プロバイオティクス試験の追跡調査	最初の試験から4年後、まだピーナッツを摂取していたのは、経口免疫療法群では24人中16人、プラセボ群では24人中1人だった。4年後に受けた食物経口負荷試験で、4gのピーナッツタンパク質への無反応を維持していたのは、経口免疫療法群では12人中7人、プラセボ群では15人中0人だった。
経口免疫療法+プロバイオティクス試験の4年後に、被験者のアレルゲン耐性を評価する。	
最初の試験では、経口免疫療法群24人、プラセボ群24人。4年後には、経口免疫療法群の12人、プラセボ群の15人が二重盲検法による食物経口負荷試験を受けた。	Hsiao KC, et al. Lancet Child Adolesc Health, 2017.

ピーナッツアレルギー経口免疫療法に関する主な試験の概要

テーマ	試験方法	被験者数	結果	出典
ピーナッツアレルギー経口免疫療法	経口免疫療法だけの単群試験	28人	20人が試験を完了した。試験の初期、初めて摂取量を増やしたときにはアレルギー反応がよく見られたが、家で摂取しているときにはアレルギー反応はほとんどなかった。	Hofmann AM, et al. J Allergy Clin Immunol, 2009.
ピーナッツアレルギー経口免疫療法	経口免疫療法だけの単群試験	29人	8カ月間の試験終了後の食物経口負荷試験で、27人が3.9gのピーナッツを安全に摂取できた。	Jones SM, et al. J Allergy Clin Immunol, 2009.
ピーナッツアレルギー経口免疫療法	経口免疫療法群とプラセボ群を比較するランダム化試験	経口免疫療法群19人、プラセボ群9人	アレルギーの副作用のため、経口免疫療法群の3人が早々に試験を中止した。経口免疫療法群では、1年間の試験後、残りの16人全員が5000mgのピーナッツ粉(ピーナッツおよそ20個分)を摂取できた。一方、プラセボ群の被験者が摂取できたのは、平均280mgだった。	Varshney P, et al. J Allergy Clin Immunol, 2011.
ピーナッツアレルギー経口免疫療法	高用量経口免疫療法の単群試験	22人	6週間後、22人中12人が2.6gのピーナッツタンパク質を摂取できた。30週間後には、16人が6.6gのピーナッツタンパク質を摂取できた。	Anagnostou K, et al. Clin Exp Allergy, 2011.
ピーナッツアレルギー経口免疫療法+オマリズマブ	オマリズマブ投与と経口免疫療法を組み合わせた単群試験	13人	試験終了後の食物経口負荷試験で、12人が8000mgのピーナッツ粉を摂取できた。試験開始時に摂取できた量の最大400倍である。ただし2人に、治療を要する重度のアレルギー反応があった。	Schneider L, et al. J Allergy Clin Immunol, 2013.
ピーナッツアレルギー経口免疫療法	経口免疫療法の単群試験	39人	24人が試験を完了した。試験終了から1カ月後の食物経口負荷試験では、12人が5000mgのピーナッツ粉を摂取できた。これは、経口免疫療法が終了したあとも脱感作状態が続いていることを示唆している。	Vickery BP, et al. J Allergy Clin Immunol, 2014.
ピーナッツアレルギー経口免疫療法	経口免疫療法群とピーナッツ回避群を比較するランダム化試験。ピーナッツ回避群は6カ月後に経口免疫療法群に移行できる。		6カ月後、1400mgのピーナッツタンパク質を安全に摂取できたのは、経口免疫療法群では39人中24人、ピーナッツ回避群では46人中0人だった。第2段階では、経口免疫療法に移行した45人中24人が、1400mgのピーナッツタンパク質に対する耐性を身につけた。試験終了から26週間後でも、ほぼ全員が800mgのピーナッツタンパク質を摂取できた。	

この結果を受けて実施した1回目の第一相試験は、牛乳、卵、ピーナッツ、ナッツ、穀物、ごまのなかで2〜5種類のアレルギーを持つ患者25人を対象に行なった。8週間オマリズマブを投与した後、それぞれのアレルギーに合わせた経口免疫療法を追加し、8週にわたり薬投与と経口免疫療法を続けた後、さらに経口免疫療法だけを8週間行なう。その結果、被験者が何度かアレルギー反応を示したことがあったが、ほとんどが軽度か中程度で、エピネフリンが必要になったのは1回だけだった。そしてやはり、オマリズマブを併用すると、経口免疫療法が効果を発揮するまでの時間を短縮できるという結論に至った。

これは、きわめて有望な結果と言える。というのは、治療が早く終われば、患者がそれだけ早くアレルギーから解放されるだけでなく、医療費もその分少なくてすむからだ（費用の問題については次章で取り上げる）。2回目の第一相試験は、オマリズマブを使わず、1回目の試験より長い時間をかけて行なったが、やはりこの療法が安全であることが証明された。

本章の冒頭で紹介したテッサも、複数のアレルギーを対象とする試験としては初めてとなるこの試験に参加した。何の断りもなくめんが替わっていたあの事件によりテッサが瀕死の状態に陥って以来、母親のキムはわらにもすがる思いでいたからだ。テッサはこのアレルギーにより、心にも傷を負っていた。せっかく飛び込みの強豪チームに入れたのに、食物アレルギーへの不安から飛び込みをやめた。

キムの話によると、以前友人からピザづくりパーティに誘われたときにこんなことがあった。キムが娘を連れてその友人の家に行くと、キッチンが小麦粉まみれになっていた。それ

ピーナッツ以外の食物アレルギー免疫療法に関する主なランダム化試験の概要		
テーマ	試験方法 被験者数	結果 出典
2〜5種類のアレルギーに対する経口免疫療法+オマリズマブ	2段階に分けて行なう。第1段階では被験者全員（5〜22歳）が、16週目までオマリズマブの投与を受けると同時に、8週目から30週目までそれぞれのアレルギーに合わせた経口免疫療法を受ける。その結果、28〜29週目までに各アレルゲンを1g以上摂取できるようになった被験者をさらに、第2段階としてその後6週間にわたり、各アレルゲンを1g摂取するグループ、各アレルゲンを300mg摂取するグループ、摂取を中止するグループに無作為に振り分ける。	試験終了時（36週目）の食物経口負荷試験で各アレルゲンを2g以上摂取できたのは、2つの摂取群では40人中34人、摂取中止群では20人中11人だった。この結果は、脱感作状態を維持するには摂取を継続したほうがいいことを示唆している。
	第1段階の参加者は70人。第2段階は、1g摂取群19人、300mg摂取群21人、摂取中止群20人	Andorf S, et al. Lancet, 2019.
乳アレルギーの子どもに対する経皮免疫療法	粉乳による経皮免疫療法群とプラセボ群に無作為に振り分ける。	経皮免疫療法群に登録された子どもたちはこの療法に十分耐えることができた。試験開始時には粉乳を1.77mgしか投与できなかったが、90日後には23.61mgまで投与できた。
	生後3カ月から15歳までの子ども18人	Dupont C, et al. J Allergy Clin Immunol, 2010.
卵アレルギー経口免疫療法の長期追跡調査	卵アレルギーの子ども（5〜18歳）を、経口免疫療法群（最大4年間）とプラセボ群（1年以下）に振り分ける。	4年の間、経口免疫療法群の40人中20人が卵に対する無反応を維持した。一方、プラセボ群に22カ月目に食物経口負荷試験を実施したところ、合格者は1人もいなかった。
	参加者計55人。経口免疫療法群40人、プラセボ群15人	Jones S, et al. J Allergy Clin Immunol, 2016.
小麦アレルギー経口免疫療法	患者を1年間、活性小麦グルテンによる経口免疫療法群とプラセボ群に振り分ける。その後の食物経口負荷試験に合格した被験者は、さらに1年間試験を続ける。その時点でプラセボ群の被験者は、経口免疫療法群に移行できる。	1年後に小麦タンパク質を4400mg以上摂取できたのは、経口免疫療法群では23人中12人、プラセボ群では0人だった。2年後に小麦タンパク質を7400mg以上摂取できたのは、経口免疫療法群23人中7人だった。このあと、8〜10週間小麦の摂取を避けた後に食物経口負荷試験を実施したところ、経口免疫療法群の3人が無反応を維持できていた。1年後に経口免疫療法に移行したプラセボ群の21人のうち12人は、1年間の経口免疫療法により小麦の脱感作に成功した。
	総計46人、各群23人	Nowak-Wegrzyn A, et al. J Allergy Clin Immunol, 2019.

を見てテッサはこう言ったという。

「ママ、ここにはいられないよ」

試験の最初のころ、当時9歳だったテッサはひどく怯えていた。この試験では、これまで何度も自分を病院送りにしてきたアレルゲンすべてを一度に、自ら進んで摂取しなければならない。試験を始めるための食物経口負荷試験が夏いっぱいかけて行なわれ、12月から経口免疫療法が始まった。するとと5月になるころには、あらゆるアレルゲンについて維持投与量を摂取できるようになった。カップ半分の牛乳を飲むことも、トースト一枚を食べきることもできた。

「これまでの生活がすっかり変わった」とキムは言う。テッサの変貌ぶりは、《ニューヨーク・タイムズ・マガジン》誌の記事になり、試験終了を祝うパーティで初めてケーキやアイスクリームを味わう姿も紹介された。いまやテッサは、かつて自分の生活を脅かしていたあらゆる食物を自由に食べることができる。友人の家に泊まりに行き、一緒にアイスクリームを楽しんでも何の問題もない。不安をぬぐい去るまでには時間がかかったが、自分の生活を変えてくれた治療法や自分の体をようやく信頼できるようになった。

ところで、オマリズマブを併用したこれらの試験結果を見ると、次のような重大な疑問が浮かんでくる。実際のところ、この薬剤によりどの程度の違いが出るのか？　薬剤を併用すれば本当に効果が上がるのかどうかを確かめるには、同一の試験でオマリズマブを併用した経口免疫療法と併用しない経口免疫療法とを比較してみる必要がある。

そこでスタンフォード大学で行なわれた第二相試験では、複数の食物アレルギーを持つ4歳から15歳までの子ども48人を、オマリズマブを併用して経口免疫療法を行なうグループと、プラセボを併用して経口免疫療法を行なうグループとに無作為に振り分けた。そしてさらに対照群として、12人の子どもを登録した。これは、一切の治療を行なわないグループである。

この試験の結果、36週間後に2グラムのアレルゲンタンパク質への耐性を示したのは、オマリズマブ併用グループでは36人中30人（83％）だったのに対し、プラセボ併用グループでは12人中4人（33％）だった。何の治療も受けない対照群では、耐性に関する大きな変化は見られなかった。つまり、オマリズマブを併用したことで実際に効果が上がったと言える。

免疫療法により生活は改善するのか？

免疫療法を受けても、患者の生活が改善しないのであれば意味がない。それこそが、この療法でもっとも重視すべきポイントであり、食物アレルギーの新たな時代が果たすべき課題だと言える。だが、この療法に「効果」があるとしても、患者の生活を改善しているかどうかまでは判断できない。

そのため、経口免疫療法を受けた食物アレルギー患者が、その疾患を克服して幸福になったかどうかを確認する調査も複数行なわれている。たとえば、２０１９年に結果が公表されたイスラエルでの調査を見ると、経口免疫療法を受けた4歳から12歳までの子ども191人の親は、この治療により子どもの生活の質が変わったと述べている。報告によれば、試験開始当初は生活の質が悪化したという。この療法は意図的にアレルギー反応を起こそうとしているかのように見える側面もあるため、この段階で不安を抱くのも無理はない。だが、摂取量が維持投与量に達するころになると、子どもたちの生活は心情的な面でも社会的な面でも改善した。

またイギリスの研究チームは、ピーナッツアレルギーの子ども99人（7〜15歳）の経口免疫療法試験の一環として、生活の質に関する調査も実施している。12歳以下の被験者の親に、被験者の幸福度を測定するための質問票に答えてもらったのである。その回答を見ると、試験に参加した子ども全員の生活の質が向上しており、プラセボの治療を受けた子どもより経口免疫療法を受けた子どものほうが、やや向上度が高かった。さらに、複数の調査によれば、子どもでも大人でもこの療法により生活の質は改善するようだ。これまでのところ、大人より子どものほうが調査結果がよかったというデータはない。

一度に複数の食物アレルギーの治療を行なうと、生活の質はさらに向上すると思われる。世界中で実施されている複数アレルギーの免疫療法試験により、患者がアレルギー反応を示すすべてのアレルゲンの脱感作が可能なことが証明されている。これは、患者当人にもその家族や友人にも、重大な変化をもたらす。

では、アレルギー患者の世話をする人たちについてはどうだろう？　食物アレルギーの子どもを持つ家庭では、子どもがアレルゲンに偶然触れてしまうこともあるため、大人たちが多大なストレスや不安を抱えている。そこでスタンフォード大学の筆者のチームが、経口免疫療法試験に参加した子どもの親40人以上に、この治療により自分の生活の質が向上したかどうかを確認する調査を行なった。

子どもの耐性が改善された結果、親が子どものためにする選択（ほかの子どもとの交流や外食など）は変わったのか？　調理にかける時間は短くなったのか？　親が予防策を講じなければならない機会は減ったのか？　子どもの食物アレルギーにまつわる不安は多少なりとも解消されたのか？

これらの質問に対する回答は、はっきりとした傾向を示していた。免疫療法を通じて子どもの脱感作に成功した場合、親が抱えていた負担は著しく減少した。ただし、プラセボグループに登録された子どもの親には、それほどの変化は見られなかった。ほかにも同様の調査は複数あるが、いずれも同じ傾向を示している。

とはいえ、免疫療法後の生活に何の気苦労もないわけではない。筆者の研究センターでは、その後もこれまで同様エピネフリンなどのアレルギー薬を持ち歩き、常に警戒を怠らないよう注意を呼びかけている。耐性を維持するためピーナッツなどのアレルゲンを毎日少量摂取する際に、いつ思いがけなくアレルギー反応が起こるかわからないからだ。それでも、免疫システムの脱感作状態を維持するには、毎日少なくとも1個のピーナッツを摂取し続けるのがいちばんいい（一日おきでもいいが毎日のほうがいい）。

経口免疫療法中および同療法後の食物アレルギー患者調査(牛乳、ピーナッツ、卵、ごま、ナッツのアレルギー)	食物アレルギーの経口免疫療法を受けている子ども191人(2～12歳)の親に、治療中と治療後に計4回、食物アレルギーQOL質問票に回答してもらう。	質問票のスコアは、試験を開始してから維持投与量に達するまでの間に著しく改善した。試験開始時にスコアが悪かった患者ほど、試験終了までにスコアが改善される割合が大きかった。
	Epstein-Rigbi N, et al. J Allergy Clin Immunol Pract, 2019.	
ピーナッツアレルギー経口免疫療法+プロバイオティクス	ほかの大規模な試験で治療群とプラセボ群に振り分けられていた51人(治療群24人、プラセボ群27人)を対象に、治療前と治療中と治療後に、食物アレルギーQOL質問票と食物アレルギー自主測定票に回答してもらう。	治療群の被験者からは、治療終了から3カ月後の調査で、生活の質が著しく改善したとの報告があった。12カ月後の調査ではスコアがさらに上がっている。プラスの変化の理由としては、アレルゲンへの無反応が持続しているからと回答している。
	DunnGalvin A, et al. Allergy, 2018.	
ピーナッツアレルギー低用量経口免疫療法	62人の子ども(3～17歳)を、低用量(125mg)の経口免疫療法群、高用量(250mg)の経口免疫療法群、プラセボ群に振り分ける。親に質問票に回答してもらい、生活の質の変化を測定する。	両免疫療法群に振り分けられた子どもの生活の質が著しく向上した。
	Blumchen K, et al. J Allergy Clin Immunol Pract, 2019.	
ピーナッツアレルギー経口免疫療法を受けた子どもと親に対する調査	57人の子どもを経口免疫療法群に、20人の子どもを観察群に無作為に振り分け、治療前および治療終了から1年後と2年後の計3回、子どもと親に小児QOL評価票に回答してもらう。	37人の子どもが試験を完了した。親については、観察群の子どもの親よりも、経口免疫療法群の子どもの親のほうが、生活の質の改善が多く見られた。だが子どもについては、同様の改善は見られなかった。そのため、経口免疫療法による子どもの生活の質の改善を親が過大評価している可能性がある。
	Reier-Nilson T, et al. Pediatr Allergy Immunol, 2019.	

免疫療法が食物アレルギー患者やその家族の生活の質に及ぼす影響に関する主な研究		
テーマ	試験方法	結果
	出典	
乳アレルギーの子どもに対する経口免疫療法	30人の子ども(3～12歳)を治療。治療前と治療終了から2カ月後に、親にQOL(生活の質)質問票に回答してもらう。	経口免疫療法により、子どもにも親にもプラスの心理的効果があった。食物について不安を抱く機会が減り、人づきあいや食事に関する制約が少なくなった。
	Carraro S, et al. Int J Immunopathol Pharmacol, 2012.	
食物アレルギーの子どもの保護者に対する経口免疫療法後調査(ピーナッツ、くるみ、カシュー、ペカン、牛乳、卵、ごま、アーモンド、ヘーゼルナッツのアレルギー)	2種類の臨床試験(経口免疫療法のみと経口免疫療法+オマリズマブ)に参加した子どもの親に、それぞれの食物アレルギーに合わせて作成された健康関連のQOL質問票に回答してもらう。経口免疫療法を受けなかった子どもの親も、対照群として参加させる。	両免疫療法を受けた子どもの親(計40人)からは、治療後に生活の質が改善したとの報告があった。一方、対照群はさほど大きな変化を経験しなかった。
	Otani IM, et al. Allergy Asthma Clin Immunol, 2014.	
ピーナッツアレルギーの子どもに対する経口免疫療法	39人の子ども(7～16歳)を、経口免疫療法群とピーナッツ回避群に振り分ける。回避群は6カ月後に経口免疫療法群に移行できる。試験の開始時と終了時に、7～12歳の被験者の親に、食物アレルギー関連のQOL質問票に回答してもらう。	試験開始時には、経口免疫療法群も回避群も生活の質のスコアは似たようなものだった。試験終了時には両群でスコアの向上が見られたが、経口免疫療法群のほうがやや高かった。
	Anagnostou K, et al. Lancet, 2014.	

これまでのデータを見るかぎり、一般的に経口免疫療法は長期にわたり続ける必要がある。確かに、かつてピーナッツアレルギー経口免疫療法を受けた患者のなかには、まる1年間ピーナッツを摂取していないのに脱感作状態を維持している人もいる。だが、この療法の効果が長期間持続するのかどうかはいまだ研究段階にある。

食物アレルギーの心理的影響については、後の章で詳しく取り上げる。食物アレルギーの子どもやその家族、新たに食物アレルギーと診断された大人が抱える心理的負担について理解することは、きわめて重要である。だがこれまでは、その点をよく理解していない医療関係者が多かった。経口免疫療法の議論を進めるにあたっては、その治療により食物アレルギー患者やその家族のストレスや不安が軽減され、制約から解放されるということにも重大な意味があることを忘れてはいけない。その重要性を証明するデータは十分にある。

ほかの免疫療法

舌下免疫療法

これまでの記述からもわかるように、食物アレルギーの免疫療法試験の大半は経口経路に集中しているが、ほかの経路を用いる免疫療法もある。２０００年代前半には、スペインの研究者グループが初めて舌下免疫療法（ＳＬＩＴ）の試験を行なった。これは、少量のアレルゲンを舌の下に垂らすという方法をとる。

研究者の見解によれば、そうすることで舌の下にある免疫細胞が活性化され、アレルギー反応を抑制する信号が送られるのだという。患者は、舌の下にアレルゲンを数秒間とどめておいてから飲み込むのが一般的である。上記の試験では、子どものナッツアレルギーのなかでも一般的なアレルゲンとされ、ケーキやアイスクリームなどの加工食品によく使われるヘーゼルナッツのアレルギーを対象に、23人の患者を免疫療法グループとプラセボグループに振り分けた。その後、最長３カ月にわたり試験を行なった結果、免疫療法グループの患者はプラセボグループの患者より、はるかに多くのヘーゼルナッツに対して耐性を示すようになった。

この結果を受けてさらなる試験も行なわれている。アメリカ国立衛生研究所が出資する食物アレルギー研究コンソーシアムも、12歳から37歳までのピーナッツアレルギー患者40人を対象に二重盲検ランダム化試験を行ない、毎日舌下免疫療法を受けるグループとプラセボグループとを比較した。

２０１３年に公表されたその試験結果によると、舌下免疫療法を1年間続けたところ、この治療を受けた患者の大半がある程度の脱感作に成功したという。デンバーのデヴィッド・フライシャー率いるこの研究チームはさらに、その2年後まで舌下免疫療法を続けて追跡調査を行ない、大半の患者のアレルギー症状を緩和できたうえに、この治療法の安全性も証明できたと報告している（ただし、この療法をまる3年間続けた患者は少数だった）。

そのほか、ジョンズ・ホプキンス大学の研究チームが、16人の患者を舌下免疫療法グループと経口免疫療法グループに振り分けて比較し、どちらが効果や安全性に優れているかを検証している。その結果によると、ピーナッツアレルギーの治療には経口免疫療法のほうが効果があるものの、同療法には副作用（アレルギー反応）が多く、患者が経口免疫療法試験を続けられなくなるケースが見られたという。

また、ノースカロライナ州の研究チームが、ピーナッツアレルギーの子どもに最大5年間の舌下免疫療法を施し、この療法の長期的効果を検証した。すると試験終了時には、試験に参加した48人の患者のうち、32人が７５０ミリグラム、12人が５０００ミリグラムのピーナッツタンパク質を摂取できるようになった。10人は、持続的な無反応と呼べるレベルにまで達していたという。舌下免疫療法については、さらに多くの試験結果が期待されている。

経皮免疫療法

さらに、経皮免疫療法（ＥＰＩＴ）もある。これは、皮膚にパッチを貼ってアレルゲンを投与し、経口経路とは異なる免疫システムの仕組みを通じて治療を行なう。要するに、食物アレルゲンを食べるのではなく、身につけるのである。さまざまな研究によれば、そうすることで毛胞の下に隠れている免疫細胞が刺激され、アレルギー反応を抑制する信号が送られるのだという。

6歳から50歳までのピーナッツアレルギー患者100人を対象に、アレルゲンのパッチを貼るグループとプラセボのパッチを貼るグループに振り分けて行なった第一相試験では、この実験的治療法が安全であることが確認された。なかにはアレルギー反応を示す被験者もいたが、症状の大半が軽度か中等度だった。ただし、ビアスキンと呼ばれるこのパッチの効果については、さらなる調査が必要と判断された。

それから間もなく、スタンフォード大学を含むアメリカ全土のさまざまな機関の研究者の協力のもと、第三相試験が実施された。4歳から25歳までのピーナッツアレルギー患者74人を対象に、低用量(100ミリグラム)ビアスキンパッチのグループと高用量(250ミリグラム)ビアスキンパッチのグループとプラセボグループとを比較する二重盲検ランダム化試験である。

被験者は、自分がどのグループに含まれているのか知らないまま、1年間それぞれのパッチを適用する。試験終了時に、ピーナッツタンパク質を5044ミリグラム(試験開始時の10倍以上)摂取できれば成功である。試験の結果、この目標に到達したのは、プラセボグループでは25人中3人だったのに対し、低用量パッチグループでは24人中11人、高用量パッチグループでは25人中12人だった。なかでも、11歳未満の子どもの成績がもっともよかった。

また、経皮免疫療法を受けた患者は、試験終了時にIgG4の量が多く、IgEの量が少なかった。これは、免疫システムが再教育されたことを示唆している。ちなみに、副作用は見られたが軽度だった。パッチへのアレルギー反応により危険状態に陥った患者は一人もいない。

第4章の冒頭で紹介したリア・クエラーは、スタンフォード大学で行なわれたこの試験に息子のウィリアムを参加させた。その当時まだ2歳半だったウィリアムには、試験開始時の食物経口負荷試験は辛い経験となった。3時間の間にピーナッツおよそ2個分に相当するピーナッツタンパク質を摂取すると、体を赤く腫れあがらせて嘔吐した。

だがリアは、ピーナッツタンパク質を含むパッチを適用されるかどうかがわからないにもかかわらず、この試験を続けようと決意した。息子にとってピーナッツを怖れる必要のない生活がいかに重要かを知っていたからだ。ただし、息子がパッチをはがそうとするので、それをやめさせるのが大変だった。そのため「ワンジー（上下一体型の幼児用衣服）ばかり着せていた」とリアは言う。

夫婦はまた、ウィリアムがすでにパッチや試験に耐えていることを考慮し、トイレのトレーニングをあと回しにすることにした。そして最初の試験が終わると、今度は間違いなくピーナッツタンパク質を含むパッチの適用を受けながら、治療を3年間継続した。その結果両親は、まだ断言するのは早いかもしれないが、ピーナッツへのアレルギー反応から息子を守るために手間暇をかけただけのかいはあったと心から思えるようになったという。

この治療法は、被験者に要求されることがほとんどない。家で定期的にピーナッツ粉を摂取するよう気をつける必要もなければ、所定の摂取ができなくなるような旅行計画をあきらめる必要もない。もちろん、子どもに嫌な食べ物を食べさせる必要もない。ほとんどの被験者がまる1年に及ぶ治療を続けられたのは、そのためだ。

このパッチ療法は、牛乳などほかの食物アレルギーについても研究が進められている。現在FDAが承認に向けてパッチの検証を行なっているところであり、いずれ治療法の選択肢の1つに加えられることになるかもしれない。

プロバイオティクスと免疫療法の併用

免疫療法にはもう1つ、プロバイオティクスを併用するという手法がある。これまでの研究により、腸内細菌叢と免疫システムとの間に密接なつながりがあることが指摘されている。そのため、経口免疫療法に加えて健全な腸内細菌叢を育めば効果が高まるのではないかと考えたとしても不思議ではない。そこで、アメリカ・ノースカロライナ州の研究者とオーストラリアの研究者が共同で、経口免疫療法とラクトバチルス・ラムノーススという細菌の投与を組み合わせ、ピーナッツアレルギーの子どものアレルギー反応を持続的に抑制できるかどうかを検証する試験を行なった。試験を開始した当初はまだこうした治療法の実績がなく、経口免疫療法とプロバイオティクスの併用により局面が大きく変わる可能性もあった。

実際、2015年に公表された試験結果によると、治療グループ(経口免疫療法＋プロバイオティクス）に振り分けられた被験者28人のうち23人が、試験終了から最大5週間が過ぎてもピーナッツにアレルギー反応を示さなかった。一方、プラセボグループに振り分けられた被験者28人のなかで、同様の結果を示したのは一人だけだった。

耐性を維持できるかどうかがわかるほどの時間が経過していないため確かなことは言えないが、興味深い結果であることは間違いない。4年後には同じ研究チームにより、経口免疫療法とプロバイオティクスを組み合わせた療法の効果はいまだ持続しているとの報告もあった。プロバイオティクスの研究は一筋縄ではいかないが、免疫システムの状態を回復する手段の1つとして、健全な腸内細菌叢を利用する方法も注目を集めている。

免疫療法に対する医療機関の見解

食物アレルギーの免疫療法に関するデータが増えるにつれ、主要医療機関も免疫療法に関する見解を発表するようになった。2017年にはヨーロッパ・アレルギー・臨床免疫学会（EAACI）が、免疫療法に関するこれまでの研究の検証結果や提言を発表しているが、そこにはきわめて慎重な表現が用いられている。

同学会のガイドラインを見ると、乳アレルギーの経口免疫療法試験に参加した子どもの間で牛乳に対する耐性が増しており、同療法を支持する力強い証拠があると記されている。ただし、理想的な治療法がいまだ確立されていないこと、脱感作状態が持続するかどうかを示す長期データがまだないことを理由に、食物アレルギーを克服する手段として経口免疫療法を推奨できるほどの科学的根拠がまだ十分にないとしている。

それでも、その科学的根拠となるランダム化比較試験が少なくとも1つあることは認めている。卵アレルギーの経口免疫療法についてもやはり慎重な姿勢を見せているが、これについても、あるランダム化試験では被験者の半数が「持続的な無反応」を達成したとの記載がある。つまり、治療終了後も脱感作状態が持続したということだ。

一方、ピーナッツアレルギーの経口免疫療法については、現段階では臨床試験という条件でのみ使用を推奨している。また、経皮免疫療法や舌下免疫療法については、さらなる研究が必要としている。

こうした提言は確実性に欠けるが、希望を与えてくれる。この世界はまだ、新たな時代を迎えたばかりだ。それに、保健機関の声明は多くの医療専門家や患者を左右することになるため、常に細心の注意を払わなければならない。そんな状況のなか、このようなガイドラインが作成されたというのは、それだけで大きな進歩と言っていい。

同学会は、これまでの研究から判断してぎりぎり可能なところまで、経口免疫療法を受け入れている。ただし、経口免疫療法は医療施設で医療の専門家が行なわなければならないとも強調している。ただし、2019年にはオーストラレーシア臨床免疫・アレルギー学会（ASCIA）も声明を発表し、さらなる研究が進んで治療法が標準化されるまで、経口免疫療法は臨床試験の枠内にとどめておくべきだと勧告している。

　一方、アメリカ小児科学会はさらに一歩踏み込んだ報告を行なっている。2019年5月に発表された提言にはこうある。「医師の緻密《ちみつ》な管理のもとであれば、ピーナッツアレルギーの経口免疫療法は安全であり、多くの患者にアレルギー反応を引き起こすアレルゲンの閾値を上げる効果がある」。つまり経口免疫療法は、ピーナッツアレルギー患者の耐性を改善できるということだ。このアプローチを採用すれば、「アレルゲンとの意図しない偶然の接触により重度のアレルギー反応を起こすリスクを低減できる可能性がある」という。

　だが、同学会が発表したこの短い報告にもあるように、それぞれの食物アレルギーや複数の食物アレルギーに対応できる確実な免疫療法の方法については、研究者の間でまだ意見の一致が見られない。そのためいまも無数の試験が行なわれている。アメリカ小児科学会の報告の最後にはこうある。「10年後には、食物アレルギー治療の状況がすっかり変わっている可能性もある」

　筆者もこの言葉に全面的に賛成する。本書の読者、試験に参加する患者、この新たな療法に勇気をもって飛び込んでくる家族など、現在食物アレルギーと闘っている人たちは、現在とはまったく異なる未来を実現しつつある。

食物アレルギー用ワクチン

これまでの研究がたどってきた道のりを概観する本章を終える前に、少し寄り道をしておこう。食物アレルギーに関する話をしていると、ワクチンは可能なのかという質問をよく耳にする。この場合の「ワクチン」は、ポリオやはしかなどのように、少量の病原体を接種してその病気を予防するワクチンとは違う。食物アレルギーは感染症ではない。

食物アレルギーのワクチンはむしろ、がん治療用に開発されつつあるワクチンに似ており、食物アレルギーと診断された人の免疫システムをリセットする。特定の食物タンパク質をコードするDNAを患者に投与すると、それが細胞内に吸収される。この新たなDNAが体内に存在することにより、体がその食物タンパク質に対して起こしていた反応が阻害される、という仕組みである。

このアプローチはペプチド免疫療法とも呼ばれ、ほかの免疫療法のように毎日アレルゲンの投与を受けなくてもいい。多くの患者はアレルゲンを口に入れることに抵抗を感じるが、その必要がないのである。

ピーナッツアレルギー用ワクチンPVX108の第一相試験では、まずは6人の患者を対象に、ワクチンまたはプラセボの投与量を次第に増やしていった。その後、ほかの18人の患者を対象に、その最高量のワクチンを16週の間に6度投与した。この試験により、この治療

水酸化アルミニウムを使った皮下免疫療法	・水酸化アルミニウムを使って皮下免疫療法を行なえば、アレルゲンに対する免疫システムの反応を抑制できるとする研究がある。 ・HAL-MPE1の第1相試験(ピーナッツエキスをアルミニウムに吸着させて体内に送り込む)により、この化学物質が安全なことが確認された。 ・魚アレルギーに関係するタンパク質の修正版であるmCyp c1をアルミニウム溶液中に懸濁させて用いる第2相試験が現在行なわれている。
舌下免疫療法	
舌下免疫療法のみ	・キウイ、ピーナッツ、牛乳、ヘーゼルナッツ、もものアレルギーに対する舌下免疫療法の臨床試験が行なわれた。 ・これらの試験によると、舌下免疫療法は経口免疫療法ほどの効果はないが、副作用は少ない。
経皮免疫療法	
皮膚用パッチ剤	・ピーナッツアレルギーと乳アレルギーに対して、皮膚用パッチ剤の臨床試験が行なわれた。 ・ピーナッツアレルギー用ビアスキン(医薬品)の第3相試験では、この療法に効果があることが明らかになったが、その効果を裏づけるために必要な追加の条件を満たしていなかった。 ・乳アレルギー用の同薬品の臨床試験も現在進行中である。
モノクローナル抗体（単独療法のみ）	
エトキマブ	・エトキマブは、食物アレルギーにおいてある役割を果たす免疫物質IL-33に反応する抗体である。 ・第2相試験のデータによれば、この薬剤は安全であり、わずか1回の投与でピーナッツアレルゲンに感作しなくなるという。
ワクチン	
EMP-123	・このワクチンには、ピーナッツアレルギーをよく引き起こす3種類のタンパク質（Ara h1、Ara h2、Ara h3）が含まれる。 ・第1相試験では副作用を経験する患者の割合が多く、重度の副作用もあった。
PVX108	・このワクチンには、一般的なピーナッツアレルゲンの成分を合成したものが含まれる。 ・第1相試験の暫定的結果では、このワクチンをピーナッツアレルギーの治療に使っても安全だと確認された。
LAMP-DNA (ASP0892)	・この療法では、患者はアレルゲンタンパク質そのものではなく、そのタンパク質をコードするDNAを注射される。 ・成人のピーナッツアレルギーの治療に向けたこのワクチンの第1相試験が現在行なわれている。

免疫療法について現在わかっていること	
免疫療法の方法	研究により明らかになっていること
経口免疫療法	
経口免疫療法のみ（食物の「投与」のみで薬剤を使用しない）	・経口免疫療法により、ピーナッツ、牛乳、卵などの食物アレルギーを持つ被験者が脱感作した。 ・多くの被験者が経験した副作用は軽度だったが、重度のアレルギー反応も起こりうる。 ・脱感作状態は一時的な場合が多く、試験終了後に食物アレルギーが復活することもあった。 ・ピーナッツ粉による試験では、脱感作した割合が多い反面、副作用の発生率も高かった。
経口免疫療法+オマリズマブ	・経口免疫療法の前やその間に被験者にオマリズマブを投与すると、数週間でアレルゲンに感作しなくなった。一方、経口免疫療法のみの場合は、その期間が数カ月から数年だった。 ・オマリズマブを追加すると、経口免疫療法の安全性が増した。 ・オマリズマブを併用した経口免疫療法試験では、一度の治療で複数のアレルゲンに感作しなくなった。 ・オマリズマブを使う療法には、薬代が高くなるという欠点がある。
経口免疫療法+プロバイオティクス	・ランダム化試験では、試験終了から4年にわたり脱感作状態を維持した。これは、プラセボグループよりはるかに長い。 ・この試験には経口免疫療法のみのグループが含まれていなかったため、プロバイオティクスの効果を評価しにくい。
経口免疫療法+FAHF-2(漢方薬)	・この療法の試験結果には一貫性が見られない。 ・複数アレルギーの治療を目的とした、オマリズマブとFAHF-2を併用した経口免疫療法の第2相試験が現在行なわれている。 ・FAHF-2が食物アレルギーを治療する仕組みについては、まだ十分にわかっていない。
経口免疫療法+デュピルマブ	・デュピルマブとは、皮膚炎や喘息の治療用に最近承認された抗IL-4R抗体である。 ・この薬剤を経口免疫療法と組み合わせた試験や、ピーナッツ粉による経口免疫療法にこの薬剤を追加する試験が現在行なわれている。 ・食物アレルギーに対するデュピルマブの治療効果は、いまだ明らかになっていない。
皮下免疫療法	
皮下免疫療法のみ	・当初の試験では、ピーナッツアレルギーの治療に効果があった。 ・だが重度の副作用の発生率が高く、この療法は受け入れられなくなった。

かりだった。

法が安全であることが確認された。誘発された副作用はいずれも、簡単に対処できるものば

また、ワクチンにはピーナッツタンパク質が含まれるため、ワクチンがアレルギー反応を引き起こすのではないかという懸念は当然ある。そこで、ピーナッツアレルギー患者146人から採取した血液サンプルを使い、それを検証する試験も行なわれた。その結果、アレルギー反応中に活性化する好塩基性細胞が、ＰＶＸ１０８には活性化しないことが確認できた。ピーナッツアレルギー用にはもう1つ、ＨＡＬ－ＭＰＥ1というワクチンもあり、こちらも第一相試験に成功している。ＰＶＸ１０８ほど優れた結果とは言えないが、やはり安全性が確認され、より発展的な臨床試験へと歩を進めつつある。

そのほか、筆者が注目しているＬＡＭＰ－ＤＮＡワクチンなどについては、食物アレルギーのそう遠くない将来を論じる後の章で詳しく取り上げる。

本章ではこれまでの試験や研究を概観し、すべてを網羅しているわけではないにせよ、免疫療法の世界をわかりやすく紹介してきた。これを読んで、おそらく読者はこんな疑問を抱いたに違いない。この療法は自分にも効くのか？　自分の子どもにも効果があるのか？　それについては次章で解説しよう。

まとめ

- これまでの研究により、免疫療法には食物アレルギーの患者を脱感作する効果があることが明らかになっている。ただし、副作用が発生することがある。
- 免疫療法は、免疫システムがＩｇＥを生成しないよう再教育する。ＩｇＥは、アレルギー症状を引き起こす原因となる抗体である。
- もっとも一般的な免疫療法は経口免疫療法だが、舌下免疫療法や経皮免疫療法の臨床試験も行なわれている。
- この研究分野は急成長しており、バイオ医薬品（モノクローナル抗体など）やプロバイオティクスを免疫療法と組み合わせたり単独で使用したりする療法や、ワクチンを用いる療法なども、現在研究が進められている。
- 免疫療法用としては初めてとなるピーナッツアレルギー治療薬が承認されている。

8 免疫療法と自分

免疫療法はどこでどのように行なわれるのか？　それを受けるべきかどうかをどう判断すればいいのか？

キム・ハートマンはフロリダで休暇を過ごしていた際、ニューヨークに住む知人夫婦にレストランでばったり出会った。そこには夫婦の息子もおり、ほかの子どもと同じようにフライドポテトをほおばっていた。キムはその姿を見て、思わず涙した。

その息子は食物アレルギーに苦しんでいた。キムはこの夫婦のことをよく知っており、息子をレストランに連れていかないという話も聞いていた。普通の客のようにメニューから料理を注文できないからだ。息子にリスクを冒させるわけにはいかない。それなのにいま、家族そろってレストランにいる。キムはこんな疑問を口にした。「私の息子も、あなたの息子みたいになれるかな？」

2017年の初め、ジョンズ・ホプキンス大学の小児アレルギー専門医2人が、経口免疫療法を受けたがっている人が多い理由を調査してみようと思い立った。この療法は医学界に完全に受け入れられているわけではないのに、臨床試験や民間のクリニックを通じてこの療法を試そうとしている家族が増えている。その原因がわかれば、それに従って食物アレルギーへの対処法を具体化できるのではないかと考えたからだ。

2人は、経口免疫療法を受けた経験がある、あるいは現在受けているという子どもの家族に調査票を配布して回答を収集した。それによると、回答者123人のうちおよそ75人が、経口免疫療法を受けたのはアレルギー反応により死に至るリスクを減らすためだと答えた。「アレルゲンを徹底的に回避するわずらわしさを軽減するため」と答えた人は十数人、子どもの日常的な食事にアレルゲンを加えたいからと答えた人はさらに少なかった。

つまり大半の人は、この療法により治療に成功すれば、まだそのアレルゲンを回避しなければならなかったとしても、アレルギー反応に苦しむ機会が減り、症状も軽くなると考えていた。たいていの親は、死に至るおそれのあるアナフィラキシーを心配している。子どもが死んでしまうことに不安を抱いている。実際、アレルゲンを回避するのは難しい。そのため、子どもの命を守りたいという思いから、経口免疫療法を試すことにしたのだ。

キムも自分の息子アンディに対して、まさに同じ思いを抱いていた。アンディは、生後13カ月目を迎えて開かれた誕生日パーティで初めてアレルギー反応を示した。近くの緊急治療室に搬送され、ピーナッツと卵、およびあらゆるナッツ類のアレルギーだと診断された。キムがフロリダで知人にあって涙を流したのは、アンディが10歳のころのことである。その後キムは、息子の治療法を必死に探し求め、スタンフォード大学の筆者の研究センターにたどり着いた。それは絶好のタイミングだった。ちょうどFDAから同センターに、IgEが異常に多い複数アレルギー患者を対象にした臨床試験を行なう許可が下りたところだったからだ。アンディはその条件にぴったり合致した。

アンディは当初、2週間ごとに学校を休んでニューヨークからカリフォルニアへ飛び、アレルゲンの投与量を増加させていった。やがてこの旅行は1カ月おきになった。「アンディは絶対にこれを受けたいと言っていた」とキムは当時を振り返って言う。

だが、治療は必ずしも順調にはいかなかった。アンディは好酸球性食道炎を発症した。食道に白血球が集まって炎症を起こすアレルギー疾患である。また、経口免疫療法ではまれに、腹痛や突然の嘔吐といった副作用が出ることがある。アンディが学校でそれを経験したことも数回あった。キムは、息子が肉体面だけでなく精神面でもこの治療に耐えられないのではないかと心配した。「8年生（日本の中学2年生に相当）にはつらかったと思う」とキムは言う。

経口免疫療法は、キムにも被害をもたらした。息子が好酸球性食道炎を発症したときなどは、友人や家族から間違ったことをしていると非難された。息子の前では平静を装っていたが、内心ではなぜこんな実験的療法を試しているのかと疑問に思うこともあった。

だがそんなときには、この療法を受けることに決めた数々の出来事を思い浮かべた。アンディはいつも、ナッツがあるかもしれないところに行くのが怖いと言っていた。休暇の計画を練るときには、アンディのアレルギーを中心に考えなければならなかった。思いも寄らないところで偶然ナッツに触れてしまう可能性はいくらでもあった。キムはこうした不安に苦しめられた過去を思い出し、この療法をためらう気持ちを追い払った。「私はいつもどちらかしかないと思っていた。このアプローチを信じて進むかあきらめるか」

結局アンディとキムは、この療法を信じる道を選び、その後も複数の試験を受けた。その結果アンディは、ピーナッツのほか、8種類のナッツを摂取できるようになった。経口免疫療法を続けているうちに好酸球性食道炎も治った。高校2年生のときには、修学旅行でペルーに行った。経口免疫療法を受ける前にはとてもできなかった旅行である。演劇の研究をするため、自宅から遠く離れた大学に通うことも可能になった。もはやレストランのウェイターに、自分にアレルギーがあることを告げる必要もない。いまはヌテラ（ヘーゼルナッツ入りのチョコレートペースト）が大好物らしい。「治療を受けたおかげで息子の生活はがらりと変わった」とキムは言う。両親の生活もそうだ。

多くの家族にとって、経口免疫療法を受ける決意は一度だけではすまない。繰り返し決意することが必要になる。それはいわば身を捧げる行為であり、ほかの献身的行為同様、その気持ちを維持するのは容易ではない。重度のアレルギーを克服した無数の子どもや大人はみな、この療法の効果を信じて覚悟・決意する行為を何度となく繰り返してきた。だが、経口免疫療法を受ける家族が考慮すべき問題はそれだけに限らない。

そこで本章では、経口免疫療法の世界を詳しく紹介することにしよう。過去10年以上にわたり筆者のチームの臨床試験に参加してきた食物アレルギー患者の家族は、経口免疫療法の課題や効果など、数多くのことを教えてくれた。その膨大な経験が、この世界を目指そうとしている人々の役に立つことを願ってやまない。

その説明に入る前に、食物アレルギー患者を持つ家族に一言述べておきたい。私たちは、あなたがたの努力を知っている。あなたがたは強靭《きょうじん》で勇敢な心の持ち主だ。さまざまな場面で危険に直面し、子どもや自分の安全を守るためにいくつもの決断をしなければならない。しかも、あなたがたが経験してきたことは、ストレスや不安、苛立ちなど、目に見えないものばかりだ。しかし、そんなあなたがたを助ける食物アレルギー治療の新たな時代が訪れようとしている。

確かに、ストレスから完全に解放された生活、混乱した免疫システムの問題を完全に克服した生活までは保障できないかもしれない。だが、食物アレルギーの未来が過去とはまったく違ったものになること、これまでよりはるかによくなることだけは約束できる。誰にでもそのチャンスはある。

どんな人が免疫療法を受けられるのか？

免疫療法は理論上、食物アレルギーを患う人なら誰でも受けられる。それでも、ごく幼いうちに免疫療法を始めたほうがいいかもしれない。多くの子どもは、治療を受けるまでの間ずっと、アレルゲンとなる食物を避けることばかり注意され、それが食事に出ることもなかったはずだ。そのためどうしても、アレルゲンに対して嫌悪感を抱くようになる。だが子どもがまだ幼ければ、その食物に抵抗を覚える可能性も少なくなる。

とはいえ、免疫療法を始める年齢に上限があるわけではない。臨床試験には50歳代の患者も参加しており、一部の側面を除けば年齢に制限はない。ただし、治療を受けている間にアレルギー反応を起こす場合があるため、参加者は健康であることが望ましい。経口免疫療法は免疫システムを再教育する。したがって、免疫システムがほかの重篤な疾患にかかりきりになっているような状態での治療は避けたい。

サンフランシスコのベイエリアに暮らすスコット・ジュンは、スタンフォード大学での臨床試験に登録したとき、すでに29歳だった。子どものころからピーナッツとナッツと魚のアレルギーだったが、大人になってから検査してみたところ、ナッツアレルギーが治っていることがわかった。これまでずっと避けてきたピスタチオやアーモンド、ブラジルナッツ、マカダミアなどが、もはや危険ではなくなったのだ。

スコットはこの変化をきっかけに、ピーナッツアレルギーも何らかの方法で克服できるのではないかと考えるようになった。そんなときに、かかりつけのアレルギー医からスタンフォード大学での臨床試験を紹介され、ピーナッツアレルギーワクチンの試験に参加したのである。スコットは当時を振り返って言う。「ピーナッツを10個食べてもアレルギー反応が出なかった。とてつもない進歩だよ。びっくりしたね」。だが試験の効果は短期間で薄れ、スコットの耐性は次第に消えてしまった。それでもスコットは、近い将来に免疫療法を試してみたいという。不安よりも、耐性のついた生活へのあこがれのほうが勝ったのだ。「ぼくはピーナッツが入っている食べ物が好きでね。試してみる価値はある」

免疫療法は苦痛を伴うのか?

免疫療法を受ける人は、治療によりどんなことが起こりうるかを十分に理解しておいたほうがいい。はっきり言ってしまえば、経口免疫療法では、自分の体が毒だと認識しているものを摂取することになる。そんなことを言うのは、読者を怖じ気づかせるためではなく、行く手にあるものを明確に理解したうえで治療を始めるべきだと考えているからだ。

経口免疫療法は、食物経口負荷試験から始まる。およそ4時間をかけて、実際にアレルギーであることを確認する。食物アレルギーと診断されている患者の多くは、この試験を受けた経験がない。何らかのアレルギー反応が出たあとに皮膚プリックテストを受け、卵アレルギーなどと診断される。そのため、これまでナッツを1個も食べたことがないのに、ナッツアレルギーの免疫療法を受けに来る人もいる。このような事情を考慮し、試験医や患者はまず、実際にアレルギーなのかどうかを確認する必要がある。

だが、この食物経口負荷試験の目的は、アレルギー反応を引き起こすことにある。したがって試験は必ず、医療施設で医療の専門家により行なわれる。アナフィラキシーに備えて救急カートを準備し、エピネフリンをいつでも投与できるようにした状態で実施される。このような監視下では危険はほとんどないが、患者が実際にアレルギーなのであれば、アレルギー反応はいずれ必ず起きる。それがこの試験の目的だからだ。そのため、食物経口負荷試験を怖がる患者や親はいる。だが免疫療法を受ける以上、この試験は避けられない。

ただし、1つだけいい点を挙げるとすれば、幼い患者は普通、新たにアレルゲンを投与されるごとに、それからしばらくの間は映画を見たり、本を読んだり、手紙を書いたり、絵を描いたりして自由に過ごすことができる。

筆者のスローンの娘ヴァイオレットは、5年生のときにナッツアレルギーの免疫療法を受けたが、そのときのことをこう語っている。「一日中『ハンガー・ゲーム』シリーズの映画を見てはナッツを食べて、アレルギー反応が出るのを待っていた」。その結果、ナッツへの反応が出る前から映画のせいで気分が悪くなったという。

免疫療法も、この食物経口負荷試験と同じような手順をたどる。アレルゲンの投与を、最初は少量から始め、徐々に増やしていくのである。だが、食物経口負荷試験はアレルギー反応を引き起こすことを目指していたのに対し、免疫療法はさらに長い時間をかけて投与量をごく少量ずつ増やしていき、最終的に脱感作を実現することを目指している。つまり、食物経口負荷試験は患者の耐性の閾値を知ることを目的としているが、免疫療法は患者のアレルギー治療を目的としている。前の章でも述べたように、免疫療法の試験ではまず、患者へのアレルゲン投与量を「基準値」まで一気に引き上げる。この基準値が試験の出発点になる。これは、アレルギー反応を引き起こさないぎりぎりの量に設定される場合が多い。

免疫療法の目標は、患者がアレルギー反応を起こさずに耐えられるこのアレルゲンの量を増やすことにある。その量については、アレルゲン食物を自由に摂取できるレベルまで耐性を高めたい(もはや何のアレルギーもない状態にしたい)という人もいれば、偶然アレルゲンに触れても重度のアレルギー反応を起こさない程度まで耐性がつけばいいという人もいる。

メラニー・サーンストロムは最近、息子キーランの学校の問診票にある「アレルギーなし」という項目にチェックを入れられる喜びを味わった。「わが家にはもう食物アレルギーの問題はない。わが家の課題リストから完全に抹消できた」という。だが、そうなるまでは苦労の連続だった。キーランの治療は2年という長期に及んだ。治療を始めたころにはすでにオマリズマブを併用する免疫療法の試験が行なわれていたが、まだ幼かったキーランにオマリズマブは使えなかった。

オマリズマブは一般的に、アレルゲン導入プロセスのペースを速める効果がある。免疫システムが食物タンパク質に反応するのを抑制してくれるからだ。この薬剤を併用しないで経口免疫療法を受けようとすれば、アレルギー反応が起きやすくなるため、治療のペースはたいてい遅くなる。メラニーは当時を振り返り、「二歩進んでは一歩戻るの繰り返しだった」と言う。以前よりアレルゲンに慣れたと思う日もあれば、じんましんが出て唇が腫れ、また投与量を減らさなければならない日もあった。キーランは「食べ物のせいで苦しい思いをするなんて」と言って泣いた。

だがメラニーはいつも、経口免疫療法によりどんな困難に直面しようとも、このまま生きていくよりははるかにましだと考えていた。実際、経口免疫療法についてこう述べている。「確かにつらいけど、食物アレルギーとともに生きていくのはみじめだし、これからもどんどんみじめになっていく一方だとわかっていたから」

とはいえ、オマリズマブを併用する経口免疫療法なら簡単だというわけでもない。この薬剤を使う際には濃度の高い液体を注射しなければならず、決して快適とは言えない。それに、どんな免疫療法であれ、子どもがアレルゲンにより気分が悪くならないかどうか保護者がある程度は注視していなければならない点に変わりはない。免疫療法を迅速化・快適化する努力は続けられているものの、この現実を回避する方法はない。

自分がアレルギー反応を経験するのはもちろん、子どもがアレルギー反応を起こしているのを見るのはつらい。そのため筆者の研究センターでは、子どもの患者ができるだけ快適に過ごせるよう配慮している。子どもたちは勇敢だ。ヒーローだと言ってもいい。だから、自分はヒーローなのだと思ってほしい。

また、病院は愛情にあふれた安全な場所なのだと信頼してほしい。小児アレルギー専門医はきっと、誰もがそう思っているはずだ。確かに、アレルゲンの投与量を増やし続けていくために、ときには子どもに厳しい態度をとらざるを得ないこともある。だが、この治療の先に自由が待っているとわかっているからこそ、そんな態度をとるのだと理解してもらいたい。

免疫療法はどれぐらいの時間がかかるのか？

不満が出ることを承知でこの疑問に一言で答えるとすれば、経口免疫療法は必要な時間だけかかる、ということになる。治療期間を決める要因の1つが、最終目標である。第7章で紹介したキム・イエーツは、こう述べている。「アレルギーとともに生きていこうとするグループと、アレルギーを完全に治そうとするグループがある」

家族によって考え方は違う。少量のアレルゲンに重度のアレルギー反応を示すおそれがなくなりさえすれば、それでいいと考える家族もある。この程度までなら、たいていは治療開始から6カ月以内で治療を終えられる。だがその一方で、好きなものを好きなときに好きなだけ食べられるようになりたいと考える家族もある。

一般的に、およそ300ミリグラムのアレルゲン（粉末状であれ食物そのものであれ）を安全に摂取できるようになれば、交差汚染の被害にあうおそれはない。つまり、たとえばナッツを含む製品と共通の設備で製造されたナッツを含まない加工食品を食べても、害はない。

また、1000ミリグラムのアレルゲンを摂取できるようになれば、アレルゲンを一口食べても、免疫システムの眠れる番兵が目を覚ますことはなくなる。このレベルになると、幼い子どもが親の見ていないすきにおやつのテーブルからクッキーをくすねたり、不用心な親戚からお菓子をもらったりしても、問題にはならない。2000ミリグラムから4000ミリグラムのアレルゲンを摂取できるようになれば、一食分まるまる食べても耐えられる。

これらのレベルに応じて、免疫療法を受ける期間も変わってくる。希望する脱感作レベルが高く、安全に摂取できるようになりたいと思うアレルゲンの量が多いほど、治療に必要な時間は長くなる。どの程度の脱感作レベルを目指せばいいのかの判断は、いくつかの要因に左右される。

たとえばIgE抗体の量があまりに多い場合、アレルギーを完全に克服するレベルを目指すのは現実的とは言えず、300ミリグラムを超えることはできないかもしれない。だが、スタンフォード大学の医師ティナ・シンダーが述べているように、まずは偶然アレルゲンを摂取してしまっても害がないレベルに達することが重要である。偶然アレルゲンに接しても安全なレベルまでなら、たいていは6カ月ほどですむ。

一方、完全な脱感作状態を達成するには、2年かかる場合もある。この期間を縮めていくのが、これからの免疫療法研究の課題の1つである。経口免疫療法にオマリズマブを併用すれば、患者がアレルゲンの投与量の増加に耐えられるペースは速くなるが、さらなるペースアップが求められている。だが、この療法はまだ試験が始まったばかりであるうえに、患者の状態も一人ひとり異なる（免疫療法のこの重要な側面については後の章で取り上げる）。研究が今後さらに発展すれば、この療法も明確に標準化され、患者の選択肢も増えていくに違いない。

免疫療法にはどれぐらいの費用がかかるのか？

どんな治療にも言えることだが、免疫療法の費用は患者やその家族にとって重大な問題となる。アメリカでは医療支出が驚くほど多く、年間およそ3兆5000億ドルに達している（一人あたりではおよそ1万3779ドル）。これは、アメリカの国内総生産のおよそ18％に相当する。しかも免疫療法の場合、医療の専門家の監督がなければ安全とは言えないため、どうしても相当の対価を支払わなければならない。となると必然的に、免疫療法に関する家族の話し合いのなかで、費用は重要なテーマになってくる。

免疫療法は現在のところ、幅広い保険の対象にはなっていない。というのは、この療法がまだ実験段階にあると考えられているからだ。一般的な流れでは、まずは製薬会社がある薬剤について、臨床試験で集めたデータをＦＤＡに提出すると、ＦＤＡがそのデータを検討し、その薬剤の市販を承認するかどうかを決める。すると保険会社が、その治療法がＦＤＡの承認を受けたかどうか、当該分野の主要医療機関がそれを標準的な治療法と考えているかどうかに基づいて、保険を適用するかどうかを判断する。この2つの判断基準はいずれも、データに左右される。だが免疫療法はいまだ、実験段階から確立された療法へと移行を始めたばかりである。

それでも、ピーナッツ粉を主成分とする薬剤AR101が、まずはFDAの承認を得た。そのほかにも、経皮免疫療法用パッチ剤などがあとに続こうとしている。こうした具体的な進展が続けば、保険の適用を判断する保険会社幹部も、免疫療法という分野を正当なものと見なすようになるに違いない。

免疫療法がいまだ研究段階にあるこのような状況は、費用面にも影響を及ぼしている。臨床試験の被験者の治療費は、試験を支援する助成金によりまかなわれる。だが大規模な臨床試験になると、通常は連邦政府の研究助成金のほか、製薬会社からも資金が提供される。臨床試験に資金を提供する会社は一般的に、その試験と深いかかわりがある。つまり、その製薬会社の製品が試験に欠かせない要素になっている。こうしたかかわりがあると、判断が不公平になるのではないかといった懸念が生まれかねない。製薬会社が自社製品を検査する試験に資金を提供しているのであれば、その試験の結果は会社にとって好ましいものになる可能性が高くなるのではないか？　こうした懸念はもっともである。

しかし、企業からの支援がなければ、ほとんどの大規模な臨床試験が成り立たないこともまた事実である。端的に言って、連邦政府の機関には、現在進行中の価値ある研究すべてを支援できるほどの資金がない。そのため、一般的にはバイオテクノロジー企業や製薬企業が、研究助成金として提供される額と同額、またはそれ以上の資金を提供している。臨床試験をしてもらわなければ、自社製品を広く流通させることができないからだ。

しかし、だからと言って臨床試験の被験者は何の出費もいらないとはかぎらない。実際、交通費がかなりの額にのぼる場合がある。免疫療法はどこでも受けられるわけではない。試験は、この専門分野の研究者がいる学術機関で行なわれるケースが圧倒的に多い。そのため、試験への参加を望む患者は、試験会場までの長い道のりを克服しなければならない（これは比喩的な意味も実際的な意味も含んでいる）。

免疫療法を望む人なら誰でも、場所や資金に関係なく免疫療法を受けられれば、それに越したことはない。ところが、実際は違う。スタンフォード大学にも、アメリカ全土から患者や家族がやって来る。だが、そんな旅行ができるのはもちろん、それだけの資金がある人だけだ。それに、こうして免疫療法試験に参加したとしても、家で毎日服用しているアレルゲンを摂取したあとにアレルギー反応が出たりすれば、そこでまた医療費がかかる。これらの短期的な出費があっても、免疫療法が成功してエピネフリンを処方してもらう必要も病院に通う必要もなくなれば、長期的にはお金の節約になるかもしれない。だがそれまでに、いつ不測の事態が起きて資金が必要になるかはわからない。

前章で紹介したシャッツ家では、現在16歳のアンドリューが免疫療法を受けた。試験が行なわれたセンターは家からわずか15分ほどのところにあったため、交通費が問題になることはなかったが、母親のレイラーニは息子をセンターに連れていくたびに仕事を休まなければならなかった。こうした事態は、家庭によってはかなりの経済的負担になるかもしれない。だがレイラーニの話によると、「アンドリューが偶然アレルゲンに触れるリスクに悩まされなくなったことを考えれば」、金銭的負担など微々たるものだったという。

その一方で、貯金をかなり減らすことになった家族もいる。第4章で紹介したセバスチャンの父親エリック・グレイバー＝ロペスにとって、経口免疫療法はきわめて高額の出費となった。スタンフォード大学で行なわれた複数アレルギーの臨床試験にセバスチャンを参加させるため、およそ15カ月にわたり2週間おきに、東海岸のボストンから西海岸のパロアルトへと通った結果、交通費の合計はおよそ4万5０００ドルに及んだ。

「大した費用じゃないとはとても言えない額になった」とエリックは言う。だがエリック夫妻は、幸運なことにそれだけの資金を持っていたうえ、この出費にはそれだけの価値が十分にあると信じていた。「たかがナッツだけど、息子にとっては最高に価値のある決断になったんじゃないかと思う」。もちろん、試験自体に費用がかからなくても、こうした交通費のせいで臨床試験に手が届かない家庭は無数にある。だが、いずれは別の選択肢が利用できるようになるかもしれない。

免疫療法に使える薬がＦＤＡの承認を得ているため、その価格も見ておこう。ＡＲ１０１は、治療開始から6カ月間は数千ドル、その後は毎月数百ドルかかる。だがおそらくは、その大部分を保険会社がまかなってくれるため、自己負担費用はかなり安くなるはずだ。とはいえ、まだ確実なことは言えない。保険プランによって自己負担額が変わることは言うまでもない。

また、薬剤費についてはさまざまな考え方がある。エコノミストによると、国レベルで見れば、薬剤費はアメリカの医療制度に多大な負担をかけているという。それでは、免疫療法の費用は国にどれだけの負担をかけることになるのか? 世界保健機関（WHO）は、国内総生産を基準に、価格に見合った価値がある薬剤とはいくらなのかを試算している。国内総生産を基準にしているのは、裕福な国は貧しい国より高価な薬剤を購入できるからだ（同じ薬でも国によって価格が異なるのはそのためでもある）。この試算によると、アメリカの場合、一人あたりの薬剤費が年間5万ドル以下であれば、その薬剤の費用対効果は高い。つまり、その価格に見合った価値があるということになる。

それに対し、医療行為の経済的価値を評価する独立研究機関である臨床経済的評価研究所（ICER）は、さらに詳細な試算を行なっている。同機関は、質調整生存年（生活の質も考慮した生存年数）1年あたりの薬剤費が5万ドルから10万ドルまでの間であれば、その薬剤の価値は高いと判断している。また、薬剤費が10万1000ドルから15万ドルまでの間でも重大な効果がある場合には、その薬剤の価値は中程度、薬剤費が15万ドルを超える場合には、その価値は低いとしている。

2019年6月に公表されたICERの報告によると、AR101の費用が年間4808ドル未満であれば、その費用対効果は高いと言える（質調整生存年1年あたりの費用が10万ドルになる）。また、その費用が7248ドル未満であれば、その費用対効果は中程度となる。だが、同機関の試算によると、AR101の年間費用が4200ドルだったとしても、AR101適格患者のうち、アメリカの医療制度に弊害を及ぼすことなく1年間治療を受けられるのは41%にすぎないという。

ICERはこうした試算の結果、AR101やビアスキンには、リスクを冒すほどの価値はないとの結論に至った。つまり、そのコストに見合う価値はないということだ。しかし、この見解には不備がある。多くのアレルギー医が批判しているように、患者は副作用があることを知って免疫療法を受けている。ここで重要なのは、偶然アレルゲンに触れたときの危険性を排除することであって、耐性を改善するために意図的に誘発されるアレルギー反応を危険視することではない。それに、数々の研究を見ても、食物アレルギー患者やその親たちは治療後に生活が改善したと報告している。

ピーナッツアレルギーに対する経皮免疫療法と経口免疫療法を行なったある試験によれば、どちらのアプローチも費用対効果は高いと考えられるという。今後、臨床試験のデータが増えるにつれ、これらの治療法によりアナフィラキシーをどれだけ予防でき、脱感作状態をどれだけ維持できるのかが明らかになっていくに違いない。

臨床試験に参加する家庭は、その間の交通費を考慮する必要がある。また、アレルゲンの投与量を定期的に増やしていく過程でアレルギー反応を示す場合があり、そうなれば医療費がかかることも考慮しておかなければならない。だが治療を受ければ、重篤なアレルギー反応を起こして病院に運ばれることもなくなり、毎年エピネフリンを処方してもらう必要もなくなるため、将来的にはお金を節約できる。

それぞれの家庭においては、どうすればいちばんいいかをよく考え、試験に参加するかどうかを判断してもらいたい。免疫療法はいずれ、さまざまな場所で提供されるようになり、もっと利用しやすくなると思われる。私たちはいま、食物アレルゲンの脱感作を望むすべての患者がそれを実現できる世界に邁進しつつある。

免疫療法により食物アレルギーは治るのか?

先に記したように、免疫療法による治療の結果は、患者の最終目標に左右される。かつてのアレルゲンを思うがまま食べられるようになりたいのか? メラニー・サーンストロムのように、子どもの学校やキャンプの問診票に食物アレルギーについて記載しなくてもいい瞬間が来るのを待ちわびているのか? それとも、偶然アレルゲンを一口食べてしまったがために呼吸困難に陥るような事態を避けられれば、それでいいのか? アイスクリームを飽きるまで食べたいのか、それとも、自分の食べ物に牛乳のしずくがこぼれ落ちても害がない程度になれば、それで十分なのか? その答えによって、免疫療法の結果に満足できるかどうかは変わる。

だが、免疫療法により永久に脱感作できるのかどうかはまだわかっていない。脱感作状態がいつまで続くのかを判断するための長期的なデータが不足しているからだ。たとえば、試験が完了してからまだ3年しかたっていないのに、アレルゲンへの無反応がそれから10年以上先まで続くのかを判断することはできない。

現在、免疫療法を受けた患者の多くは、治療後も維持投与量のアレルゲンを摂取し続けている。アンドリュー・シャッツのように、毎晩ピーナッツを1個飲み込んでいる患者もいれば、もっと摂取している患者もいる。

アクセル・トーマスは、6歳になろうとするころにピーナッツアレルギーの脱感作試験を終えたが、そのころには最大5000ミリグラムのピーナッツ摂取に耐えられるようになった。これは、危険なアレルギー反応を示すおそれがないレベルに相当する。試験はその後も続き、耐性が持続するかどうかを確認するため、それから7カ月間摂取が中断された。だが、その後の食物経口負荷試験でも、ピーナッツ33個分に相当するピーナッツバターを摂取できた。

この結果を維持するため、アクセルはいまも、ピーナッツM&M'Sを毎晩2個食べている。アクセルの母親アンは以前、ナッツを避けること、息子にもそうするよう教えること以外に対処法はないと言われた。しかしいままでは、毎晩わずかなお菓子を食べるだけで耐性を維持できており、この事実に大変勇気づけられているという。

食物アレルギーを研究している免疫学者は、「耐性」と「脱感作」とを区別して用いている。厳密な意味での「耐性」とは、かつて抗体が攻撃していたタンパク質に対して反応を示さなくなることを指す。これまでじんましんや腫れ、痛みを引き起こしていた細胞の仕組みが消えるか、休止状態になるか、抑制される。その結果、いくらピーナッツや小麦や卵を食べても、アレルギー症状を示さなくなる。

この状態は、より控えめな表現を用い、「持続的な無反応」と呼ばれることもある。この表現は、やや堅苦しい響きがあるが、こちらのほうが意味としてはより正確かもしれない。現段階ではまだ、アレルギーが永久に消え去ったとは保証できない。むしろ、耐性がいつまで続くのかを見守っている状態にある。これはつまり、無反応状態がいつまで持続するかということでもある。

だがなかには、耐性を獲得したというより、脱感作したといったほうがいい患者もいる。「脱感作」という言葉は、アレルゲンとなるタンパク質を定期的に免疫システムに触れさせることにより、アレルギーを一時的に停止させることを意味する。したがって、毎晩M&M'Sを2個食べるのをやめれば、アレルギーは再発するかもしれない。

どのような治療法を採用すれば耐性を獲得できるのか、どのような患者がそうなりやすいのかといった点については、いまだよくわかっていない。そのため、臨床試験後も維持投与量のアレルゲンを摂取し続けるよう推奨される場合が多い。せっかくつらい免疫療法を受けたのだから、なるべくその努力が報われることを願ってのことだ。

これまでの試験では一般的に、アレルゲンへの耐性を獲得する患者もいれば、脱感作だけで終わってしまう患者もいる。ただし、あらゆる患者を「持続的な無反応」状態にはできなかったものの、試験開始時の状態から何の変化もなかったという患者もいなかった。現在の治療法では、それを終えた患者が耐性を獲得できるか脱感作状態になるだけかはわからない。そのため研究者は、耐性を獲得できる患者、これからの生涯ずっと無反応を持続できる患者の割合を増やそうと、日夜努力を続けている。

食物アレルギー治療研究の最終目標は、完治する方法を見つけることにある。食物アレルギー患者すべてがアレルゲンを不安なく自由に摂取できるようになれば、それに越したことはない。だが、ほかの医療分野の専門家同様、アレルギーの研究者も「完治」という言葉はまず使わない。

医師が食物アレルギーを完治させるという表現を使いたがらないのは、未来を予測できないからだ。そこまでの保証はできない。「完治」という言葉は、マスコミがよく利用する。医学界の次なる目玉としてセンセーショナルに書き立てて大衆をあおるが、やがてその治療法の効果がいまひとつだとわかり、結局は大衆を失望させるだけに終わる。そのため医師は、臨床試験によりあらゆる患者が脱感作状態を何年も維持するのに成功したとしても、「完治」という言葉を使いたがらない。それに、この言葉には、免疫システムが治り、通常の状態に戻ったというイメージがある。

だが実際のところ、治療中に微視的なレベルで何が起きているのかは、いまだ十分に明らかになっていない。正確に何がどう変わっているのかを解明するため、現在も研究が行なわれている段階である。したがって、アレルギーを引き起こす免疫システムのあらゆる要因が排除されたこと、その要因に代わる別の要因が存在しないこと、アレルギー症状が完全に消えたことがわかるまでは、誰も「完治」という言葉を使おうとはしないだろう（実際には、それらが確認できたとしても、やはり医師は食物アレルギーが完治したとは言わないに違いない。そう断言するためには、生涯にわたり元患者を追跡する必要があるからだ）。

免疫療法の試験に参加するにはどうすればいいのか？

私たちは現在、食物アレルギー研究が活況を呈する喜ばしい時代のさなかにいる。食物アレルギーが二流の研究者が取り組むべき二流の問題と見なされていた時代は、もはや遠い過去のものとなった。いまここで真っ暗な地図を用意し、新たな研究拠点ができたところに光を灯《とも》していけば、光の点がアメリカ全土に途切れなくつながった地図ができあがることだろう。だからといって、誰もが車で臨床試験に通えるほど便利になったというわけではないが、この光の点は残りの空白地を埋めるように増殖しつつある。

現在進行中の臨床試験では、オマリズマブやほかのバイオ医薬品（デュピルマブなど）を使って免疫療法の治療ペースを速める方法の検証が続いている。対象となっているのは、牛乳、ピーナッツ、食肉、甲殻類、ナッツ、卵、小麦などのアレルギーである。

また、食物アレルギー研究コンソーシアムによるＯＵＴＭＡＴＣＨ試験では、オマリズマブを併用した複数アレルギー経口免疫療法の調査が、国立アレルギー・感染症研究所が出資するMOTIF（食物アレルギーにおけるT細胞監視）試験では、エビやカシューに対する免疫療法の調査が行なわれている。

こうした食物アレルギーの新たな治療法を検証する試験は、探そうと思えば簡単に見つかる。国立衛生研究所などの連邦政府機関の出資を受けている臨床試験はすべて、clinicaltrials.govに掲載されている。「condition or disease（疾患名または病名）」という検索欄に「food allergy（食物アレルギー）」と入力しさえすれば、関連するあらゆる試験が表示される。本稿執筆時点では、食物アレルギーに関する30以上の試験が患者を募集している。試験が行なわれている州には、フロリダ州、カリフォルニア州、ペンシルベニア州、ワシントンDC、メリーランド州、コロラド州、オハイオ州、マサチューセッツ州、アーカンソー州、アイダホ州、ノースカロライナ州、ミシガン州、アリゾナ州、アラバマ州、イリノイ州がある。免疫療法試験はそのほか、ドイツ、デンマーク、スペイン、イギリス、アイスランド、オランダ、アイルランド、フランス、オーストリア、イスラエル、オーストラリアでも行なわれている。

参加可能な試験を見つけたければ、まずはかかりつけの医師やアレルギー医に相談するといい。被験者を募集している試験を探し、自分がその試験の条件に合っているどうかを試験者に確認する方法を教えてくれるはずだ。また、臨床試験に参加する際に考慮すべき重要事項についても教えてくれるに違いない。試験の期間中ずっと指示に従う意思があるか、家族は試験への参加に賛成しているか、副作用が起こるおそれがあることを覚悟しているか、ほかのリスクはあるか、最終目標は何か、といったことだ。

なかでも、この最後の事項は重要である。実際のところは、いまだ実験段階にあるこんな療法を受けるのは、ほかに利用できる選択肢がないからかもしれない。だが、倫理的観点から言えば、その研究を支援したいから臨床試験に参加するという姿勢が望ましい。試験中の療法はまだ、その有効性や安全性が立証されていない。つまり、この実験的治療法を受けても、現在病院で利用できる対処法や対照群（たいていは現段階の標準的な対処法）よりよい結果が出るという保証は一切ない。臨床試験を管理する倫理委員会も、臨床試験に参加したからといって何らかの効果があるとはかぎらないことを患者に伝えるよう求めている。そのため被験者は一般的に、試験の目的を知っていることを確認する同意書に署名する。実験的治療法を受ける人すべてにその目的を理解してもらうことが、試験者の倫理的義務なのである。

とはいえ、臨床試験により症状が改善するかもしれないという希望は完全に頭から消し去ったほうがいいと言いたいわけではない。食物アレルギーへの対処法については、実験的な治療法を除けば、あとはアレルゲンを回避するという選択肢しかない。だが、アレルゲンを回避しても、患者の耐性が改善されることはない。アレルギー反応を回避できるだけだ。しかし、今後数年の間にＦＤＡが食物アレルギー用の薬剤を承認すれば、この状況は変わる。

あらゆるアレルギー医が、有効性が立証され標準化された治療法を活用できるようになり、自信を持って患者にそれを提供できるようになれば、承認された治療法と実験的な治療法のどちらを選ぶかを検討する際に考慮すべき事柄も変わってくるだろう。だが現段階では、自由診療で免疫療法を提供しているアレルギー医もいないわけではないが（これを受ける場合には注意が必要だが、それについては後に解説する）、一般的に見れば、この治療を受けるには臨床試験に参加するほかない。

臨床試験への参加に関する問い合わせは、簡単にできる。ただし、こうした試験では順番待ちになる場合が多いため、その覚悟はしておいたほうがいい。また、どの試験にも資格基準というものがある。つまり、参加を認められるために満たさなければならない条件として、年齢、これまでの治療歴、アレルギーの種類、それ以外の健康問題などに制限がある。試験の手続きに関する詳細をよく検討し、その試験に適しているかどうかを自分で判断してもいいが、試験チームに直接確認したほうがいい場合もある。直接連絡すれば、その試験チームの記憶に残り、今回の試験にはふさわしくなかったとしても、次の試験への参加を打診されることになるかもしれない。実際、新たな試験は始終実施されている。

こうした試験への参加については、「聞くだけなら何の問題もない」と考えてほしい。試験を見つけるのも、試験者に連絡するのも、参加する資格があるかどうか確認するのも簡単にできる。それにより失うものは何もない。失うものがあるとすれば、食物アレルギーだけだ。

免疫療法を検討する際に確認すべきこと

Q 食物アレルギー患者自身やその親への確認事項

- 数年に及ぶ試験をまっとうできるか？　それにより家族にどんな影響があるか？
- 投与量を増やしたときに起きるかもしれないアレルギー反応に対処する覚悟ができているか？
- アナフィラキシーの恐怖から解放されたいか？　あるいは子どもにそれを望んでいるか？
- アレルギー反応を気にすることなく現在のアレルゲンを摂取できるようになりたいか？　あるいは子どもにそれを望んでいるか？
- 治療にどれぐらいの費用がかかるか？　保険は適用されるのか？　その理由は？
- 投与量を増やすタイミングごとに、どれだけの距離を移動しなければならないか？
- 子どもにこの治療を受ける心の準備ができているか？
- この治療の効果があった場合、アレルギー症状のない状態を維持するため、かつてのアレルゲンを少量ずつ定期的に摂取し続けるつもりはあるか？

Q 医師への確認事項

- アレルギー学や免疫学に関する正式な資格を持っているか？

●試験チームのメンバーは、食物アレルギーの免疫療法について十分に理解しているか？
●治療に用いる製品は安全か？　大腸菌やサルモネラ菌などに汚染されていないか？　自分の食物アレルギーに合ったタンパク質が含まれているか？　タンパク質は劣化していないか？　冷蔵庫に入れたり加熱したりすれば安定した品質で保管できるのか？
●どれだけのタンパク質を投与するのか？
●治療手順の詳細を教えてくれるのか？
●同業者の審査を受けたランダム化臨床試験に基づいた手法を利用するのか？
●被験者がアレルギー反応を示すあらゆる食物に対して治療を行なうことをどう確認するのか？
●被験者からの連絡に毎日24時間体制で対応してくれるのか？
●緊急治療室に搬送されるような事態になった場合、自分が受けている免疫療法について医師に伝えられるように、治療に関する情報を提供してくれるのか？
●試験を行なう施設に、家族の心をケアする臨床心理医はいるか？
●試験を行なう施設に栄養士はいるか？
●この療法が実際に必要だとどう確認するのか？
●この試験が終わった後、免疫システムがこれまで以上にアレルゲンに耐えられるようになったことを確認するため、食物経口負荷試験を行なうのか？

試験に参加しなくても免疫療法を試せるのか？

残念ながら、この質問に簡単に答えることはできない。現段階では、免疫療法の標準的な治療法は確立されていない。だからこそ、臨床試験が繰り返されているとも言える。個人で免疫療法を提供しているアレルギー医もいるが、こうした医院は探すのが難しいうえに、治療費を全額負担しなければならない。また、アレルギー医のなかには、アレルゲンタンパク質の管理に習熟している医師もいるが（免疫療法に欠かせない要素である）、そうでない医師も多い。医院によっては、投与するタンパク質のミリグラム数を教えないところもある（この値はアレルゲン食物の粉末のミリグラム数とは違う。アレルゲン食物の粉末には、タンパク質以外の物質も含まれる）。それどころか、投与しようとしているタンパク質に効果があることさえ検証していないかもしれない。

アレルゲンの粉末をほかの食品に混ぜて免疫療法に用いる場合、その製品や1回分の投与量のなかに、サルモネラ菌や大腸菌や真菌などの汚染物質が混入していないことを確認していない可能性もある。患者が本当に食物アレルギーかどうかを食物経口負荷試験により確認することもなく、免疫療法を提供する場合もあるかもしれない。要するに個人医院では、治療に利用される方法を正当化できるだけの科学的根拠がないまま免疫療法が行なわれるおそれがある。

実際、アレルギー医の多くは、アレルギー反応を引き起こすかもしれない治療の提供にためらいを感じている。確かに、食物アレルギー治療の新たな時代が到来するにつれて、免疫療法を自分のレパートリーに加えようとするアレルギー医は増えるだろう。だが、実際に業務として治療を行なうとなると、やはり慎重にならざるを得ない。医療の専門家は、科学的根拠を求める。データを見て、まずはＦＤＡが承認した製品を使おうとする。免疫療法を支持する研究結果が定期的に現れるようになれば、いずれは十分なデータがそろい、この治療法も一般的な臨床診療の一翼を担うことになるに違いない。だがそれまでは、大半のアレルギー医は免疫療法を行なわないのではないかと思われる。

確かに、最近になって免疫療法を行なう個人医院が現れてはいる。だがそこに、あらゆる種類のアレルギーに対応できる専門家がいるとはかぎらない。こうした医院は、免疫療法のみを独自に提供しているだけだ。臨床試験で確かな結果が出ているのに食物アレルギー治療の選択肢になかなか採用されないでいる現状を見かねて、一部の起業家が行動を起こしているにすぎない。

免疫療法が人気を得て幅広く受け入れられるようになるにつれ、こうした個人医院はますます増えていくと予想される。臨床試験による確実なデータや目覚ましい成果が増えれば、いずれは免疫療法が規制当局に承認され、どこでも利用できるようになるに違いない。だがいまはまだ、患者の安全を確保するためにはさらなる研究が必要だ。

食物アレルギー治療を提供する医院はいずれも、定評ある研究センターの成果に基づいて公開された治療法を利用するのが望ましい。タンパク質の投与は科学的な根拠に基づいて行なうべきであり、訓練されたスタッフが24時間体制で対応すべきである。そうでない治療に対して健全な疑念を抱くことが、有害な影響を及ぼすかもしれない治療から身を守ることにつながる。

アレルゲンを回避するという選択肢

食物アレルギーを発症するかどうかは選択できないが、その対処法は選択できる。アレルゲン回避にこだわることは決して悪いことではない。だから、何らかの治療を受けなければというプレッシャーを感じる必要はない。数カ月に及び多大な努力を要する免疫療法にはとても取り組めないという人もいれば、これまでずっと怖れてきた食べ物を進んで摂取することに抵抗を感じる人もいる。食物アレルギーの子どもは、ピーナッツや卵や乳製品を絶対に避けるよう親から教育されている。加工食品は危ない、誕生日パーティやベイクセール（資金集めのために手づくり菓子などを販売するバザー）には危険が潜んでいる、などと絶えず言われてきた。そんな子どもに、これまでの警告をすべて忘れ、是が非でも避けるよう命じられてきたものを食べろと言っても、そう簡単には納得できない。

大人であれ子どもであれ、免疫療法を試さなければならないのではないかと悩む必要はない。どんな反応が待ち受けているか理解できる年齢の子どもであれば、こんな療法を受ける気になれない場合もあるだろう。後の章で解説するように、食物アレルギーは強固な心理パターンと密接に関係しており、それを克服するのは容易ではない。手品師が帽子からスカーフを引っ張り出すように、食物アレルギーの端を引っ張れば、それまで誰も気づかなかった食物アレルギーにまつわる意外な問題が次々と明らかになるかもしれない。そのような場合には、免疫療法を受ける気になるまでに時間がかかる。免疫療法を拒む心のハードルを克服するため、精神医療の専門家の助けが必要になるケースもある。

だが、あわてることはない。免疫療法に有効期限はない。15歳のときには免疫療法を受けたくなかったとしても、10年後には受けたくなるかもしれない。それから免疫療法を受けても、効果に変わりはない。食物アレルギーに対処する方法を決めるのは当人であり、覚悟もできていないのに免疫療法を受けなければというプレッシャーを感じる必要はない。

新しい世界

免疫療法を選択する人は、この療法は食物アレルギーの新たな時代に欠かせないものだと考えると、治療の励みになるかもしれない。食物タンパク質に対して免疫システムを脱感作する治療を受けている患者はみな、この分野を前進させる手助けをしている。アレルゲンの投与量を増加させるごとに、この新たな時代のビジョンを現実にする仕事に少しずつ貢献していると言っていい。

だが、先駆者にはいい面もあれば悪い面もある。これまでに数千人の患者が治療に成功しているとはいえ、何十年もの歴史があるわけではなく、実際に患者一人ひとりがどんな経験をするかはわからない。そのため、友人や家族がそんな治療はリスクが高いと考え、いくら説得しても、免疫療法を受けようとする自分になかなか賛成してくれないかもしれない。あるいは、間違いのない適切なアドバイスを提供することを旨とするかかりつけの医師やアレルギー医が、まだ確立されていない治療法を不安視し、免疫療法の臨床試験への参加に反対するかもしれない。

私たちはいま、食物アレルギーの歴史の未知の領域にいる。理由もわからないまま食物アレルギーの割合が増加するなか、私たちと環境との関係など、いまだ解明されていない免疫システムにまつわるさまざまな問題に直面している。

だがその一方で、食物アレルギーの増加が、この新たな治療の枠組みを生み出す直接のきっかけになった。それにより、食物アレルギー克服への道が開かれたのだ。いまでは、免疫システムが誤った反応を起こしやすくなる理由についても、その経路を遮断する方法についても、以前より理解が深まっている。細菌叢やがんの免疫療法など、関連分野の進歩により、食物アレルギーに関する知識も大きく広がった。

これからアレルギーの克服へと踏み出そうとする人々には、こうした研究成果を利用するのに必要な手引きがある。毎日この疾患を抱えて生きている人々や、さまざまな研究努力の成果をすでに受け取った人々の貴重な経験である。これまでに多くの研究者が、食物アレルギーの治療法を向上させようと努力を傾けてきた。患者やその家族の生活が変わることによってその努力が報われれば、これほどうれしいことはない。

最後に一言

最後に、以下の点を強調しておきたい。**食物アレルギーの治療は、医療の専門家の綿密な監視のもとでのみ行なわれるべきであり、免疫療法などの治療を家庭で試してはならない。**軽度のアレルギー反応が、ほんの数秒のうちに重症化することもある。重度のアレルギー反応には、それなりの配慮が必要だ。家庭で独自に免疫療法を試みるのは、あまりにリスクが大きすぎる。絶対にしないでほしい。

まとめ

- 免疫療法により食物アレルギー患者を脱感作することができる。ほとんどの場合、アレルギー反応を持続的に抑制するには、少量のアレルゲンを毎日摂取することが必要になる。

- 免疫療法では、数カ月から数年に及ぶ治療期間の間に複数回医療施設を訪れ、数時間滞在しなければならない。
- 経口免疫療法の治療中には、副作用としてアレルギー反応が起きることがよくある。
- 治療の安全性を向上させることが、現在および今後の臨床試験の最優先課題である。
- 参加可能な臨床試験は、clinicaltrials.govで検索できる。

9 食物アレルギー治療の(そう遠くない)未来

食物アレルギーの未来を変える新たな薬剤・機器・テクノロジー

本書は、食物アレルギーの新たな時代が到来しつつあることを基本テーマにしている。これまでに世界中の研究者が、免疫療法という画期的な食物アレルギー治療法を確立するために、山のような科学的根拠を積み上げてきた(第7章および第8章を参照)。また、食物アレルギーを予防する方法についても、かつてないほど多くのことがわかっている(第6章を参照)。さまざまな食物タンパク質へのアレルギーが消える経験をした人は、すでに数千人を数える。そのなかには、以前は触れることさえできなかった食べ物を自由に食べられるようになった人も大勢いる。偶然アレルゲンに触れても危険ではないレベルに達した人は、さらに多い。アレルギー研究者にとって、ナッツ入りの菓子やピザを初めて口にする子どもの姿ほど、見ていてうれしいものはない。

この力強い治療法の夜が明けるにつれ、食物アレルギーに関するほかの広大な領域にも光が差し込むようになった。免疫システムの隠された秘密を解明し、それをあらゆる地域の食物アレルギー患者のために役立てようと奮闘している学術研究者は、日ごとに増えている。また、食物アレルギーと診断された大勢の患者が、価値ある仕事の対象にも魅力的な市場にもなることに気づいた企業が、増加の一途をたどっている。

このような状況は、食物アレルギーを抱えて生きている人々から見れば、いまこうしている間にも食物アレルギーの治療法や薬剤、治療機器などの幅が大きく広がりつつあることを意味している。この世界は、これから5年から10年の間に、現在とはまったく違ったものになるだろう。１９０８年に卵アレルギーの患者を卵で治療することに成功した医師アルフレッド・スコフィールドが、ここ数十年の技術的進歩をまのあたりにしたら、おそらく腰を抜かすに違いない。食物アレルギーの世界は近いうちに、現在の先駆者にさえ想像もつかないものへと変わってしまうかもしれない。

本章では、この新たな領域を紹介していきたい。現在開発中の革新的な機器や、研究開発が進みつつある薬剤、さらには、これまで以上に重要な発展をもたらすかもしれない食物アレルギーの仕組みや原因に関する最新の研究成果について解説していく。そのなかには、テクノロジーに関する話題もあり、まるでＳＦのように思えるかもしれないが、いずれも現実であり、今後重要なものになっていく可能性を秘めている。

確かに、未来に関するどんな解説にも言えるように、ここに書かれたとおりになるという保証はない。筆者もバラ色の未来を思い描いているわけではなく、読者も過剰な期待は避けたほうがいい。進歩には時間がかかる。歴史が繰り返し証明しているように、科学的な疑問から有益な答えが得られるまでの道のりが平坦で短いことなどめったにない。

だがそれでも、現在進行しているさまざまなプロジェクトやそれを支える人々の努力を知れば、未来に期待を抱かずにはいられない。こうした研究や調査は、食物アレルギーと診断された患者だけでなく、食物アレルギーに悩まされることなく生きている人々にも多大な恩恵をもたらすことになるかもしれない。

ピーナッツを改良する

研究者の多くは、ピーナッツによるアレルギー反応を抑制しようと多大な努力を重ねてきた。だが、そもそもピーナッツがアレルギーを引き起こさないようにすればいいのではないだろうか？　アレルギーを起こしにくいピーナッツを開発しようとする取り組みの背景には、そんな考えがある。ピーナッツから問題になる要素を取り除いてしまえば、もうピーナッツアレルギーに悩まされることもなくなる。

実に魅力的なアイデアだが、こうした考え方は以前からある。大胆な研究者たちが、ピーナッツにパルス紫外線を照射したり、ガンマ線を浴びせたり、半日間煮込んだりして、アレルギーを起こしにくいピーナッツをつくろうとしてきた。やがて画期的な発見により、アレルギー反応を引き起こすピーナッツタンパク質が特定された。Ａｒａ ｈ1、Ａｒａ ｈ2、Ａｒａ ｈ3、Ａｒａ ｈ6というタンパク質のいずれかが引き金となって、アレルギー症状に至る反応が生まれるのである。そこで数年前、酵素を使ってピーナッツに含まれるこれらのタンパク質の一部を破壊する試みが行なわれた。

当時ノースカロライナ州立農工大学に在籍していた研究者のチームが、特殊な酵素溶液を使って、ローストしたピーナッツから殻や皮を取り除き、Ａｒａ ｈ1を検知できないレベルまで、Ａｒａ ｈ2を98％まで除去した。このピーナッツを使って皮膚プリックテストを実施してみると、通常のピーナッツよりはるかにアレルギーを起こす割合が少なかったという（この技術は2014年に商用認可されたが、その後の情報は入手できなかった）。

また、ピーナッツのゲノムから、もっとも強力なアレルゲンとされるＡｒａ ｈ2をコードする遺伝子を除去する試みも行なわれている。実際にそのように遺伝子を改変したピーナッツ株を開発したアラバマ州の研究チームは、その結果ＩｇＥ抗体が攻撃対象に結びつきにくくなったと報告している。

最近では、ＣＲＩＳＰＲ／Ｃａｓ9が注目を集めている。ここ数年の間に一般のニュースにも登場するようになったゲノム編集技術である。この技術があれば、遺伝子を容易かつ安価に改変できる。がんの根絶から病気に強い作物の開発まで、あらゆる可能性に手が届く夢のような技術と言える。食物アレルギーの場合、ＣＲＩＳＰＲ／Ｃａｓ9を使えば、アレルゲンタンパク質をコードする遺伝子を永久に改変できるかもしれない。タンパク質の正体が変わってしまえば、免疫システムがそれを攻撃することもなくなる。

だがそれは理論上の話でしかない。ジョージア大学の分子遺伝学者ペギー・オジアス＝エイキンスは、アレルギーを起こしにくいピーナッツが実現可能だとは思っていない。実際、2016年には《サイエンティフィック・アメリカン》誌に「〝絶対にアレルギーを起こさない〟とは言えない」と述べている。

現在、アレルギーを引き起こすタンパク質が少なくとも17種類あることがわかっている。そのすべてにかかわる遺伝子を1つ残らずピーナッツのゲノムから除去するのは大変な作業であり、ほぼ不可能に近い。それに、それらの遺伝子の働きがすべて解明されているわけではない。問題のタンパク質を除去することにより、そのピーナッツの栄養価が低下したり、味が悪くなったり、病気にかかりやすくなったりするおそれもある。

アレルギーを起こしにくいピーナッツを開発するというアイデアにはリスクが伴う。そもそも、どの程度のアレルギー反応なら受け入れられるのか、まだ明確な線引きはなされていない。また、ピーナッツに対するアレルギー反応は急に重症化する傾向があるため、よほど確実でないかぎり「アレルギーを起こさない」という謳《うた》い文句は使えない。何か問題が発生したときの影響が大きすぎるからだ。

それに、オジアス＝エイキンスが指摘しているように、アレルギーを起こしにくい株と通常の株とを別々に管理するのは至難の業だ。ピーナッツの花粉は昆虫が媒介するが、昆虫は自由気ままに飛びまわる。研究者が開発したアレルゲンタンパク質を含まないピーナッツ株と通常のピーナッツ株との間を行き来しないよう昆虫を制限することはできない。さらには、畑からスーパーまでの経路で、間違いが発生するおそれもある。それを考えると、どれほど鷹揚な人でも、身内にアレルギー患者がいれば不安を感じるに違いない。

それでも、遺伝子を改変したピーナッツなど非現実的だというわけではない。2019年にはピーナッツの全ゲノム配列が解明された。アレルギーに関連する遺伝子の特定に向けた大きな一歩である。だが実際には、完全にアレルギーを起こさない株をつくるよりも、比較的アレルギーを起こしにくい株をつくるほうが現実的と言えるかもしれない。

アラバマ大学のホーテンス・ドードーは、もっとも有害とされる3種類のアレルゲンタンパク質（Ａｒａ ｈ1、Ａｒａ ｈ2、Ａｒａ ｈ3）を除去する方法を開発し、その特許を取得した。2018年の記事では、この遺伝子操作したピーナッツ株を「畑から直送できる低アレルゲンピーナッツ」と呼んでいる。ドードーによれば、食品産業がこの遺伝子改変ピーナッツを使用すれば、偶然アレルゲンに触れたとしても致命的な結果になる可能性は少なくなるという。

また、アメリカ農務省とノースカロライナ州立大学の科学者が共同で、品種改良によりピーナッツからアレルゲンタンパク質を除去することに成功している。軽度のアレルギー反応しか起こさない遺伝子改変ピーナッツなら、多くのアレルギー患者に歓迎されるかもしれない。だが、ＣＲＩＳＰＲ／Ｃａｓ9を使った遺伝子改変はいまだ前例がないため、何が起こるかまったく予想がつかない。

新たな遺伝子

遺伝学の領域ではそのほか、食物アレルギーに別の方向から対処する可能性にも関心が向けられている。つまり、人間の免疫システムを修正するのである。オーストラリアのクイーンズランド大学の研究チームは、免疫システムに固定された反応を遺伝子治療でリセットしようとする取り組みを行なっている。免疫システムがかつて食物タンパク質を敵と認識したことを忘れさせようというのだ。

このアイデアには、きちんとした科学の裏づけがある。免疫細胞は一種の記憶を持っている。とはいえそれは、頭で覚えているような記憶ではなく、体で覚えているような記憶である。ピアニストの指は、意識しなくても鍵盤の上を勝手に動いて音を紡ぎ出していく。それと同じように免疫細胞も、さまざまな物質にどう反応すればいいかを記憶している。そして人間同様、一度こう反応すると決めたら、それをなかなか変えようとはしない。

オーストラリアの研究チームによれば、新たな遺伝子を導入すれば、この記憶を混乱させることができるのだという。このアプローチでは、血液中の幹細胞に着目している。まずは体内から幹細胞を採取し、アレルゲンへの反応を制御する遺伝子をそこに組み込む。そして改変された幹細胞を体内に戻す。すると、この細胞が生み出す新たな血液細胞が、特定の免疫細胞に見られるアレルギー反応のスイッチを切ってしまう、という仕組みである。

免疫学者のレイ・ステップトウを中心とするこのチームは、動物のアレルギー反応を止めることには成功しており、ゆくゆくは、1回注射するだけで免疫システムからアレルゲンの記憶を完全に消去できるレベルにまで、この治療法を改善していきたいという。そうなれば、死の危険に怯える食物アレルギー患者にうってつけの治療法になるかもしれない。だが、その前にまずは、このアプローチが動物同様、人間にも効果があることを証明しなければならない。

原因を突き止める

過去数十年の食物アレルギー研究の進展ぶりには目を見張るものがある。これまでに、免疫システムがアレルゲンに反応する基本的な仕組みが解明された。食物アレルギーになりやすくなると思われる環境要因についても、重要な知識が蓄積されている。食物アレルギーを予防する方法も、それを克服する治療法もわかってきた。

だが、そもそも免疫システムが食物タンパク質に反応するようになる詳細な仕組みについては、いまだ明らかになっていない。また、アレルギー反応を起こす理由も十分には解明されていない。人間の体はなぜアレルギーを起こすのか？　なぜこんな特徴が進化したのか？　アレルギー反応には何らかの目的があるのか？　これらの疑問に答えようとするのは、単に好奇心を満たすためだけではない。それをアレルギー治療に活かせるかもしれないからだ。

この研究には、ＣＲＩＳＰＲのテクノロジーが役に立つと思われる。実際、ブロード研究所の食物アレルギー科学イニシアティブに参加している研究者グループは、このツールを使い、体が免疫反応を形成していくときにどの遺伝子がどんな働きをしているのかを解明しようとしている。国立衛生研究所の食物アレルギー研究コンソーシアムや免疫耐性ネットワークも、アメリカ全土の研究センターをまとめ、食物アレルギーに関するさまざまな生物学的疑問に答えようと日夜努力している。たとえば、以下のような疑問である。

- 免疫システムはアレルゲンの有無をどのように感知するのか？
- どの免疫細胞が、まだ知られていないどんな反応に関与しているのか？
- 食物アレルギーが起きる原因について、まだわかっていないことは何か？　体がアレルギー反応を起こす目的は何か？
- 食物アレルギーの発症やその後の反応に、どんな腸細胞が関与しているのか？
- 腸内細菌叢は食物アレルギーにどう関係しているのか？

携帯用器具

食物アレルギーに関する理解を深める研究が重要なことは言うまでもない。予防法や治療法を発展させたり、新たな治療のアイデアを生み出したりするためには、世界中で行なわれている丹念かつ慎重な実験により積み重ねられた科学的実績が欠かせない。だが、それには時間がかかる。手っ取り早く科学を発展させる方法などない。一足飛びに発展することもあるが、それは数十年に及ぶ助走があったからこそ可能なのだ。

そのため、新たな発展が生まれるまでの間、食物アレルギー患者の生活を少しでも改善しようと努力している人たちもいる。その役割を担うのが、さまざまな器具である。現在、センサー、ブレスレット、スキャナー、革新的な薬物投与法などの開発が進んでいる。これほど多くの製品が開発されているのは、それだけ食物アレルギーが起業家の注目を集めているからだろう。確かに、これら開発中の製品すべてがあてになるわけではなく、商品化に至らないものもあるに違いない。だがそのなかには、食物アレルギー患者やその家族の生活をこれまで以上に安全かつ快適なものにしてくれる珠玉のような製品もないわけではない。

エピネフリン投与法の発展

エピネフリンの扱いに苦労している家族は多い。注射器を常時2つ携帯するのは、面倒なうえに費用もかかる。子どもがある程度大きくなれば、そんなかさばるものをポケットに入れて持ち歩くのを嫌がるようになるかもしれない。それに、注射そのものにも問題がある。他人の体に針を刺すなど、最初から誰もが簡単にできることではない。患者の世話をする人には注射の訓練が必要だ。子ども自身も、緊急時には自分で注射できるようにしておかなければならない。

そこで、このような問題を解消するため、ある会社がエピネフリンのスプレー式点鼻薬（BRYN-NDS1C）の開発に取り組んでいる。スプレー式の点鼻薬であれば、アレルギー反応が始まったときに注射をする必要はなくなる。また、携帯しやすさや使いやすさも考慮されている。

2019年前半には、予備試験によりこの新たな製剤を少量投与するだけで注射と同等の効果があることが証明され、FDAの「ファスト・トラック指定」を受けた。つまり、この薬剤がいまだ満たされていない医療ニーズに対応できることをFDAが認め、患者ができるだけ早くその恩恵を受けられるよう優先的に試験データの検証を進めることに同意したということだ。人間を対象にした最初の試験はすでに終わっており、2020年に結果が公表される予定である。

また、アナフィラキシーが危険なのは、その症状が重篤だからというだけでなく、症状の進行が速いからでもある。軽度のアレルギー反応が、わずか数分で重症化することもある。

そんなとき、幼い子ども一人では、うまくエピネフリンを注射できないかもしれない。助けが必要だと気づいたとしても、実際に誰かが来てくれるまで待っていては手遅れになってしまう。だが、ウェアラブル機器が流行している昨今、そのテクノロジーを利用してこの問題に対処しようとしている人たちがいる。

たとえば、エイビーというブレスレット型の機器は、装着している子どものヒスタミン量の変化を検知し、子どもがアナフィラキシーの初期段階にあることを保護者に連絡する。両親の電話や学校の保健室の電話などに連絡するよう設定しておけば、その連絡先に緊急警報を伝え、子どもの居場所と、受け手の居場所と、エピネフリンを投与できるいちばん近くの場所とをつなぐ地図を表示する。この機器が現実のものとなれば、食物アレルギーの子どもが担っている重荷や不安が軽くなり、親も多少は安心できるかもしれない。

また、ハーバード大学のウィス研究所が開発を進めているプロジェクト・アビーも、その目的は似たようなものだ。エンジニアやソフトウェア開発者、ボストン小児病院の医師が開発に参加しているこのウェアラブル機器は、アレルギー反応にかかわる身体の変化を監視する。そして、ヒスタミンの放出など、アナフィラキシーの症状を検知すると、装着している人に警告を発すると同時に、保護者の電話にもメッセージを送信する。そのうえ、付属の機器がエピネフリンを自動的に投与してくれるため、自分で注射する必要がない。

現在開発中のこの製品の名称は、２０１３年、16歳の誕生日を迎える数日前にアナフィラキシーで死亡したアビー・ベンフォードに由来している。彼女の両親が娘を追悼し、同じような運命をたどる家族がいなくなることを願って、このプロジェクトの基金を設立したのだという。

成分センサー

自分の目の前にある料理をスキャンし、アレルゲンの有無を教えてくれる機器があったらどうだろう？　そんなアイデアを思いついた複数の新興企業が、正確かつ便利な製品を手ごろな価格でいち早く市場に投入しようと競い合っている。

これらの製品のなかで、入手しやすいという点で群を抜いているのがニーマである。これは、財布ほどの大きさの三角形の機器で、現在はピーナッツ用とグルテン用の２タイプが販売されている（どちらも２２９ドル）。

食べ物の一部をサンプルとして専用の小さなシリンダーに入れてセットすると、その食べ物が挽《ひ》き砕かれて化学物質と混ぜ合わされ、アレルゲンタンパク質が分離される。サンプル内にアレルゲンタンパク質が存在していれば、機器内にセットされた試験紙に注入されている抗体が、そのタンパク質に付着する。こうして試験紙の抗体がタンパク質に反応すれば、電子センサーがそれを知らせるという仕組みである。グルテン用のセンサーは、自己免疫疾患であるセリアック病の患者を主な対象としているが、小麦、大麦、ライ麦にグルテンが含まれているため、これらの食物にアレルギーがある患者も利用できる。

アメリカの法令では、「グルテンフリー」と表示するためには、食品に含まれるグルテンの濃度が20ppm未満でなければならない。そのためニーマは、20ppm以上のグルテンを検知できるよう設計されている。2019年3月に公表された試験では、ニーマがグルテンの有無を正確に検知できるかどうかの検証が行なわれた。

試験に使われた食品は、サラダドレッシング、ヨーグルト、酢、チョコレート、バター、チーズ、ハンバーガーのパティ、アイスクリーム、スープ、調理ずみの生地、パスタ、グラノーラ、数種類の小麦粉、数種類のナッツ、亜麻仁、そば、ミックススパイス、グルテンフリーのパン、こっそりグルテンを混ぜたグルテンフリーのパンなど、合計447点である。この試験の結果、ニーマは99％の精度で、20ppm以上の濃度のグルテンを検知した。グルテンを検知できなかったのは3件のみである。

ただし、グルテンが含まれていないのに間違ってグルテンが含まれていると報告したケースが10件、エラーメッセージを出したケースが31件あった。また、2018年に行なわれた試験では、ある種のパスタで20ppmのグルテンをなかなか検知できない問題があったが、72点の食品サンプルのうち63点で成功を収めた。また、基準を30ppmにすると検知の精度は向上し、40ppmにするとさらに向上した。

こうした試験結果には目を見張るものがあるが、誤解を招くおそれもある。ジャーナリストのアレックス・シュルツは2019年、《ザ・バージ》というウェブサイト上でニーマを徹底的に再検証し、次のように述べている。

ニーマが標準的な閾値である20ｐｐｍに満たないグルテンを検知すれば、それは好ましい結果としてカウントされる。だが、20ｐｐｍに満たないグルテンを検知できなくても、それは標準的な閾値に満たない量でしかないため容認される。そのため消費者は、この試験結果を見たとしても、公表された論文を丁寧に読み込まないかぎり、こうした重要な詳細を知ることができないが、そこまで丁寧に読み込もうとする消費者などほとんどいない。

またこの試験では、公表されたデータに見られる誤判定の理由の一端を、ニーマが判定に手こずったある種のパスタのせいにしている。だが、グルテンを避けなければならない患者にとっては、このセンサーがあらゆる食品に利用できなければ意味がない。

さらに、グルテン用のニーマとは違い、ピーナッツ用のニーマには同業者の審査を受けたデータがない。同業者の審査を受けた試験がなければ、そのセンサーが正確に判定できるかどうかを確認するすべがない。こうした機器は一般的に、独立した第三者により有効性が確認される。独立した第三者とは、その製品が成功しようが失敗しようが何の関係もない人や組織である。こうすることで、その製品にとって不当に有利な結果が出るのを防いでいるのである。

ピーナッツ用のニーマについては外部試験が二度行なわれており、それぞれの精度が99・2％と98・7％だったとの報告がある。だが、一方の試験は具体的な実績のない研究室で行なわれており、もう一方の試験はニーマ社が準備した食品サンプルを使っており、公正な試験結果とは言えないおそれがある。またニーマ社は、外部試験の規模を明らかにしていない。

間違いの割合にも不安がある。実際に、食品に特定のタンパク質が含まれているかどうかがわかるのであれば問題はない。だが、サンプル5点につき1点の割合でタンパク質を検知できないのであれば、食物アレルギー患者は事実上この機器に頼ることはできない。逆に、食品にピーナッツやグルテンがまったく含まれていないのに含まれていると誤認する可能性があるのであれば、それも機能をきちんと果たしているとは言えない。

この分野に関しては、規制当局もさほど役には立たない。FDAは、新薬については承認手続きを行なうが、こうした機器については承認手続きを行なわないため、規制当局の監視が行き届かない。民間企業は、厳密な試験の結果を公表しなくても製品を販売できる。それどころか、そのような試験を行なう必要さえない。

これはつまり、同業者の審査を受けていない製品を消費者が購入し、それを利用する場合もあるということだ。同業者の審査とは、ある研究結果が公表される前に、関連分野の専門知識を持った学者がその内容を読み、それが妥当なものかどうかを判断する作業を指す（場合によってはさらなる情報や説明を求めることもある）。学術雑誌はこの同業者の審査により、研究が正しく行なわれていること、統計解析に説得力があること、結論が妥当であることを確認している。量販店で販売されるまでのプロセスからこのステップが抜け落ちてしまえば、消費者は製品が信頼できるものかどうか確かめようがない。

問題はほかにもある。ピーナッツアレルギー患者にとって危険ではないと考えられるピーナッツの許容濃度について、医療機関の間で意見の一致が得られていない。つまり、グルテンの場合は20ｐｐｍ未満なら安全と見なされているが、ピーナッツにはそのような基準が確立されていない。それどころか、グルテンと同じようにごくわずかな許容量を認めるべきかどうかという問題においても、意見が分かれている。さらに、食品から採取した一部のサンプルからグルテンやピーナッツが検出されなかったとしても、その食品全体にアレルゲンがないとはかぎらない。

とはいえ、食物アレルギー患者がこれを持っていても意味がないというわけではない。グルテン用のニーマには同業者の審査を受けたデータがある。ピーナッツ用のニーマは、製造会社が自前で試験を行なっただけだが、それでも何の試験もないよりははるかにましだ。現段階ではこの機器を、ほかの予防措置の補助として使うのがいちばんいいかもしれない。食物アレルギー患者がレストランに行くときには、自分が摂取してはいけない食べ物についてレストラン側に十分に伝えておくことを忘れてはならない。食物アレルギーにおいても人生と同じように、自分が要求したものには自分が責任をとるほかかない。

ほかの食品センサー

開発中のアレルゲン検知機器はほかにもある。たとえば、ハーバード大学の研究者が、ｉＥＡＴというキーホルダー型機器を開発している。ｉＥＡＴは「integrated exogenous antigen testing（外来性抗原統合試験）」の頭字語だが、ちょうどうまい具合に「私は食べる」という意味にもなっている。

２０１７年に《ＡＣＳナノ》誌に掲載された報告によると、研究チームはｉＥＡＴの初期試験に成功したという。この携帯型機器は、アレルゲン抽出キット、磁石と電極を使ってアレルゲンの有無を検知する分析装置、結果を表示するスマートフォンアプリで構成されている。試験では、牛乳、卵、ピーナッツ、ヘーゼルナッツ、小麦という5種類のアレルゲンについて、ごく低濃度（グルテンであれば、規制当局が設定した閾値より低い０・１ｐｐｍ未満）でも検知できたらしい。同じ報告にはまた、この機器がわずか40ドルしかしないという開発者側の主張を裏づけるため、各構成要素の費用までリストアップされている。ｉＥＡＴは現在、５年以内の市場投入を目指し、ある民間会社が開発を進めている。

また、イモージェン・アダムスというイギリスの大学生が数年前、乳タンパク質に反応するラクターゼ酵素を染み込ませた試験紙を使い、携帯型の乳糖検知器「アリー」を開発した。妊娠検査薬と同じような仕組みの検知器である。アダムスは、ほかのアレルゲンや肉成分を検知する試験紙の開発も計画しているが（肉成分を検知するのはベジタリアン向けである）、まだ市販はされていない。

そのほか、分子インプリントポリマーというテクノロジーを使ったアプローチもある。ポリマーとは簡単に言えば、同じ分子がいくつもつながってできた物質のことである。ウール、ナイロン、紙をつくるのに使うセルロースなど、研究室でつくられた物質のなかにも自然界のなかにも無数に存在し、多くのタンパク質もそれに含まれる。

分子インプリントポリマーでは、特定のタンパク質分子（ここではアレルゲン）の形をしたテンプレートを用いて極薄のフィルム片に穴を開け、それを回路基板に装着する。食品のサンプル内にアレルゲンがあると、そのタンパク質分子がアレルゲンの形をした穴にぴったりはまる。すると、回路基板がそれを感知して電子信号を送り、その信号を受けてキーホルダー型機器が警告を表示する。

開発会社の発表によれば、「アレルギー・アミュレット」と呼ばれるこの製品の自家試験を50個のカップケーキを使って行なったところ、10ppmのアレルゲンの有無を90秒以内に正確に検知できたという。今後さらに第三者機関による試験を行ない、2020年後半の市場投入を目指している（価格は150ドルから250ドルの間になる見込み）。

さらに、電磁スペクトルを利用した機器「テルスペック」の開発も進んでいる。電磁スペクトルとは、電波、可視光、マイクロ波など、私たちが見たり聞いたり触れたりできるものすべてが発しているエネルギーの波長帯域を指す。テルスペックは、以下のような仕組みになっている。

まずは、マウス型のスキャナーで食品に光線を当て、それにより内部の分子を励起・振動させる（日が当たると皮膚の温度が上がるのはこの原理による）。分子が振動すると、そこから光子が放出される。スキャナーは、各分子から放出された光子の数を波長ごとに計測し、それをスペクトルに分解する。すると、さまざまな食物分子から放出されたエネルギーから成る虹のようなパターンができあがる。この読み取り結果をスマートフォンに送ると、スマートフォンがそれをクラウドに送り、そこにある膨大なデータをもとに虹模様の一筋一筋を解析する。

食物分子のエネルギーにはそれぞれ独自の特徴があるため、放出された光子を分析すれば成分を判断できる。指紋により人物を特定するのと同じようなものである。こうしてわずか数秒で、その食品に含まれる栄養素やアレルゲンなどのリストがクラウドから送り返されてくると、スマートフォンの画面に食品パッケージのラベルのように、グルテンや卵の有無などの重要な情報が表示されるというわけだ（炭水化物やタンパク質や脂質の量など、健康に関するデータも表示できる）。

さらに、このスキャンデータは将来利用できるようクラウドに保存されるため、時間がたつにつれてこの機器はますます性能を高めていく。要するに、ケーキ一切れに光線を当てれば、わずか数秒後には、ラベルに記載されているとおりナッツ成分が含まれていないかどうかがわかるのである。

テルスペックの開発を主導してきた人物の一人イザベル・ホフマンは、世界各地の食物を分析した世界「地図」を作成し、それを健康情報と結びつける研究を構想している。そうすれば、多様な食事により食物アレルギーを予防できるのかどうかを理解するのに役立つと思われるからだ。

また、この機器は精度が高く、ラベルに記載されていない成分も明らかにしてくれるため、加工食品メーカーの責任を問うこともできるかもしれない。ただし、これだけの情報を得るにはそれなりの費用が必要になる。

このスキャナーは、およそ1900ドルもする。しかも、クラウドを使ってデータを収集・保存するため、その費用が年間数百ドルかかる。それを考えると、この機器を利用するのは、消費者に正確な情報を提供しているかどうかを確認する必要のある企業のほうがふさわしいのかもしれない（鮮度や成熟度、甘味なども計測できるため、スーパーが利用してもいい）。それでも、食物アレルギー患者やその家族にこの機器を購入できるほどの資金があるのなら、偶然アレルゲンに触れる危険を予防する便利なツールになると思われる。

同じような機器に、光を使って食品の化学成分を明らかにするSCiOというミニセンサーもあるが、こちらはレストランでピーナッツアレルギーの子どもが使うようなものではなく、現場にいる研究者向けの製品である。

薬剤

現在開発中の薬剤は、本書では紹介しきれないほど数多くあるが、そのすべてが臨床試験の最終段階を通過できるとはかぎらない。ここでは、食物アレルギー治療が向かいつつある方向を示す代表的な研究をいくつか紹介しておこう。

ワクチン

「ワクチン」という言葉はさまざまな意味を持つ。大半の人は、長期にわたり重病を予防するため小学校のころに受けた予防接種を思い浮かべることだろう。あるいは、インフルエンザのワクチンを想像する人もいるかもしれない。このワクチンも、病気を予防する点では同じだが、こちらは毎年接種しなければならない。病原体が毎年形を変えるからだ。

食物アレルギーの世界で用いられるワクチンは、それらとはやや異なる意味合いを持つ。ポリオなどの予防に使われるワクチンよりも、がん治療に使われるワクチンに近い。免疫システムが食物タンパク質に敵対するのを防ぐのではなく、すでに食物タンパク質を攻撃するようになってしまった免疫システムをターゲットにする。そんなワクチンの1つが、ＡＲＡ－ＬＡＭＰ－Ｖａｘである。

この薬剤は、ＬＡＭＰ－Ｖａｘというテクノロジーを利用してピーナッツアレルギーを治療する。具体的にはまず、食物タンパク質をコードするＤＮＡを患者の体内に注入する。すると、体内の細胞がその新たなＤＮＡを吸収し、そのＤＮＡ情報に対応するタンパク質（この場合は、アレルギー反応を引き起こすタンパク質）を合成する。それにより免疫システムのなかで、以前の反応を阻害する一連の反応が起き、食物タンパク質を敵視するＩｇＥ抗体ではなく、そのタンパク質を味方として扱う細胞が送り出される。この免疫システムの書き換えは、たった4回のワクチン投与で完了できるうえに、アレルゲンに直接触れることもないため、アナフィラキシーを起こすリスクを回避できる。

ＡＲＡ－ＬＡＭＰ－Ｖａｘは、ネズミによる試験の結果、ピーナッツアレルギーの治療に効果があるのではないかと考えられるようになり、現在臨床試験が行なわれているところである。政府の助成と製薬会社の出資により行なわれた第一相試験では、ピーナッツアレルギーの成人被験者を、このワクチンを４回投与するグループとプラセボを４回投与するグループに分け、その安全性を検証している。試験の結果このワクチンが安全であり、人間にも利用できることがわかれば、続いてワクチンの有効性を検証する試験が行なわれる予定だ。

オーストラリアのロビン・オヘヒアらが開発したもう１つのワクチンＰＶＸ１０８は、マスト細胞や好塩基球（アレルギー反応のきっかけとなる免疫細胞）を回避するよう特殊設計されたアレルゲンタンパク質の断片を利用し、免疫システムを脱感作する。こちらはすでに安全性の試験を通過しており、現在は第二相試験が行なわれている。

遺伝子治療

免疫療法にオマリズマブを併用すれば、脱感作プロセスをスピードアップできると思われる。オマリズマブとは、アレルギーの引き金となるＩｇＥ抗体が食物タンパク質に付着するのを防ぐモノクローナル抗体である。だが、この薬剤にも制約がある。高価であり、数週間しか使えず、注射により投与しなければならない。

そこでワイル・コーネル医科大学の研究チームが、遺伝子治療でこの問題を解決できないかと考え、ある動物実験を行なった。オマリズマブに使われているモノクローナル抗体を生み出す遺伝子を抜き出し、それをウイルスに挿入する。そしてそのウイルスをピーナッツアレルギーのネズミに注射してみたところ、ネズミは瞬く間にピーナッツに感作しなくなったという。

つまりこの治療法は、遺伝医学の専門家であるロナルド・クリスタルが述べているように、ウイルスを「トロイの木馬」として利用しているわけだ。しかし動物実験に成功したからといって人間にも効果があるかどうかはわからないため、人体の免疫システムがこのトロイの木馬にだまされてくれるかどうかを判断するのは時期尚早である。とはいえ、注目する価値のある研究であることは間違いない。

そのほかのアプローチ

人体の免疫システムに対する理解が驚くほど進み、食物アレルギーを予防・治療する努力が積み重ねられるなかで、独創的な治療法が数多く生み出されている。たとえば、免疫療法のいちばんの問題は、それがアレルギー反応を促すような方法を採用している点にある。そこである研究者グループは、牛乳やピーナッツなどに含まれるアレルゲンを人工的に組み換えた物質を使って免疫療法を行ない、通常のアレルゲンを使った場合に比べてＩｇＥの量が

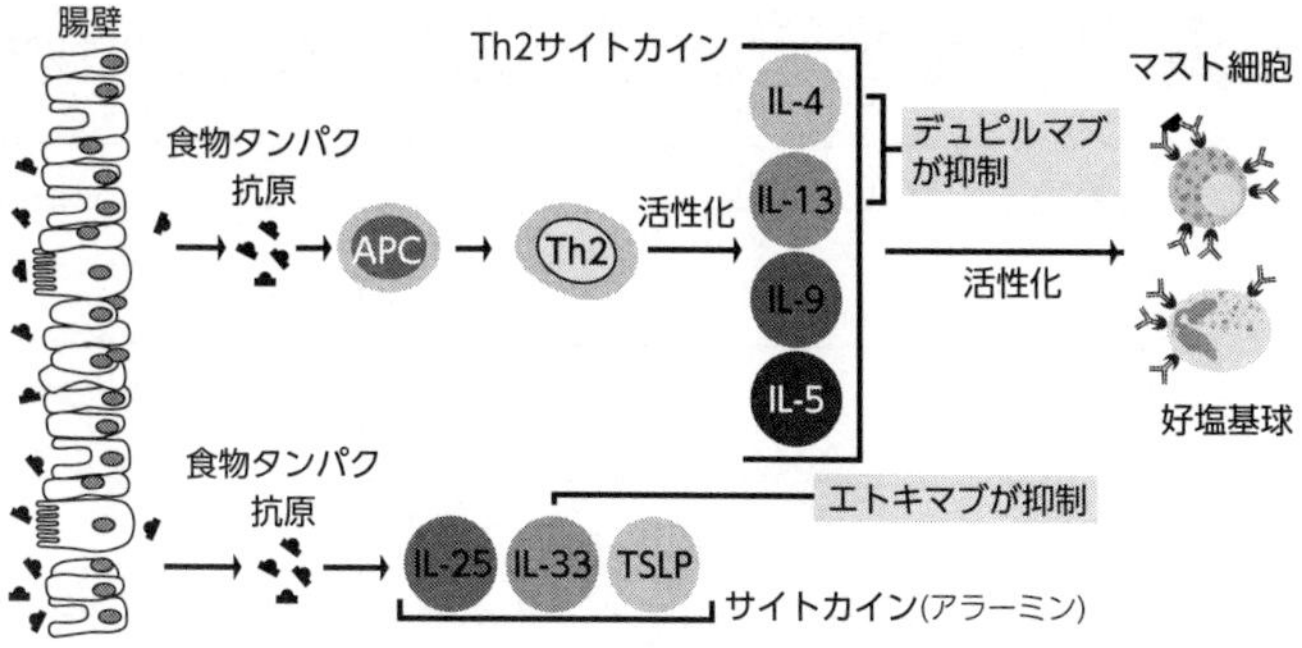

開発中の食物アレルギー治療薬は、それぞれ異なる方法で免疫システムに対処する。たとえば、デュピルマブという抗体は、インターロイキン(IL)-4、-13、-9、-5がマスト細胞や好塩基球を活性化するのを抑制する。その結果、それらの免疫細胞に付着したIgEが、アレルギー症状を引き起こすヒスタミンなどの化学物質の放出を促すのを防ぐことになる。またエキトマブという抗体は、IgEの活性化のもう１つの引き金となるIL-33の活性化を抑制する。

減るかどうかを検証している。また、ペプチドを使って同様の検証を行なっている研究者グループもある。ペプチドはタンパク質より小さく、IgE抗体の反応を引き起こしにくい。

免疫療法の副作用として起こるアレルギー反応を抑制するそのほかの試みとしては、ピーナッツ粉を使うのではなく、ピーナッツのエキスを含むナノ粒子（極小の分子）を使う方法も検討されている。予備試験では、ナノ粒子で治療したネズミは標準的な方法で治療したネズミに比べ、ピーナッツに対するアレルギー反応が軽かったという。

また、免疫細胞の1つである樹状細胞はほかの免疫細胞に、抗原（抗体が敵または味方として認識する異物）を守るべきものとして教え込むことができる。T細胞と「会話」し、そのタンパク質が安全だというメッセージを伝えるのである。樹状細胞は一度に複数のアレルゲンを

試験中の新たな治療法		
薬剤	食物アレルギーの試験の有無	臨床試験の段階
バイオ医薬品		
抗IL-4R	有	第2相
抗IL-4	無	
抗IL-13	無	
抗IL-33	有	第2相
ワクチン		
LAMP-Vax	有	第2相
ピーナッツアレルギー用エピトープワクチン	有	第1相
ピーナッツアレルギー用水酸化アルミニウム添加ワクチン	有	第2相
その他		
複数アレルギーの経口免疫療法	有	第2相
細菌叢	有	第1相
ナノ粒子	無	

処理できるため、樹状細胞を活用したアプローチが実現すれば、複数のアレルギーを持つ患者の治療に役立つに違いない。関連する食物タンパク質を少量摂取するだけで、アレルギーを解消できるかもしれない。

さらに、新たに開発されたエトキマブという抗体は、インターロイキン33（IL-33）をターゲットにする。IL-33は、アレルゲンが体内に入ってきたときに起こる連鎖反応のきっかけとなる免疫分子である。

スタンフォード大学では最近、重度のピーナッツアレルギーを患う成人20人を、IL-33を抑制する抗体を投与するグループとプラセボを投与するグループに無作為に振り分け、2週間にわたる試験を実施した。そして試験終了後、ピーナッツタンパク質を275ミリグラム（ピーナッツおよそ1個分）摂取できるかどうか確認してみたところ、抗体投与グループでは15人中11人が摂取できたが、プラセボ投与グループでは一人も摂取できなかった。だが、このエトキマブを含め、類似の薬剤の試験はいまだ初期段階にある。

そのほかのバイオ医薬品も、やはりまだ試験段階にある。たとえば、オマリズマブに似たデュピルマブは、同じように免疫療法と組み合わせて用いられているが、現在まだ第二相試験と第三相試験が行なわれているところである。

そのほか、同類の薬剤だけを見ても、メポリズマブ、レスリズマブ、ベンラリズマブ、レブリキズマブ、トラロキヌマブなど、試験を待っている薬剤は無数にある。これらの薬剤それぞれが、タンパク質が体内に入ってからアナフィラキシーを発症するまでの免疫反応経路のどこかをターゲットにしている。いずれはこうした薬剤が実用化され、月に1回抗体を打つだけで、免疫システムがアレルゲンに反応するのを防げるようになるかもしれない。

また、体内に入ったアレルゲンタンパク質の姿を変える方法に取り組んでいる研究者もいる。こうしてタンパク質を偽装してしまえば、アレルギー反応を起こすことなく免疫システム内に入り込み、耐性を生み出すようになるかもしれない。

開発中のバイオ医薬品が無数にあることを考えると、食物アレルギーとの戦いに使える武器の数は、今後5年から10年で現在の数をはるかに凌駕《りょうが》することになりそうだ。しかし現段階ではまだ、食物アレルギーを長期にわたり克服するには、抗原そのものに接するしか方法はないと思われる。

アレルギーを予防するおやつ

一般的なアレルゲンは子どもがある程度大きくなるまで待つのではなく、早いうちから摂取させたほうがいいという新事実が明らかになると、このまたとないチャンスをつかもうとする起業家が現れた。つまり、そのためのスナック菓子を販売しようというのである。

子どもが1歳を迎えるまでに魚を与えたほうがいいと言われても、親が忙しくてそんなことにかまけていられないこともある。好き嫌いが多い子どもならなおさらだ。また、いっぺんに複数の食物アレルギーを予防するに越したことはないが、そのためには複数のタンパク質をまとめて摂取できたほうがいい。それに、手軽につまめてさくさく食べられるスナックの需要は、それこそいつでもある。

こうして見ると、スナックにはアレルギーを予防するためのさまざまな利点がある。一般的なアレルゲンが少量含まれた加工食品を使えば、幼い子どもも確実かつ手軽に、さまざまな食品に触れることができる。たとえば、スプーンフル・ワンという製品には、粉末状のタイプとパフ菓子のタイプがある。粉末なら離乳食に混ぜて食べさせられるし、パフ菓子なら小さな手を器用に動かす訓練にもなる（実を言うと、スプーンフル・ワンの製造会社であるビフォア・ブランズの創業者の一人が、筆者のケアリーである）。およそ小さじ1杯分のこの食品のなかに、ピーナッツ、大豆、アーモンド、カシュー、へーゼルナッツ、ペカン、ピスタチオ、くるみ、小麦、オート麦、牛乳、卵、タラ、エビ、ごま、サケのタンパク質が入っている。

この加工食品については、ノースウェスタン大学フェインバーグ医科大学院が、生後5カ月から11カ月までの幼児705人を対象に試験を行なっている。スプーンフル・ワンを摂取するグループとプラセボを摂取するグループに無作為に振り分けて実施されたこの試験によると、スプーンフル・ワン摂取グループで試験を終えた幼児は一人残らず、何のアレルギー反応も示さなかった。つまり、この食品を通じてアレルゲンになりやすいタンパク質に触れても安全だということだ。

さらに、試験後に食物経口負荷試験を行なっても、アレルギー反応はなかった。複数の食物タンパク質を一緒に摂取することで、免疫システムによりよい効果があったのだ。食物アレルギーを予防するための食品を提供している企業はほかにもあり、生後数カ月の間十分に摂取させても、かかる費用は1日あたり2ドル程度である。

こうした食品は、子どもに食物アレルギーの家族歴があるかどうか、子どもが皮膚炎にかかっているかどうかに関係なく利用できる。ただし、どんな食品を使うにせよ、タンパク質の信頼性の試験が行なわれているか、細菌や真菌などに汚染されていないかを確認するようにしてほしい。また、正式な資格を持つアレルギー医からすでに食物アレルギーとの診断を受けている場合には、こうした食品を食べさせてはいけない。いずれにせよ、早期導入試験の結果が示しているように、食物アレルギーから身を守るには、およそ1年間毎日さまざまな食物タンパク質を含む食品を食べるのがいちばんいい。

アプリ

食物アレルギー患者の生活を改善しようと、ソフトウェア開発者が多種多様なスマートフォンアプリを提供している。そのなかには、きわめて有益だと思われるものもいくつかある。たとえば、レスキュファイというアプリを使うと、ホーム画面上にボタンが表示され、緊急事態が発生したときにすぐにそのボタンをタップできる。つまり、アレルギー反応に苦しみながらスマートフォンのロックを解除する必要がなくなる。ボタンをタップすると、ユーザーのアレルギー情報やGPSの位置情報、医療情報や保険情報を含むメッセージが救急や緊急連絡先に送信される。

また、アレルパルというアプリを使えば、親や保護者が子どものアレルギーに関する情報をほかの人と共有できる。アレルギーの子どもを持つユーザーが、子どもがアレルギー反応を起こしたときの対処法や緊急連絡先などの情報をアップロードし、同じアプリをインストールしているほかの人(スポーツクラブのコーチ、友人の親、ベビーシッター、教師など)にそれを通知するのである。確かに、子どもの身のまわりにいるほかの大人が同じアプリをインストールしていなければ使えないが、このアプリが広まれば、食物アレルギーの子どもにとって大いに役立つツールになるだろう。

本章は、あらゆる対処法や治療法を網羅しているわけではない。製薬会社や新興製薬会社、ソフトウェア開発者らは、新たな製品を次から次へと生み出している。金融アナリストの予測によれば、2025年までにアレルギー関連市場は400億ドルもの規模になるという。食物アレルギーは、この市場のごく一部を占めるにすぎないが、そのなかでも成長がもっとも速く、年率8・3%のペースで規模を拡大していくと試算されている。2018年後半には、世界のピーナッツアレルギー市場が2019年から2023年までの間に90%成長するという報告もあった。もちろん、対処すべき食物アレルギーはほかにもたくさんある。

この爆発的増加をどう考えるかは自分次第だ。疾患の蔓延と企業利益が結びついていることに少なからずショックを受ける人もいれば、学術機関の医師と企業がタッグを組んで食物アレルギー患者やその家族が利用できるツールを生み出そうとしていると考える人もいるだろう。確かにどちらの側面もある。筆者も、新製品には注意するよう患者の家族に呼びかけているが、この重篤な疾患に対する治療法や対処法の幅が広がっていることには感謝している。食物アレルギーの未来には、選択肢が豊富にある。いずれは、自分や子どもにいちばん適した手段を選べるようになるに違いない。

まとめ

- ＣＲＩＳＰＲ／Ｃａｓ９などの遺伝子操作テクノロジーや品種改良によりアレルゲンタンパク質を取り除いた、アレルギーを起こしにくい食品が開発されつつある。
- 間もなく利用できそうな食物アレルギーの治療法・対処法には、以下がある。
- より小型で使いやすいエピネフリン投与器
- アレルギー反応を検知するウェアラブル機器
- 食品内のアレルゲンを検知する成分センサー
- ワクチンやバイオ医薬品

● 幼児が生後間もないうちから摂取できる、食物タンパク質を含んだスナック菓子

第三部

患者の視点と世界的な視点

Part III
PERSONAL AND GLOBAL
PERSPECTIVES

10 食物アレルギーの精神的負担

不安・心配・当惑・失望を解消するための知見やツール

筆者のチームに在籍する上級看護師ジェイミー・サクセナは、ある疑念を抱いていた。いま診察室に座っている11歳の少年は、これまでずっとピーナッツを避けてきたというが、ピーナッツアレルギーでないことはまず間違いなかった。だが、それを確かめるには、食物経口負荷試験を受けてもらうしかない。ピーナッツの投与量をごく微量から少しずつ増やしていき、体がそれに反応するかどうかを確認するのである。

投与量が少ないうちは、ピーナッツ粉を利用するしかない。そのためプリンに混ぜて与えたが、アレルギー症状は一切出なかった。やがて投与量が増え、ピーナッツをそのまま食べる段階にまで来た。サクセナは少年に、ピーナッツM&M'Sを1個与えた。だが少年は、それをこれまでのようには食べられなかった。

サクセナによると、「ピーナッツを口に持っていくことができなかった」らしい。サクセナがそばで見守るなか、少年は何度も何度も口を開け、ピーナッツを持った手を口に持っていこうとするのだが、どうしても恐怖に身がすくんでしまう。やがてはヒステリックに泣きだした。「言われたとおりに食べたら死んでしまうのではないかと、不安で体が動かなくなったみたい」とサクセナは言う。

まわりの医師は必死に少年をなだめ、励ました。サクセナも、自分はアレルギー反応に対処する訓練を十分に受けていること、この試験方法を信頼していること、たとえアレルギー反応が起きても死ぬわけではないことを少年に伝えた。

やがて少年はM&M'Sを口にしたが、結局アレルギー反応は出なかった。ピーナッツアレルギーではなかったのである。数年前に受けた血液検査ではアレルギーを示唆する結果が出ていたが、少年はそれまでピーナッツを食べたことがなかった。この11年間、自分はアレルギーだと思い込んで生きてきたのに、実際はアレルギーでも何でもなかった。サクセナはこのときのことを鮮やかに覚えているというが、後にこのような事態はさほど珍しくないことを知った。患者にアレルギー検査やアレルギー治療を勧めた際に、不安に駆られて身動きができなくなるという事態に何度も遭遇したのだ。

言うまでもないことだが、食物アレルギーはストレスが多い。初めて子どものくちびるが腫れたり皮膚にじんましんができたりした瞬間から、アレルギー反応という不安が日常生活の奥底にただよい始める。そして、誕生日パーティに招かれたときや小学校の遠足や校外学習に出かけるときに、それがふと姿を現す。友だちと遊ぶ約束をするとき、映画を見に出かけるとき、初めてのキスをするときにも、不安が忍び込む。そのため、親は過保護になり、子どもはときにパニックに陥る。食物アレルギーを抱えながら成長すると、身のすくむような妄想から危険を顧みない反抗的な態度まで、さまざまな心理状態を経験することになる。

事態を悪化させるのはそれだけではない。食物アレルギーの子どもがいる家庭のなかには、自分たちだけが苦しんでいるわけではないことを知らない家庭がけっこうある。第5章で紹介したニッキ・ゴドウィンの上の子どもは複数のアレルギーを抱えており、小学校時代のある時点からパニック発作を起こすようになった。だがニッキは、食物アレルギーの子どもにこうした反応がよくあることを知らなかったため、この時期がいっそう辛いものになった。ほかの子どもも同じような経験をしていることを知ったのは後の話である。「そんなこと聞いたこともなかったからびっくりした」とニッキは言う。

食物アレルギー患者を持つ家族は、自分たちだけでこの病気に立ち向かわなければならないなどと考える必要はない。最近ではアレルギー医や小児科医も、こうした精神的負担があることを認識するようになった。実際、こうした家族が直面する問題に特化したセラピストも現れつつある。このような変化が見られるようになったのは、食物アレルギーと診断されたことで本人やその家族の判断や態度や経験にどんな影響があるのかを示す研究結果が増えてきたからでもある。

では、食物アレルギーにより家族の生活が制限されるというが、いったい生活がどう変わるのか？　そこで、メリーランド大学の小児アレルギー専門医と心理学者のチームが87人の保護者を対象に、子どもの食物アレルギーにより、食事や人づきあい、学校、課外活動など、子育てのさまざまな面にどんな影響があるのかを調査した。すると回答者の大半が、食料品の買い物やスナック菓子の置き場所など、食事の管理面に影響があると答えた。また、およそ80％が行きつけのレストランを変えたと回答しており、外食そのものをしなくなったという回答者も16％いた。

さらに、子どもを友人宅に遊びに行かせるかどうかの判断に影響があると答えた人は、60％近くに及ぶ。これらの変化がすべてストレスになるわけではないが、この調査によると、子どもの食物アレルギーの種類が増えれば増えるほど、親のストレスも多くなるという。

それに対してイギリスの研究者グループは、ピーナッツアレルギーの子どもの意見を直接聞く調査を行なっている。7歳から12歳までのピーナッツアレルギーの子ども20人と糖尿病の子ども20人を対象に、不安や懸念に関するアンケートに答えてもらうと同時に、一人ひとりに使い捨てカメラを渡し、それぞれの疾患が週末の生活にどんな影響を与えているかを示す写真を撮ってきてもらった。

アンケートの結果を見ると、糖尿病の子どもが低血糖発作を心配する割合より、ピーナッツアレルギーの子どもが偶然アレルゲンに触れるのを心配する割合のほうが多かった。ピーナッツアレルギーの子どもでも、その可能性に怯えているというほどの子どもは少ない。だが、ピーナッツを避けるよう常に注意していなければならないと回答した子どもが大半を占めた。糖尿病の子どもの場合、食事に絶えず用心しなければならないと回答した子どもは半数しかいない。また、休暇や誕生日パーティ、公共交通機関の利用に不安を感じている子どもの割合も、ピーナッツアレルギーのほうが多かった。

一方の写真も、24時間だけという時間の制約があったため内容は限られるが、興味深い視点を提供している。ピーナッツアレルギーの子どもはレストランの写真をたくさん撮影してきたが、糖尿病の子どものなかでレストランを対象にしたものは2枚のみで、しかもさほど不満があるようでもなかった。

また、どちらのグループも食べ物の写真が多いが、その理由を見ると、ピーナッツアレルギーの子どもはそれに不安を感じているため、糖尿病の子どもは制約の多い食事に不満を抱いているためだった。ピーナッツアレルギーの子どもには運動の写真もあったが、これは、行動が制限されていることへの不満を示している場合が多かった。

さらに、人間の写真はどちらのグループにも多く、同じ病気の人がいるとこちらの気持ちをわかってもらえるので気が楽になると回答している。だが、ピーナッツアレルギーの子どもは、ほかの人に対してやや否定的な感情も抱いていた。ある子どもはこう述べている。「おばあちゃんはお兄ちゃんやぼくにおやつを買ってくれるんだけど、ぼくがアレルギーだってことを忘れて、ぼくが食べられないものを買ってくるんだ。ほんといらいらする」。同じグループの子どもは、スーパーなど、ピーナッツがあるところに行くのも嫌がっていた。この調査により研究者グループは、ピーナッツアレルギーの子どもの目を通して世間を見ることを学んだ。調査結果の報告書にはこう記されている。

「買い物やレストランでの食事といったごく簡単なことがこのうえなく怖ろしいものになり、生命を脅かすものと感じることさえある」

また別の調査によると、大人になってから食物アレルギーと診断された人より、子どものころから食物アレルギーだった人のほうが、この疾患がもたらすストレスにうまく対処できるという。大人の場合、エピネフリンを携帯するのを忘れ、その結果落ち着いていられなくなるケースが多い。これは、突然食物アレルギーと診断され、ストレスに対処するすべを学べるほどの時間がなかったからかもしれない。食物アレルギーとともに成長してきた子どもは、ストレスに対処するのにも慣れている。ちなみに大人は、自分のアレルギーの管理より子どものアレルギーの管理のほうがはるかにうまいようだ。

さらに、子どもが成長して10代になると、保護者が常に監視していた幼少期とは違い、特有の問題に直面する。この時期には、外食が人づきあいの中心を占めるようになる。だがそんな歳になると、一緒にいる友人の前で、注文した料理にアレルゲンが入っているかどうかを店側に尋ねるのを気まずく思い、確認するのをためらいがちになる。数年前に行なわれた調査によれば、アナフィラキシーで死亡した若者のほとんどが、家以外の場所でアレルゲンを含むものを食べていたという。

この問題についてはニュージーランドの研究者が、大学に通うため家を離れる予定の若者を対象に、食物アレルギーの自覚や認識に関する調査を行なっている。それによると、一般的に思われているほどこの疾患は生活に影響を与えていないと回答している人がけっこういた。つまり食物アレルギーの若者は、その病気の重大さを認識してはいても、アレルゲンに触れるリスクを常に真剣に受け止めているとはかぎらない、ということだ。10代の若者の親であれば、この思考パターンにはなじみがあるかもしれない。アレルギーが引き起こすリスクやストレスを認識してはいても、それを避けるための簡単なステップに頭を悩ませるよりは、いちかばちか試してみるほうを選びたがる。「大丈夫だよ、お母さん。心配ない」というよく耳にするフレーズに見られる思考パターンである。

そのためか、アレルギーに対処する力が十分にないと思っている若者ほど、不安のレベルも高くなる傾向にある。アレルギーに対処する力が十分に備わっていると思っている若者は、健康な若者と同じ程度の不安しか抱いていない。

これまでの調査で、食物アレルギーの心理的影響を理解するためのデータは十分に集まっている。それによると、食物アレルギーと診断された直後に生活を適応させられるかどうかという不安もあるが、日常的なストレスの最大の原因となるのは、偶然アレルゲンに触れてしまうのではないかという不安である。

2016年に小児科医のグループが発表した報告にはこうある。絶えず警戒する必要性と、子どもを不当に怖がらせないようにする必要性のどちらを優先すればいいのかを判断するのは難しい。本当にアレルギーなのかどうか確信が持てないようなら、それを確かめるためにも食物経口負荷試験を受けたほうがいい（ほかの試験では確実な判定はできないため）。また、幼少期の子どもと思春期の子どもでは直面する心理的問題が異なる点にも留意すべきだ、と。

幼少期

幼少期の食物アレルギーへの対処は、主にバランスの問題となる。親は当然のことながら、子どもが友だちと遊ぶ約束をしたり、公園に出かけたりなど、自宅以外で何をするにも不安になる。外食や旅行など、家庭のさまざまなイベントも、準備がストレスになるためすっかりあきらめてしまうケースが多くなる。子どもの食物アレルギーのため、労働時間を減らす決断をする家庭もある。

だが、子どもが成長していくうえで自立は欠かせない。親がそばにいなくても、子どもが一人で何でもできるようにしていかなければならない。食物アレルギーの子どもを持つ親は、それに苦労するかもしれない。第8章で紹介したメラニー・サーンストロムも、「親として望ましい態度ではなかった」という。幼い子どもを持つ親は一般的に、子どもにこの世界のさまざまなことを教え、そこを探検させることに喜びを見出す。

「でも、食物アレルギーの子どもを持つ親は、信頼して子どもの世話を任せられる人など誰もいないことを何度も知らされるうちに、次第に妄想が高じて、あれもだめ、これもだめというふうになってしまう」

だがこのような心配は、かえって子どもに悪影響を及ぼすおそれがあるとメラニー自身も述べている。メラニーの家庭では、週末に泊まりに来た客が卵やナッツを含む食べ物を持ってきたため、その後「卵とナッツの持ち込み禁止」という注意書きを玄関のドアに貼っておいたことがあるという（そのおかげで、クッキーを売りに来た近所のガールスカウトを追い返すことができたと笑っていた）。

実際、食物アレルギーの子どもを持つ親は、子どもが一人で誕生日パーティに行ける年齢になっても、パーティについていったりする。ほかの親は子どもを学校に送ったら帰ってしまうのに、そのまま学校に残っていたりする。こうした親の行動は、一時的にではあれ、子どもの分離不安を引き起こすおそれがある。親はむしろ、この世界で安全に暮らす方法を子どもに教え、子どもがその教えを実践できるようにしていかなければならない。

小学生の時期

前述したような調査データの検証により、子どもの年齢が一桁のうちでも、年齢が上がるにつれて問題の内容が変わってくることがわかってきた。子どもも8、9歳になると、食物アレルギーの現実的意味を理解し、幼いころより死を恐れるようになる。また、社会のなかで困難な状況に直面することも多くなる。この時期の食物アレルギーの子どもにとって大きな問題となるのが、いじめだ。

キム・イエーツの話によると、免疫療法で複数の食物アレルギーを克服した娘のテッサは、かつて同級生から嫌がらせを受けていたという。ランチのトレーを見て驚くようなまねをされることもあれば、牛乳をかけるしぐさをされて恐怖心をあおられることもあった（実際、テッサは2歳になる前に、牛乳の飛沫《ひまつ》がかかって緊急治療室に搬送されたことがある）。ピーナッツバターを食べたばかりだから気をつけたほうがいいと同級生にからかわれたこともある。

「そんな意地悪が怖くて仕方がなかった。よくわかっていないのなら仕方ないけど、あれは間違いなくいじめだった」とテッサは言う。2017年にはイギリスで、乳製品アレルギーの少年に同級生がふざけてチーズのかけらをつけ、死亡させる事件が起きている。

マウントサイナイ医科大学のアレルギー研究者の調査によると、調査対象となった251人の子どものうち80人が、食物アレルギーのためにいじめられたことがあると回答している。また、その1年後に同じグループを追跡調査してみると、1年前にいじめられていた子どもの4分の3が、いまだにいじめられていると答えた。また3分の1が、いじめが月に二度以上あると述べている。

食物アレルギーの子どもは、クラスで仲間外れにされ、テッサのようにからかわれたりばかにされたりすることがある。目の前に危険な食べ物をちらつかせる同級生もいる。このような経験に、子どもはひどく苦しむことになる。

思春期

食物アレルギーにまつわる試練は、思春期に入るとまた様変わりする。子どもはこの時期から、食物アレルギーの管理について自分で責任を持とうとするようになるため、親もこうした変化を促してやる必要がある。だが、それまでの段階で親も子どもも自立や独り立ちに苦労していると、そう簡単にはいかなくなる。実際、この時期になると、アレルギー反応を起こすリスクが増す。エピネフリンの携帯を忘れる、中身を確かめもせずに加工食品を食べる危険を冒す、友だちと食事に出かける、などの理由からだ。

思春期の食物アレルギーの子ども174人を対象にしたある調査によれば、過去5年以内にアレルギー反応を起こしたことがあると答えた人が3分の2もいた。確かに、旅行にはエピネフリンを持っていくという人が大半だが、スポーツ活動に持っていく人は半分にも満たない。また、体にぴったりした服を着るときも、薬を携帯したがらない。友人宅など、つきあいの場にエピネフリンを持っていくのを嫌がる傾向もある。当然のことながら、こうしたリスクを冒す子どもは、間近にアレルギー反応を経験している。

思春期の子どもの大半は、友人が食物アレルギーのことをよく理解してくれれば、生活はもっと楽になると考えている。彼らも、偶然アレルゲンに触れる危険を軽視しているわけではない。アレルゲンを口にすれば死んでしまうかもしれないと思っている人は、多大なストレスを抱えている。

マクマスター大学の調査により、思春期の食物アレルギーの子どもの難しい状況が明らかになっている。それによると、子どもの感情面や行動面の問題については、食物アレルギーの子ども本人よりも母親のほうが多くの問題を報告しているのである。

またカナダの研究者が、1300人の子どもを対象にしたオーストラリアでの大規模調査データをもとに、思春期の食物アレルギーの子どもに感情面や行動面の問題がどの程度見られるのか、この問題について母親の言うことと本人の言うことにどれほど差があるのか、思春期から青年期に移行する過程でこうした問題がどう変わっていくのかを検証した調査もある。

その結果をまとめた2016年の報告書によると、14歳の食物アレルギーの子どもの場合、感情面や行動面に問題があると回答したのは3分の1だけだったが、その母親になると、子どもが気分の落ち込みや不安、注意欠陥多動性障害(ADHD)などの問題に悩んでいると回答した人が半数近くいた。

ただし、親子でのこの相違の原因が子どもの過小報告にあるのか、母親の過大報告にあるのかは確認できなかったという。だがその7年後、同じグループに同じ質問をしてみると、感情面や行動面に問題があると回答した食物アレルギー患者は44％に増え、食物アレルギー患者でない人のおよそ2倍に及んだ。これにより、食物アレルギーにまつわる感情的問題は、思春期によく見られる浮き沈みの激しい感情とは違い、大人になっても続く可能性が高いことが明らかになった。

この調査を主導したマーク・フェロは、「これは単なる一時的な問題ではない」と報告書に記している。この調査結果はまた、自分に対する自分の見方と他人の見方が異なること、むしろ他人の見方が正しい場合もあることを証明してもいる。

性格と食物アレルギー

これまでの説明で明らかなように、人によってストレスへの対処の仕方は異なる。幼少期の子どもと小学生の子どもは違う。親の考え方と思春期の子どもの考え方は違う。そこへさらに、性格という要素が加わる。世のなかの見方、目の前の問題（食物アレルギー）への対処の仕方は、気性の影響を大きく受ける。

心理学者は人間にさまざまな性格特性があることを明らかにしており、そのなかでも、神経症的傾向、外向性、開放性、協調性、勤勉性を「ビッグファイブ」と呼んでいる。これまでの研究により、こうした性格特性と病気への対処法には関係があることがわかっている。たとえば、神経症的傾向があり否定的な感情を抱きがちな人は、病気への適応に苦労し、症状をさらに悪化させる場合が多い。

この関係が食物アレルギーの日常体験にまで及ぶのかどうかを検証したニュージーランドの心理学者チームの研究がある。外向的な人は遠慮なく話ができるため、レストランでもあまりストレスを感じないのか？　勤勉な人はあまり危険を冒そうとしないのか、それともほかの人以上に未知の危険に怯えているのか？　これらの疑問を解明するため、一般的な食物アレルギーを１つまたは複数持つ18歳以上の患者１０８人（平均年齢は40歳）に、２週間の試験期間のうち少なくとも5日の日常調査を依頼した。自分の気分やストレスのレベル、あるいは食物アレルギーにまつわるどんな問題があったかを記録してもらったのである。

この調査の結果、試験対象者の数がやや少ないものの、ある興味深い関係を確認できた。たとえば、開放的な人は、ほかの人より多くの種類の食物アレルギーを持っていた。ただし、この結びつきに何らかの意味があるかどうかはわからない。２つのデータがたまたま一致したからといって、両者の間に関係があるとはかぎらない（つまり、相関関係があるだけで因果関係があるとは言えない）。とはいえ、興味深い結果であることに変わりはない。

一方、性格特性と食物アレルギーにまつわる問題の数との間には、明確な関係はなかった。実際、神経症的傾向のある人はほかの人よりアレルギー反応に関する不満が多いといったことはなかった。その点では、どちらかと言えば開放的な人のほうが問題をよく挙げていた。どの食品も安全とは言えないから飢えるほかない、スーパーで苦々しい経験をした、食物アレルギーは経済的にも社会的にも損失になる、といった問題である。

また、外向的（社交的）な人は、自分のアレルギーに対して他人が不親切なのを残念に思っていたものの、食物アレルギーの問題にさほどストレスを感じてはいなかった。そのほか、協調的な人は食事にまつわるつきあいの場でストレスを感じ、勤勉な人はアレルギー反応が出たときに感情面の問題を抱えやすいという。

もちろんこれだけで、一人ひとりの患者が食物アレルギーにどんな反応を示すのかがわかるわけではない。それでもこの結果を見れば、食物アレルギーがもたらすストレスに対処する際には、その対処法をいつでも変えられる余地を残しておくことが重要だとわかる。食物アレルギー患者が食事などのつきあいの場、学校のカフェテリア、スーパーなどで直面する問題に対処する方法は、1つとはかぎらない。破壊的な対処法ではなく生産的な対処法になるような選択をしてほしい。

食物アレルギーがもたらす不安

食物アレルギーが生み出す心理的負担は、さまざまな形をとって現れる。食物アレルギー患者を抱える家族を主な研究対象とするウィスコンシン州の心理学者ジーン・ハーツォグ博士によると、不安がすべて悪いわけではないという。多少の不安があれば、常に危険に注意を払うため、問題があればそれに気づきやすくなる。食物アレルギーの場合も同じで、不安があると、アレルゲンを回避するための基本的ルールを忠実に守るようになる。

その一方で、不安があまりに高じて過重な負担になることもある。そうなると、心因性のアレルギー症状を起こす、突然泣きわめく、わけもなく疲れる、引きこもる、怒りっぽくなる、けんかをしかける、不健全な方法で注意を引こうとする、といった事態になりかねない。

もちろん、行動は年齢とともに変化する。子どもも6歳ごろまでは親の感情をまねるだけの場合が多いが、家庭以外の世界が重要になり始める7歳ごろから独自の感情を抱くようになる。そして10代に入ると、成熟のレベルに応じて自分の感情を表現できるようになっていく。だが、そうなるまでにかなりの時間がかかるうえ、子どもによって成長のスピードも違う。また、感情、社会性、認識力はそれぞれ異なる成長過程をたどる。そのため親は、こうしたさまざまな視点から子どもを理解すべきだとハーツォグは言う。

スタンフォード大学のセラピストであるマルテ・マシューズは、自身の診療所に来たり免疫療法試験に参加したりする食物アレルギー患者の家族に、専門的なアドバイスを提供している。彼女の話によると、食物アレルギーの子どもは、食事にまつわる厄介な問題を抱える場合があるという。ただし、ここで言う問題とは食行動障害のことであり、摂食障害ではない。摂食障害は、よく知られている拒食症や過食症などの障害であり、自分の容姿に対する誤解から発症する場合が多い。

一方、食行動障害は容姿とは何の関係もない。マシューズによれば、むしろ「食べ物を危険なもの、不快なものと誤解することに原因がある」という。実際、食物アレルギーにまつわる不安が食行動障害となって現れた事例は無数にある。もっとも一般的に見られるのが、必要以上の食事制限である。こうした行動が続くと、場合によっては親がそれに耐えられなくなる。「あまりに過剰な感じ、やりすぎている感じがする」からだ。こうした親子関係は、また別のストレスを生むことになる。

食物アレルギー患者の不安を示す注意すべき行動

- 過度に食事を制限する。
- 人づきあいを拒否する。
- 引きこもる、親から離れようとしない、不安げな表情や悲しげな表情をする。
- 趣味や友人に対する関心を失う。
- 怒りっぽくなる、感情をあらわにする、攻撃的になる、悪さをする。
- 睡眠障害になる（睡眠時間が多すぎたり少なすぎたりする、夜中に目を覚ます、よくうなされる）。

食物アレルギーと闘う家族には、絶えず警戒すること、心を強く持つこと、十分な情報を収集することが求められる。だが、この困難な課題に取り組んでいる勇敢な人々は無数にいる。いかなる困難であれ、それを乗り越えることができれば、あとに続く人の励みにもなるだろう。

免疫療法がもたらす不安

食物アレルギーがもたらす脅威がなくなると、さまざまな利点がある。現在18歳、ノースウェスタン大学の1年生アンディ・ハートマンは、8年生のときにスタンフォード大学で免疫療法を受け、「人生ががらりと変わった」という。それからは、自分の安全を気にすることなく家族旅行を楽しめるようになった。レストランで原材料を尋ねる必要がなくなったばかりか、寮生活にさえ何の不安もない。だが、そうなるまでには、思いも寄らないハードルをいくつも乗り越えなければならなかった。

心の問題として意外に大きな比重を占めるのが、アイデンティティの問題である。食物アレルギーとともに育った子どもは、食物アレルギーを自分の一部と感じている場合が多い。アレルギーの症状が重ければ重いほど、その人のアイデンティティの重要な要素になっている。そのため免疫療法を受けようとする家族は、そんな心的状態を克服しなければならない。

アンディの母親キムは、アンディが治療を始めるときにこの問題が話題になったと述べている。「子どもがアレルギーを失えば、アイデンティティも失ってしまうのではないかと思ったの」。だが、セラピストに相談することで、この罠から脱け出すことができたという。

またテッサは、免疫療法を嫌がったのはこの病気に愛着があったからでもあるが、それを両親に認めたくなかったと語っている。10歳のときに免疫療法を受けた彼女は、そのときこう思ったそうだ。

「食物アレルギーがそれまでの私を形づくってきたの。だから、それを失えば、自分を自分らしくしているもの、自分をほかの人と区別してくれるものがなくなってしまうような気がした」

だがマシューズによれば、食物アレルギーの子どもというアイデンティティはほかのアイデンティティに置き換えられる。サッカー好きの子どもでも、食物アレルギーを打ち負かした子どもでもいい。ただし、マシューズはこう述べている。「一朝一夕にはいかない。長い時間をかけてじっくり取り組む必要がある」

テッサの場合、アレルギーを克服することで、新たなアイデンティティを形成できた。「免疫療法があったからいまの生活がある」。彼女がいま手にしている自信、自由、安心感はいずれも、かつて自分を孤立や不安に陥れていた複数の食物アレルギーを克服したことによって生まれたものにほかならない。

免疫療法により掘り起こされる不安はほかにもある。子どもは生まれてからずっと、アレルゲンとなる食物を避けるよう教えられてきた。そのため、治療のためとはいえ突然アレルゲンを差し出されても、ごく少量でさえそう簡単には摂取できない。アンディもこう述べている。

「これまでそれを食べると死ぬかもしれないと言われてきたものを食べろと言われてもね。それも毎日だよ。しかもいつまで続くかわからない。本当に怖かった」。これまでの人生のなかであれほど辛いことはなかったという。「誰も助けてくれないからね」

確かに親は、できるかぎりサポートしてくれた。ほかの家族も、ナッツの粉末を混ぜたアップルソースやプリンを食べる勇気を奮い起こそうと大騒ぎするたびに、それに耐えてくれた（「自分がそんなに注目されるのが嫌だった」らしい）。だが結局、それを食べるのは自分であって、誰も肩代わりしてくれない。「自分だけの問題なんだよ」

スタンフォード大学で試験を行なう際には、その内容を詳しく説明することで不安をできるだけ取り除くよう努力している。マシューズは、免疫療法を受ける患者と話をするときに、必ずこう伝えているという。この治療は、偶然レストランでピーナッツを口にしたり、こぼれた牛乳がかかったりするのとはわけが違う。そのような場合は大量のアレルゲンに触れて危険だが、病院やセンターではそんなことは起きないうえに、エピネフリンや救急カートも用意されている。また、これまで絶対に避けるように言われてきた（これまで口に入れたことさえないかもしれない）食べ物を口にすることが、どれほど大変なことかもわかっている、と。

筆者のスローンの娘ヴァイオレットも、免疫療法に大いに苦しんだ。ナッツ類全般にアレルギー反応を示していた彼女は、5年生のときに、スタンフォード大学で実施された複数アレルギーを対象にした初めての試験に参加した。まずはオマリズマブを投与し、次いで1年余りの間、数種類のナッツの投与量を徐々に増やしていく試験である。ヴァイオレットの場合、アレルゲンを摂取してからアレルギー反応が出るまでの時間がいちばん辛《つら》かったという。「ナッツを食べたと体がわかるまでに1、2時間かかるの」。いずれ嘔吐するとわかっていても、ただ待つしかない。その予感が、体が起こす実際のアレルギー反応（激しい腹痛、かゆみ、じんましん、腫れ、のどの収縮など）と相まって、「10歳の私にはとても耐えられなかった」という。家でアレルゲンを摂取するのも、やはり辛かった。毎日午後5時にナッツを食べることにしていたが、「その時間になるといつも泣いていた。それほど怖かった」

それでも試験を続けた。「続けるしかなかったから」と、現在高校の最上級生であるヴァイオレットは言う。治療は効果を発揮した。いまでは週末になると、スポーツクラブの遠征に頻繁に出かけている。旅行先で偶然ナッツに触れても、もう命にかかわるようなアレルギー反応を起こす心配はない。大学へ通うため間もなく親元を離れることになるが、不用意にナッツを食べても命を落とすことはないだろう。かつてあんなに怖がっていた治療にも感謝する気になったようだ。「多少成長して初めて、あの治療のすばらしさがわかった」

心の葛藤を抱えている家庭は、治療にとりわけ不安を感じるかもしれない。親が子どもに免疫療法を受けさせようとして家庭が混乱してしまうこともあれば、治療を始めたとたん家庭内にくすぶっていた感情が表面化することもある。人生の転機になる重要な瞬間には、そんなことも起こりうる。「食物アレルギーの治療を受けたり、偶然アレルゲンに触れて緊急治療室に搬送される事態が続いたりすると、家庭内のあらゆる問題が浮き彫りになる」とマシューズも述べている。

不安を抱える人を助けるには

不安に対する理解が深まるにつれ、それに対処する方法も進歩している。より効果的な対処法がわかり、それを子どもにも教えられるようになったのだ。最近では、生徒が自分の感情を理解・制御できるようにと、マインドフルネスや特殊な呼吸法など、不安を静めるさまざまな手法を教える学校が増えている。

ジーン・ハーツォグの話によると、いまの児童心理の専門家や教師は子どもに、「不安に襲われたり気分が落ち込んだりしたときに体が何を感じているのか、思考がどのように働いているのかを理解する」よう奨励しているという。

だが、食物アレルギーの精神的負担に対処するには、特別なツールが必要になる。すでに述べたように、年少の子どもは仲間外れにされたり、ナッツフリーのテーブルを利用しなければならないことに引け目を感じたりする。年長の子どもになると、偶然アレルゲンに触れれば死ぬ可能性もあることを自覚するようになる。食物アレルギーに苦しむ人はみな、自分の安全を完全にはコントロールできないことを日々感じながら生きている。

ハーツォグによると、こうしたいじめ、孤立、弱みなど、食物アレルギーに特有のあらゆる問題が、子どもの成長に影響を及ぼす。そのため、食物アレルギーの子どもは精神的な成長が早くなる傾向がある。「早く対処法を身につけないといけないから。さもないと心を閉ざすばかりで何もできなくなる」

ハーツォグはさまざまな家族の協力を得て、「心の安心プラン」を作成している。このプランでは、心身法や認知行動療法などの一般的な不安対処法を、食物アレルギー独自の問題に合わせて修正した対処法が採用されている。この疾患がもたらす困難を勇敢に受け止め、知識を増やし、支援を求め、心のバランスを見出すための対処法である。そのなかで、幼い子どもや思春期の子どもには以下の点を推奨している。

- 自分の緊急時対応プランを教えてもらい、それに従う。
- 食物アレルギーとともに生きるとはどういうことかをほかの人に伝える。
- 自分の感情を認識する。そうすれば、感情は自分の害になるどころか、自分を守ってくれる。
- 頭を落ち着かせる。
- さまざまな方法で体を落ち着かせる。
- 自分のことをできるかぎり知る。アレルギーは自分の一部にすぎない。

食物アレルギーを持つ大人にも同じことが言えるが、大人にはさらに以下の点を推奨している。

●標準となるライフスタイルをつくる。
●仲間を見つける。
●必要なときには支援を求める。

不安を静める効果があるとして一般的に推奨されている方法は、一見単純に思えるかもしれないが効果はある。誰でも一人でできる方法ばかりであり、子どもにも教えやすい。ハーツォグは、食物アレルギーの子どもに自分を落ち着かせる方法を知っておくよう推奨しており、そのための方法として以下を挙げている。

●水を1杯飲む。
●新鮮な空気を吸う。
●音楽を聞く。
●遊ぶ。
●犬や猫と触れ合う（ペットがいる場合）
●信頼できる人に抱きしめてもらう。

また、親がそっと触れるだけで子どもを落ち着かせられる場合もある。腹式呼吸（胸腔と腹腔の間にある横隔膜を収縮させる深い呼吸法）をしてもいい。これは横隔膜呼吸とも呼ばれ、心拍数を下げ、血圧を低下させる効果がある。

ハーツォグは、そのほかの実践的な方法として以下を挙げている。

- 成功体験を思い出して書きとめる。
- 子どもが新たな食べ物に不安や抵抗を感じているときは、それを食べてみたい気にさせるようなアイデアを考える。
- 子どもが食品や料理を選ぶ前に確認できるような安全性チェックリストを作成する。そうすれば、家庭外で食事をするときも安心できる。
- 不安を和らげるため、家族でのんびりする時間を設ける。

レストランで食事をする食物アレルギー患者のための安全性チェックリスト

- 自分の注文した料理にアレルゲンが入っていないと店員は断言できるか？
- この料理に加工食品由来の成分は入っているか？
- 以前この料理を食べたことがあるか？
- 以前このレストランで食事をしたことがあるか？

●自分が食物アレルギーであることを、一緒にいる大人は知っているか?
●エピネフリンを携帯しているか? 緊急時にそれを注射できる人がいるか?
●そのレストランは、食物アレルゲンをメニューに正確に表示するよう心がけているか?

さらに、自分をサポートしてくれる人がわかっていると、子どもも安心できる。まわりが知らない人ばかりのときには、自分が食物アレルギーであることを真剣に受け止めてくれる人、頼りになる人を教えてあげるといい。ハーツォグによると、子どもはアレルゲンそのものより、他人のアレルギーに無頓着な人を怖れる傾向がある。周囲にいる人がアレルギーのことを気にかけなかったり知らなかったりすると、偶然アレルゲンに触れてしまうリスクが高まるため、不安が悪化するのである。アンディ・ハートマンの子どものころの親友の家族は、よく遊びに来るアンディに配慮し、家にナッツを持ち込まないようにしていた。「ぼくを助けようとしてくれる人たちがまわりにいた」とアンディは言う。自分を守るためにわざわざ骨を折ってくれる人々に対して、自分は迷惑をかけているのではないかと思い悩むこともあったが、こうした周囲の努力が子ども時代の自分に多大な安心感を与えたこともまた事実だったようだ。

ハーツォグはこう述べている。子どもは友人に、自分が食物アレルギーであることだけでなく、食物アレルギーとともに生きるとはどういうことかもあわせて伝えたほうがいい。また、自分が暮らす地域に食物アレルギーの人がいれば多大な心の支えになるが、食物アレルギー仲間以外への関心を高めることも重要だ。「自分を主張してほしい。そうすればほかの人もわかってくれ、気をつかってくれるようになる」

長期的な視野を持たせるのも不安解消にはいいかもしれない。現在21歳のマシュー・フレンドは、免疫療法で脱感作に成功したにもかかわらず、いまだに食物アレルギーとともに生きている。コメディアン志望の彼は、小麦アレルギーだった子どものころの経験を自分の芸に組み込んで笑いを取っているのだ。

たとえば、子どものころはチーズが嫌いだったため、自分がアレルギー反応を起こしそうな食べ物を食べたがると、母親は決まってそれにはチーズが入っていると言っていたとか、彼女にはキスをする前には必ず歯を磨いてくれと頼んでいたが、そのおかげで「いつも実に爽やかな吐息を堪能できた」といったネタである。

ケアリーのクリニックでピーナッツアレルギーの治療を受けた17歳のアリエラ・ネルソンは、食物アレルギーのおかげで遠慮なくものを言うことを学んだという。彼女はある年、音楽プログラムのため家を離れて一夏を過ごした。だが、毎日ピーナッツを摂取するときには、安全のため誰かと一緒にいなければならない。そのため彼女は、新しくできた友人に、その友人の部屋にしばらくいさせてもらっていいかと尋ねたという。多少のあつかましさがないとそんな要求はできない。アリエラは言う。

「自分でもかなり積極的なほうだと思う。ナッツアレルギーに対処しているうちにそうなったみたい」

食物アレルギーとともに成長していく人は誰でも、その経験により何らかの影響を受ける。要は、その影響を受動的に受けるだけではなく、積極的に利用していく方法を見つけることだ。

専門家の助けが必要なとき

すでに述べたように、食物アレルギーがもたらす負担に耐えきれず、異常な行動に向かう場合がある。たとえば、偶然アレルゲン触れてしまうのではないかとの不安から、栄養失調になりかねないほど食事を制限してしまう。これは摂食回避／制限障害と呼ばれる疾患である。テッサも、重篤なアレルギー反応を起こした直後の週末に親戚の家に泊まりに行った際、口に何かを入れるのが怖くて、週末の間ずっと白米しか食べなかったという。

また、生死にかかわるような経験が、心的外傷後ストレス障害（ＰＴＳＤ）を引き起こすこともある。ＰＴＳＤはそれだけでも重大な疾患である。いくら腹式呼吸をしたり成功体験を書きとめたりしても、食物アレルギーによる多大なストレスを緩和できるとはかぎらない。

そんなときこそ精神医療の専門家の出番である。セラピストは、まずは患者と親密な関係を築き、患者が直面している問題をできるかぎり理解し、その問題にいかに苦しんでいるかを確認した後、独自の不安解消法を教え、それを実践するよう勧めてくれるに違いない。心を落ち着かせる、否定的な思考を疑う、自信を持つなど、セラピストが教えてくれる対処法は、ハーツォグが推奨していた方法と大して変わらないかもしれないが、専門家が指導すると効果がある場合もある。

摂食回避／制限障害の場合は、ほかの専門家の手を借りる必要がある。マルテ・マシューズによれば、セラピストのほか、栄養士や作業療法士に診てもらうといいという。チームで対処する必要があるほど重大な疾患だということだ。

マシューズはまた、患者の不安や怯えの一因になっていると思われる日常的な問題を見出す手助けも行なっている。

自分でエピネフリンを携帯できる年齢の子どもには、エピネフリンを携帯させているか？携帯させていない場合、なぜ携帯させていないのか？　その理由を解消するにはどうすればいいのか？　子どもは自分が要求すべきことをはっきりと言えるのか？　安全だと確信できない食べ物について質問したり拒否したりできるのか？　食べないとは言いだしにくいため、安全かどうかわからない食べ物を食べてしまうおそれがあるか？　マシューズは食物アレルギー患者を持つ家族に、定期的にこうした質問を投げかけている。

思春期の若者と親とが対立関係にある場合も、専門家の手を借りるのがいちばんいいかもしれない。食物アレルギーの問題を通じて家庭内のほかの問題が浮かび上がったとしても、セラピストであれば、そんな感情のもつれを解きほぐしてくれる。一時的な感情の高ぶりや怒りに身を任せ、食物アレルギーに対する根本的な対処が必要なことを見失ってしまってはいけない。

セラピーは、親の気分を落ち着かせるのにも役立つ。子どもが苦しんでいる姿を見ていると、そばにいる大人は、その苦しみを取り除いてやりたくなる。だが、それが常にうまくいくとはかぎらないとマシューズは言う。誕生日パーティに招待してくれるかどうかは相手次第だ。いくら両親でも、明日または来週または来年、カフェテリアで起きるいじめを防ぐことはできない。そのためマシューズは、食物アレルギー患者を持つ家族と話をするときには、「積極的かつじっくりと子どもの話に耳を傾けられるようにするにはどうすればいいかを親に教える」という。

また、子どもが仲間外れにされたことに腹を立てている親には、感情のままに行動するのは控えるよう助言するとも述べている。「子どもを守ろうとするのは当然だけど、ある程度怒りが収まるまで待ってからメールを送るなりしたほうがいい」。家族が感情を抑制するための方法も考えておくといい。公園のバスケットゴールにシュートする、散歩に行く、冷水で顔を洗うなど、簡単に試せる方法がいくらでもある。誘導イメージ療法や深呼吸も効果がある。

マシューズによれば、「気晴らしとリラックス、そのためのツールは誰にでも必要だ」という。認知行動療法も、一歩離れて自分を見つめ、自然に生まれてくる思考パターンや断ち切りたいと思っている思考パターンを見つけるのに役立つ。

セラピストはまた、きょうだい間の複雑な問題も明らかにしてくれるかもしれない。多くの親は罪悪感を抱いている。食物アレルギーの子どもには多大な配慮が必要になるため、それ以外の子どもにさほど手をかけられなくなるからだ。それに、たいていのきょうだいは、食物アレルギーのきょうだいを守ろうとするため、同年代のほかの子どもが担わないような責任を担うことになる。

また、外食や旅行など、家族で出かけるときには、食物アレルギーのきょうだいの安全が第一に考えられるため、ほかのきょうだいが不満を覚えることもあるだろう。こうした問題が解消されないかぎり、いずれきょうだい関係が不健全な方向へ悪化していくおそれがある。確かに、ほとんどのきょうだいは、成長するにつれてこうした問題を自力で解決できるようになっていく。だが、専門家の手を借りれば、早い段階から十全な対応ができる。

免疫療法の現場で

免疫療法を受けようとすれば、それにまつわる不安も抱えることになる。体が毒だと思っている食べ物を口にしなければならないからだ。だが、免疫療法をそんなふうに考えるべきではない。ピーナッツアレルギーの患者にいきなりチョコレートバーを食べさせるわけではない。免疫療法の治療前、治療中、治療後の家族のセラピーを担当してきたマシューズも、「慎重かつ厳密に計画されたとおりアレルゲンを摂取するのは、偶然アレルゲンに触れるのとはまったく違う」と断言している。

実際、免疫療法では、ピーナッツ1個の100分の1程度の量の摂取から始める。しかも、医療施設のなかで行なわれ、看護師も医師もそばについている。免疫療法に不安を感じている人にこうした事実を説明すると、それだけで不安が緩和されることもある。

免疫療法では、医療スタッフに助けてもらえることも多い。アンディの母親のキムは、免疫療法の試験中、ケアリーらスタッフが息子をいつも勇気づけてくれたことに感謝しているという。アンディが大騒ぎしても、スタッフはそばで根気よく励ましてくれた。「きみならできる」と語りかけ、したがらないことを無理強いせず、怯えているときには試験を続けていく勇気を見出す手助けをしてくれた。親が常にそんな役割を担えるわけではない。医師がそばにいて手を握り、その手を離そうとしなかったおかげで、アンディは免疫療法前とはまったく異なる人生に歩を進めることができた。

筆者のチームは最近、スタンフォード大学のアリア・クラムと協力し、免疫療法に対して楽観的な考え方ができるようになると治療経験の質が向上するのかどうかを検証する調査を行なった。対象になったのは、ピーナッツアレルギーの免疫療法を受けている7歳から17歳までの子ども50人とその親である。

そのうち24の家族には、残念ながら経口免疫療法には副作用として、命にかかわるほどではないもののアレルギー症状が出ると伝えた。また残りの26の家族には、その症状は脱感作が進んでいる証拠だと伝えた。すると後者のグループのほうが、不安を抱える割合も、症状についてスタッフに尋ねる割合も、アレルゲンの投与を休む割合も少なかった。また興味深いことに、このグループの子どもは、アレルゲンの投与量が増えても軽微な症状さえ少なく、血中のＩｇＧ４の量も多かった。ＩｇＧ４が多ければ、食物タンパク質に健全な反応をしていることになる。

勇敢に闘っているのは食物アレルギーの子どもだけではない。家族も闘っている。食物アレルギーの医学はこれまで、家族が経験している苦しみを十分に認識してこなかった。食物アレルギーとともに暮らすのは、いつ炎上するかわからない家に住んでいるようなものであり、平原でライオンに常に追いかけられているようなものである。その間には、こうした恐怖や不安に加え、さまざまな心痛を経験することになる。

そのため家族には、支援団体や友人、あるいは同じ疾患に苦しむほかの家族に支援を求めるよう勧めている。アレルギー患者の支援団体「アレルギーの子どもを持つ母親の会（ＭＯＣＨＡ）」の共同議長であるデニース・バニングは、自分が食物アレルギーの子どもを育てていた１９９０年代半ば以降、食物アレルギーの世界は大きく変わったと述べている。「世間の認識が広まり、アレルギーに対処するための選択肢が増えた」。またその間に、自分たちの世代が苦労して手に入れた知識を次世代に提供できるようにもなった。「役に立つ知識や創造性あふれる前向きな解決策をほかの家族と共有できるというのは、とても重要なことだと思う」（ちなみに、バニングの夫のデヴィッドは、ＦＡＲＥの共同議長である）

それはつまり、食物アレルギーがもたらす孤独感など容易に乗り越えられるということだ。手品師があちこちからスカーフを引っ張り出すように、支援の手はどこからでも引き出せる。本書の付録にも、各地の団体やオンラインネットワークの情報を掲載しておいた。だが、支援の輪をつくりたいのであれば、自分の携帯電話の連絡先リストを活用したほうがいいかもしれない。

まとめ

- 食物アレルギーと診断された本人やその家族は、ストレスや不安を抱えることになる。
- 食物アレルギー患者は、自分でそれに対処できるようにすると同時に、支援してくれる団体やネットワークを探すといい。
- 免疫療法のような困難な状況に直面すると、家庭内や患者の心のなかに隠れていたストレスが姿を現すことがある。そのような場合はセラピストに相談する。

自分の道を選ぶ

出生直後であれ、大人になってからであれ、その間であれ、食物アレルギーを発症すると、その人の人生は変わる。食事が変わり、ライフスタイルが変わり、対応すべき問題も変わる。そのため筆者は、初めて食物アレルギーの世界に足を踏み入れた人や、すでにその世界で暮らしている人に、自分の道を選ぶのに必要なあらゆる情報を提供しようと、本書を執筆した。

幼児食や食品ラベル、予防法や治療法、エピネフリンや抗体など、本書に記した知見や研究成果は、患者やその家族を守るため、あるいはその生活を向上させていくために欠かせない情報をくまなく提供してくれるはずだ。なかでも、免疫療法に関する説得力あるデータやその具体的な内容は、誰もが知っておくべき情報である。この新たな時代に、食物アレルギー患者すべてが不安や妥協のない人生を送れるよう心から願ってやまない。


テッサ・グロッソは、幼年時代に自分を苦しめ、何度も緊急治療室に搬送される事態を引き起こした重度の食物アレルギーから解放された。免疫療法により免疫システムを再教育し、かつてのアレルゲンを受け入れられるようになったのだ。いまでは好きなものを何でも食べられる。だが、免疫療法のいちばんの利点はピザの味を楽しめることではないとテッサは言う。

「免疫療法を経験した人はみな口をそろえて、好きなものを食べられるようになったのはおまけ程度のことでしかないと言う。いちばんの利点は、もう心配する必要がないということなの」

しかもテッサは、食物アレルギーを克服したことでさらに深い進化を遂げた。思春期に入った彼女はいま、ほかの患者が人生の手綱を取り戻せるよう自分の経験を公の場で訴える活動を行なっている。テッサはこう述べている。「私が現在のような生活を送れるようになったのは、母親が医師の言うことに従わなかったからなの」

だが、食物アレルギーの患者に、医師の言うことを聞くなと言いたいわけではない。そうではなく、主導権は常に自分にあることをほかの人に教えたいのだという。「世のなかには、自分にふさわしいものがほかにあるかもしれない。だからいつも目を開いていて、とね」

テッサの場合、それが免疫療法だった。それにより、恐怖や不安を引き起こす食物アレルギーのない生活へたどり着くことができた。いまテッサは、ほかの患者がそこへたどり着くための手助けをしようとしている。

筆者もそうだ。人生の主導権は私たち自身にある。

11 食物アレルギーを終わらせるために

本書を読めば明らかなように、食物アレルギー患者にとってきわめて明るい未来が始まろうとしている。免疫療法は、生死にかかわるアレルギー反応から患者を解放する、きわめて効果の高い治療法と言っていい。また、食物アレルギー発症にまつわる理解が深まり、それを予防する方法も確立されつつある。だからこそ原書のタイトルを、『The End of Food Allergy（食物アレルギーの終わり）』としたのだ。手の施しようがないという間違った知見に支配されていた時代は終わり、食物アレルギーが終わる時代が幕を開けようとしている。

だが医学的知識の進歩だけを見ても、未来は見通せない。世界的に増加している食物アレルギーの割合も考慮しなければならない。これまで食物アレルギーの問題などなかった国でも、いまでは新たな患者の増加に悩まされている。さらには、地球規模で環境が急速に悪化している不穏な事態にも目を向けなければならない。食物アレルギーの蔓延は、私たちが地球に与えた損害とも関係がある。

食物アレルギーの未来に暗雲を投げかけるこれらの問題に対処するためにできることはたくさんある。小さな変化が大きな効果をもたらすことがあるとよく言われるが、これは事実でもある。そこで本章では、その小さなステップをいくつか紹介しよう。現在食物アレルギーに直面している人は、食物アレルギーの未来を形づくる人にもなれる。

食物アレルギー患者の増加

食物アレルギーの未来を考察する際には、それが地球規模で蔓延している事実を考慮に入れる必要がある。実際、食物アレルギーは次第に世界全体へと広がっている。これまでは主に欧米諸国の現象だと思われてきたが、そのような事態は急速に変化しつつある。

現段階では、アジアやアフリカでも食物アレルギーの割合が増加したのは「西洋」的なライフスタイルを採用したためではないかと考えられている。それを証明する十分な根拠はまだないが、西洋以外の国からアメリカに移住してきた人々のなかで食物アレルギーの割合が急増していることから、食事や調理法の影響が指摘されている。

ただし、データが不足しているため、正確な推計を出すのは難しい。食物アレルギーと診断するうえでもっとも信頼のおける判断基準となるのは食物経口負荷試験だが、多くの国の医療制度では、この試験法はコストがかかりすぎる。そのため、89カ国で食物アレルギーの発症率データを調査したところ、食物経口負荷試験によるデータがあるのは9カ国のみで、何のデータもない国が51カ国もあった。

また23カ国では、親が申告した診断や症状のデータをもとに食物アレルギーの割合を推計していたが、こうした情報は過大な推計結果を招きやすい。とりわけ中央・南アメリカやアフリカ、東ヨーロッパ、中東では、この試験法の重要性がいまだ理解されていないようだ。とはいえ、現段階で利用できるデータにより、ある明確な事実が浮かび上がってくる。食物アレルギーは世界的な疾患だということだ。

ヨーロッパ

食物アレルギーの割合の増加に伴い、ヨーロッパ各地の研究者が、ヨーロッパ大陸におけるこの疾患の蔓延規模を把握しようとしてきた。たとえば、8カ国（スイス、スペイン、オランダ、ポーランド、ブルガリア、ギリシャ、アイスランド、リトアニア）の各地域の医療記録を利用し、20歳から54歳までの市民を調べた研究がある。

それによると、食物アレルギーの症状を訴えたことがある人が240人おり、医師により食物アレルギーと診断されたのは調査対象者のおよそ4・4％だった（最低はリトアニアのビリニュスで1％、最高はスイスのチューリッヒで7・5％）。スペインのマドリードでは、調査対象の食物の1つまたは複数にアレルギー反応を示したと回答した人が19％近くに及んだが、その全員が食物アレルギーと診断されたわけではなかった。

この調査の対象になったアレルゲンには、アメリカで一般的なアレルゲンのほか、数種類のフルーツ、野菜や種子、レンズ豆、マスタード、そばが含まれる。この最初の調査に続き、協力的な参加者からの血液採取や、その家庭でのイエダニや花粉などの空中アレルゲンの調査も行なわれた。すると、1つまたは複数の食物アレルゲンに反応するIgE抗体を持っていた参加者の割合は、最高がチューリッヒの24%、最低がレイキャビクの7%だった。

ちなみに、この調査でいちばん多かったアレルゲンは、ごま、エビ、ヘーゼルナッツであり、卵、牛乳、魚のアレルギーはごくわずかだった。あるアレルゲンに特異的に反応するIgE抗体を持っていても実際にアレルギー反応を示すとはかぎらないが、この調査によりヨーロッパでの食物アレルギーの割合を大まかにとらえることはできる。

また、スロベニア、エストニア、スイス、ギリシャ、ベルギーで、親や子どもの申告に基づいた調査が行なわれているが、それによると、食物アレルギーの割合は5%未満だという。ただし、もっと高い割合を導き出している研究もある。たとえばイタリアのある調査では、子どものおよそ10%が食物アレルギーだった。また、IgE抗体の量やアレルギー反応の病歴に関するスウェーデンのアンケート調査では、1歳児のおよそ3%、8歳児の7%以上が食物アレルギーだった。

一方ドイツでは、17歳までの子ども739人に食物経口負荷試験を行なったところ、26人の食物アレルギーが確認されただけであり、年少の子どもに比べ、年長の子どものほうがアレルギーの割合は少なかったという。全体的に見て、アメリカでごく一般的な食物アレルゲンはヨーロッパでも多大な被害を及ぼしているが、ヨーロッパではりんごやキウイのアレルギーもよく見られる。

アフリカ

ガーナと南アフリカで行なわれた調査では、10代の子どものおよそ5％が食物アレルギーだった。ただしこの数値は、ＩｇＥ抗体の検査（ＩｇＥ抗体があっても食物アレルギーを発症するとはかぎらない）と皮膚プリックテスト（誤って陽性と判定される可能性が高い）に基づいている。また、タンザニアの４００世帯で食物アレルギーの経験があるかどうかを調査したところ、17％にあたる68世帯があると答えている。２００５年にモザンビークで行なわれた調査では、５０９人中97人がこれまでに何らかの食物アレルギー症状を経験したことがあると回答しており、多くが牛肉へのアレルギー反応を挙げている。

アジア

中国は、年々食物アレルギーの割合が増えているため、この疾患への関心も高い。２００９年から始まった食物経口負荷試験に基づく調査では、中国南西部地域の発症率が３・８％

から7・7％に及び、ヨーロッパ諸国と変わらない結果が出た。

日本や香港、韓国では、親や子どもの申告による調査が行なわれており、食物アレルギーの発症率は5％前後だった。また台湾では、3万人以上を対象にアンケート調査が実施されており、3歳以下では3％以上、4歳から18歳まではおよそ8％、大人では6％以上が食物アレルギーだったと報告されている。ちなみに、この調査でもっともよく見られたアレルゲンは魚介類だった。

南インドの調査では、食物過敏症と食物アレルギーを区別する試みが行なわれている。まずは成人1万904人を対象にアンケート調査を実施したところ、一般的なアレルゲンに対して何らかのアレルギー反応（じんましん、かゆみ、嘔吐などの食物アレルギー症状）があったと回答した人が、少なくとも189人いた。そこでさらに、より詳細に及ぶ調査と血液検査を行なったところ、本当に食物アレルギーと言えるのは、調査対象者588人のおよそ1・2％（7人）だけだった。アンケートに記載した24食品のどれかに過敏に反応すると回答した人はもっといたが（26・5％）、本書でも述べているように、食物過敏症は食物アレルギーとは違う。

南アメリカ

南アメリカには、食物アレルギーの割合を示すデータがあまりない。コロンビアで309

9人の子どもを対象にした調査があり、8歳以下の子どもでは10％、9歳から16歳までの子どもでは12％が、1種類以上の食物にアレルギー反応を示すと報告されているが、この調査は自己申告をもとにしており、過大な推計値となっている可能性が高い。コロンビアでは、フルーツや野菜に対するアレルギーのほか、食肉に対するアレルギーも多い。

オーストラリア

オーストラリアでは、近年になって食物アレルギーの割合が急増している。２０１１年に始まった調査では、生後12カ月の子ども２８４８人のうち２８０人（10％）が、食物経口負荷試験により正真正銘の食物アレルギーであることが確認された。この画期的な調査結果を受け、オーストラリアを「世界の食物アレルギーの中心地」と呼ぶ専門家もいる。

中東

中東にもあまりデータはない。イスラエルでは２０１２年に、ユダヤ人の若者とアラブ人の若者を対象に、食物アレルギーの病歴の有無に関するアンケート調査が行なわれている。それによると、食物アレルギーを発症していたのは、回答者1万１１７１人中４０２人（３・６％）だった。ただし、アラブ人の子どもではピーナッツ、卵、ごまのアレルギーが目立ったのに対し、ユダヤ人の子どもでは乳アレルギーが多かった。

またこの調査では、喘息持ちの子どもの間で食物アレルギーの割合が高く、アレルギーマーチの理論（多くの子どもに見られるように、皮膚炎から喘息へ、喘息からアレルギーへなどと症状が進行していくこと）どおりの結果になっている。

まとめ

本節の最初に紹介した89カ国の調査を見るかぎり、急速に発展を遂げている地域で食物アレルギーが増加していると言っていい。アジア諸国はヨーロッパ諸国より食物アレルギーの割合が少ないという主張は、もはやあてはまらない。世界のさまざまな地域でもっと正確なデータを収集する必要はあるものの、その数字はすでに、最新の研究に基づく治療を望んでいる患者があちこちで増えていることを示唆している。それとともに、食物アレルギーの根本原因を解明する取り組みも、さらなる急務となっている。

環境の問題

気候変動により、海水面の上昇、作物に被害をもたらす旱魃《かんばつ》、いくつもの村を壊滅させてしまう強力な嵐、数千年にわたり存続してきた生態系を変えてしまうほどの気温の変化などが予想されている。こうした事態に比べると、環境と食物アレルギーとのつながりなどささいなものに感じられるかもしれない。だがこのつながりは、世界人口の大部分に影響を及ぼすおそれがある。

食物アレルギーはすでに、アメリカだけで年間推計250億ドルもの損失を生み出している。そのうえさらに、地球温暖化によりこの疾患がさらに蔓延する可能性があるとすれば、このつながりに注意を払う価値は十分にある。

地球環境がこのまま悪化していけば、世界的に食物アレルギーの割合が増加していくおそれがある。食物アレルギーと環境との関係を研究しているメアリー・プルニッキ博士はこう述べている。「気候変動は多くの疾患に影響を及ぼすことになる。あらゆる種類のアレルゲンや喘息誘因がその影響を受ける」

アレルゲン食物への影響

植物は気温が上がると、それに適応しようとする。樹木や草花など、どんな植物も、これまでにあまり経験したことのない気温にも耐えられるようにならなければならない。多くの種にとってこれは、防御力を高めることを意味する。つまり、熱から身を守るすべが必要になる。人間が冬に重ね着をしたり夏に日焼け止めを塗ったりするようなことをしなければならないのだが、植物の場合、そのためには細胞内にある物質を利用するしかない。ところが、植物が気候変動に適応するために利用するタンパク質の一部は、食物アレルギーを引き起こすタンパク質と同じなのである。

マウントサイナイ医科大学の研究がすでに証明しているように、同じ種のなかでも、アレルゲンタンパク質の量が大きく異なる場合がある。たとえば、アラバマ州で栽培されたピーナッツとニューメキシコ州で栽培されたピーナッツとでは、経験する環境ストレスに差があるため、両者の間でさまざまなタンパク質の量が異なる。農務省の研究者がピーナッツの品種「ジャンボ・バージニア」と「ジョージア・グリーン」を二酸化炭素濃度を高くした環境で栽培したところ、そのピーナッツに含まれるAra h1の含有量は前者のほうが多くなった。

Ara h1とは、ピーナッツアレルギーとの関連性が高いタンパク質である。理論的には、ピーナッツに含まれるAra h1が多いほど、それに反応するIgE抗体が生み出される可能性が高くなる。

オーストラリアの環境科学者も、気候変動と食物アレルギーとの間に関係がある可能性を指摘した初期の論文のなかで、二酸化炭素の増加や気温の上昇により植物が変化するおそれがあることを指摘している。植物は、日光を食物に変える光合成を行なう際に、二酸化炭素を吸収する。その際、大気中の二酸化炭素の濃度が高まれば、光合成にこれまでのようなエネルギーを使う必要がなくなる。すると、その余ったエネルギーを繁殖や貯蔵に利用できるようになる。だが、植物のなかの種子を守るのに役立つタンパク質の多くは、食物アレルゲンでもある。この点から見てもやはり、気候変動によりアレルゲンタンパク質の量が増え、アレルギーが起きやすくなるおそれがある。

花粉への影響

花粉もまた、気候変動と食物アレルギーとを結びつける要素の1つである。気温が上がれば、花粉を飛散させる季節も長くなる。12の国の17の地域で花粉を調査したところ、平均して26年ほど前から花粉の量が増えているという。温暖化が進めば、花粉の季節はさらに長くなり、その量もさらに増えることになる。

花粉は、食物アレルギーと深い関係がある。口腔アレルギー症候群という疾患では、花粉のなかのアレルゲンが、生のフルーツ、野菜、一部のナッツへの免疫反応を引き起こす。このタイプのアレルギーは年長の子どもによく見られ、花粉アレルギーの種類によって、アレルギーを起こす食物の種類も変わる。

たとえば、カバノキの花粉はりんごやにんじんなどへのアレルギーを、ブタクサの花粉はバナナやきゅうりなどへのアレルギーを引き起こす（ただし加熱するとタンパク質が変化するため、アレルギー反応を抑制できる）。このような状況のなか、温暖化により花粉の量が増えたらどうなるだろう？　アレルゲンタンパク質の量が増え、食物アレルギーの患者数が

口腔アレルギー症候群における花粉と食物の関係	
花粉の種類	引き起こされる食物アレルギー
カバノキ	りんご、あんず、さくらんぼ、もも、なし、プラム、キウイ、にんじん、セロリ、パセリ、ピーナッツ、大豆、アーモンド、ヘーゼルナッツ
ブタクサ	カンタロープメロン、ハネデューメロン、すいか、ズッキーニ、きゅうり、バナナ、じゃがいも
オオアワガエリ カモガヤ	もも、すいか、オレンジ、トマト、じゃがいも
オオヨモギ	ピーマン、ブロッコリー、キャベツ、カリフラワー、フダンソウ、にんにく、たまねぎ、パセリ、アニスの実、ヒメウイキョウ、コリアンダー、ウイキョウ、黒コショウ

増えることになる。花粉に対する感受性は地域によって異なるため、これからは口腔アレルギー症候群による食物アレルギーに地域差が見られるようになるかもしれない。

私たちが直面している環境問題は、気温の上昇だけではない。殺虫剤の使用、森林破壊、作物の多様性の喪失、過度の連作、汚染なども、土壌や大気、私たちが食べる食物、私たちの免疫システムの健康状態に影響を及ぼす。その結果、植物がいっそうアレルギーを引き起こしやすくなるかもしれない。

また、現代のライフスタイルでは、自然のなかで過ごす時間が少なくなり、細菌に触れる機会も減っている。それにより、免疫力が弱くなるおそれもある。化学洗剤の利用や過度に衛生的な環境（第2章参照）についても、同じことが言える。

食物アレルギーとの生活を変えていくには

本書でも、スタンフォード大学のセンターでも、食物アレルギー患者を抱える家族との対話のなかでも、筆者が伝えようとしているメッセージは次の一言に尽きる。つまり、人生の主導権は自分にあるということだ。食物アレルギーになって無力感を覚える人は多い。いくら自分が注意していても、アレルゲンは思いがけないところから食事のなかにしのび込んでくる。どの程度のアレルギー反応が出るかも予測できない。

だが、形勢を逆転させる方法はある。免疫療法もその1つだが、それだけではない。ライフスタイルを少し変えるだけで、食物アレルギーを発症するリスクを減らし、すでに食物アレルギーに苦しんでいる人を安心させることができるかもしれない。

6つのD

環境に優しいライフスタイルに変えると、二重の効果がある。環境への負荷を軽減できると同時に、その副産物として、食物アレルギーのリスクも軽減できると考えられている。地球を守るのが最優先だが、そうすることで食物アレルギーにもなりにくくなるのなら、それに越したことはない。そのための方法としては、以下に挙げる「6つのD」に注意するといい。

洗剤（Detergent） 多くの洗濯洗剤には、タンパク質分子を分解するプロテアーゼという酵素が含まれている。だからこそ効果的に染みを落とせるわけだが、それが健康に悪い影響を及ぼすおそれもある。プロテアーゼは皮膚を刺激する。それが乾皮症や皮膚炎と関係しているという研究報告もある（ただし大半は動物実験によるものであり、人間にもあてはまるかどうか確かなところはわからない）。

スイスのチェズミ・アクディスらのグループがスタンフォード大学と共同で行なった研究によれば、洗剤がわずか10億分の1残っているだけでも、皮膚細胞が損なわれるおそれがある。洗剤が皮膚にどんな影響を及ぼすのか、それがアレルギー発症の一因になっているのかどうかについては、いまも研究が続けられている。

強力な洗剤は環境にもよくない。その排水により淡水域に水の華が発生すると、生態系内の酸素が枯渇し、植物や魚が被害を受ける。また、洗剤に含まれる化学物質は、魚の体表面の粘液層を破壊する（粘液層は寄生生物から身を守る働きがある）。さらに、魚の内分泌系を混乱させ、繁殖に悪影響を及ぼす。

犬（Dogs） いまだ明確な結論は出ていないが、自然界に存在する多種多様な細菌に触れる機会が減ったために、免疫システムの機能が損なわれているのではないかと考える科学者は多い。この問題に対処したければ、犬を飼うのがいちばんいい。犬は、家庭に自然を持ち込んでくれる。散歩のあとに持ち帰ってくる土や、毛のなかにあるミニ生態系のなかには、ほかでは触れられない有益な細菌が含まれている可能性がある。

多様性（Diversity）　ジャーナリスト兼活動家のマイケル・ポーランは、その著書『ヘルシーな加工食品はかなりヤバい　本当に安全なのは「自然のままの食品」だ』（青志社）の冒頭で、「いろいろなものを食べろ。だが食べすぎるな。主に野菜をとれ」と述べている。この言葉が正しいと思える理由はさまざまあるが、1つを挙げれば、自然が与えてくれる食の恵みを幅広く摂取することが体にいいからである。タンパク質や安全な細菌にたくさん触れれば、それだけ免疫システムは丈夫になる。

スタンフォード大学医学部の臨床研究部門を率いるシャロン・チントラジャ博士がよく患者や家族に述べているように、多様な食事を続けると、免疫力が改善され、健全な腸内細菌叢が育まれる。健全な細菌叢にはさまざまな効果がある。

ビタミンD（Vitamin D）　これも明確な結論は出ていないが、ビタミンD不足と食物アレルギーとの間に関係があるとする研究報告がある（第2章参照）。これは、主に屋内で暮らす現代のライフスタイルが食物アレルギーの増加の一因になっているのではないかという仮説の説明にもなる。皮膚は、日光を浴びるとビタミンDを生成する。屋内ばかりで生活していると生成されない。だから、外に出て日光を浴びよう。そうすれば気分がよくなるだけでなく、食物アレルギーになるリスクも抑えられるかもしれない。

乾燥（Dryness） 皮膚が乾燥していると、皮膚炎を発症しやすい。皮膚炎になると食物アレルギーになるリスクが高まることは、すでに述べたとおりである。そのため、皮膚が乾燥しているときには保湿剤を使うことをお勧めしたい。とはいえ、保湿剤にも違いがあるため、イギリスのヘレン・ブラフらは、どの保湿剤がいちばんいいかを調べる研究を行なっている。

すでにわかっているところによると、ワックスや石油をベースにした製品より脂質ベースの製品のほうが、乾燥肌の治療やアレルギーリスクの低減に効果がある。頑固な皮膚炎には、炎症を抑えるステロイド系のクリームがよく、アレルギーを予防する効果もあると言われている。また、セラミドベースのクリームを使って肌の保護を続けている子どもは、食物アレルギーを発症する割合が少ないようだ。

土（Dirt） 上記の一部と重なるが、戸外で土にまみれて過ごす時間が少ないと、免疫システムの働きが損なわれるおそれがある。こうした考え方が衛生仮説や旧友仮説のもとになっていることは第2章で述べたが、これについてもはっきりした結論は出ていない。自然のなかで過ごす時間が減ったために食物アレルギーの割合が増加したということを確実に証明した研究はまだない。それに、衛生状態をよくすれば命の危険は少なくなるため、そうしたほうがいいとも言われている（「手を洗え」と言われるのはそのためだ）。

だが、屋内で出会う細菌の種類に比べ、屋外で出会う細菌の種類がはるかに多いことは、十分なデータにより証明されている。また、腸内細菌叢が免疫と関係していることも明らかになっている。

このようにライフスタイルを変えるのは比較的簡単だ。確かに、決定的な結論はまだ出ていないが、上記のように行動しても何の害もない。慣用句にもあるように、「害にはならないが、ためにはなるかもしれない」と考えてほしい。もちろん、食物アレルギーを阻止する取り組みは、家庭だけで終わるわけではない。むしろ、家庭は始まりにすぎない。

食物アレルギーに関する政治活動

最後に、アメリカの食品管理制度に関する政策や活動について触れておこう。現代の都会には生鮮食品を手に入れにくい「食品砂漠」と呼ばれる地域があり、経済的に恵まれない人々の健康問題の一因になっている。だが現行の食品表示法では、加工食品メーカーの責任を問うことはできない。レストランでも、たとえ客が店側に原材料を尋ねていたとしても、命の危険があるアレルゲンについて店側が責任を負うことはあまりない。したがって、食物アレルギーを抱える人々が安心して暮らせるような変化を起こすには、州や地方の政治に積極的に参加することが重要になる。

現在では、食物アレルギーに関する認識を向上させようとする法律を可決している州がいくつか存在する。

たとえば、イリノイ州ではレストランに、食物アレルギー患者の安全に関する研修を受けた管理者を置くことを義務づけている。マサチューセッツ州では、公衆衛生局がアレルゲンの認知向上を図る研修プログラムを実施しており、それを受けたレストランは修了証明書を店内に掲示している。ミシガン州では、数百人のグループによる2年に及ぶ努力の末、食物アレルギーに関する研修の受講を食品安全管理者に義務づける法律が成立した。バージニア州では、クレア・トロイという14歳の少女が食物アレルギーに関する規制のアイデアを州議会下院に提示したのをきっかけに、標準的な研修プログラムを策定して食物アレルギーの問題に対処するよう衛生局に義務づける法律が可決された。こうした変化はいずれも、食物アレルギーにもっとも苦しんでいる人々に端を発している。

公共の場にエピネフリンを用意しておく取り組みも広がっている。現在では、緊急時に備え、テーマパークやスポーツ会場などにエピネフリン自己注射器の常備を認める州が増えている。またほとんどの州では学校に、誰もが使えるエピネフリンの常備を認可しており、同様の取り組みは大学にも及んでいる。

そのほか、食品表示法の改善に取り組んでいる人もいる。キム・フリードマンは、ショッピングカートに入れた食品がナッツに汚染されていないかどうかを確認するために何時間も費やす経験を繰り返した後（その苦労については第4章で紹介している）、規制の強化に向けた取り組みを始めた。「いまはこれに人生を懸けているの。子どもたちにとっては生きるか死ぬかの問題なんだから」とキムは言う。

要するに、食物アレルギーに苦しんでいる人々が、どこからか忍び寄ってきて問題を引き起こす魔の手を回避する方法は無数にある。これまでの慣行や法令を改善し、食物アレルギーに関する認識を向上させていけばいい。

実際、いまでは昔に比べ、食物アレルギーに多大な関心が向けられるようになった。だがなかには、食物アレルギーを真剣に受け止めてくれない親戚がいて、休日に訪れると相変わらずミックスナッツを出してくるかもしれない。親がいくら注意していても、子どもが偶然、乳製品や小麦や卵に触れてしまうのを完全に防ぐことはできないだろう。それでも、家族にできることはたくさんある。食物アレルギーの危険性について友人に伝えることも、地元の市議会に闘いを挑むこともできる。

食物アレルギーの新たな時代とはいわば、これまで苦しめられてきた人が主導権を握る時代である。もはや不安や孤独のなかで暮らす必要はない。食物アレルギーの終わりを描いた本書は、そんな時代の幕開けを告げている。

謝辞

ケアリーから

　私を導いてくれた先生方、私の力を信じ、私を指導し、私が目を向けるべき方向を示してくれてありがとう。免疫療法の試験に参加したみなさん、試験に身を捧げてくれてありがとう。食物アレルギーの重荷を担って勇敢に生きている患者のみなさん、より優れた解決策を見つけようとする原動力になってくれてありがとう。ショーン・N・パーカー・アレルギー・喘息研究センターのスタッフのみなさん、同じ思いを共有し、いつもきめ細やかな配慮をしてくれてありがとう。ショーン・パーカーをはじめとする慈善家のみなさん、信じられないほどの支援をありがとう。

　また、国立衛生研究所、食品医薬品局、さまざまな非営利団体、スタンフォード大学内のルシル・パッカード小児病院、ルシル・パッカード児童医療財団、さまざまな研究機関・医療機関・規制機関、食物アレルギーに関連する研究や安全性向上や製品開発に携わるさまざまな企業に対しても、食物アレルギーの治療や予防にかかわるイノベーションを提供してくれたことに感謝したい。

食物アレルギー研究がこれほど進歩したのは、これらの組織や機関のおかげだが、いずれ食物アレルギーは治せるようになると以前から信じていた人たちがいたからでもある。最初は自分の子どもにアレルギーのない人生を送らせたいと願っていただけの家族も次第に、あらゆる子どもが同じ進歩の恩恵を受けられるようにしたいという広い視野を持つようになった。そんな先駆者はたくさんいる。彼らにも感謝の言葉を伝えたい。

そして家族や友人たち、あらゆる面で私を支えてくれてありがとう。「私の」と言える業績はない。すべては家族や友人たちの協力の賜物だ。

スローンから

数年前の結婚式の場で、私の家のすぐ近くに暮らすケアリー・ナドーというすばらしい医師を紹介してくれたメアリー＆マーク・ワイザー夫妻に心から感謝の言葉を伝えたい。それがきっかけとなって私の家族は、食物アレルギーに関する知識を深め、治療への道をたどることができた。当初から本書の執筆に賛成・尽力してくれたシャノン・ウェルチとJ・R・モーリンガーにも謝意を表したい。

また、3人の子どもたち、とりわけ、食物アレルギーの臨床試験に耐えてくれた2人には、いくら感謝してもしきれない。当時は子どもたちが実験台になるのを心配していたが、いまでは子どもたちは先駆者になったのだと思っている。もちろん、夫のロジャーにも大変感謝している。夫は、食物アレルギーにまつわる当初の不安や疑念を分かち合ってくれた。その勇気や我慢強さ、賢明な助言は、私の人生にも本書の執筆にも計り知れないほど貢献している。

2人から

お世話になった以下の方々にも謝意を述べておきたい。みごとな筆致や巧みなインタビュー、さまざまな調査で本書の執筆に協力してくれた著名ジャーナリストのジェシカ・ワプナー、ペンギン・ランダムハウスの非凡な編集者キャロライン・サットンとその精鋭チーム（ハンナ・スタイグマイヤー、ジャニス・クルツィウス、リンダ・ローゼンバーグ、原稿整理編集者のナンシー・イングリス）、ペンギン・ランダムハウスの優れた広報・マーケティングチーム（キャシー・マロニー、アン・コスモスキ、リンジー・ゴードン、ファリン・シュラッセル）、エージェント会社パーク&ファイン・リテラリー&メディアの見識豊かなジョン・マースとセレスト・ファイン、敏腕弁護士のキム・シェフラー、思慮深い知見やインタビューのメモを提供してくれたメラニー・サーンストロム、細かい事実確認や図表の作成に多大な貢献をしてくれた才能あふれるヴァニサ・サンパス博士とクリストファー・ダント博士。

本書の販売利益は、食物アレルギー研究を専門とする非営利組織や非学術組織に寄付される。

付録1　食物アレルギーに関する情報源

患者支援組織

Allergy & Asthma Network／患者、家族、医療関係者のためのネットワーク
www.aanma.org

AllergyHome／食物アレルギーの認識向上と管理を目的とする団体
www.allergyhome.org

Allergy Ready／食物アレルギー治療に関係する家族や教育者のためのオンライン講座
www.allergyready.com

Asthma and Allergy Foundation of America／喘息やアレルギーに苦しむ人々やその家族のための団体
www.aafa.org

Food Allergy & Anaphylaxis Connection Team（FAACT）／教育・支援のための多様な情報を提供。アメリカの3地域で1週間の研修プログラムを実施
www.foodallergyawareness.org

Kids with Food Allergies／食物アレルギーに苦しむ子どもたちを支援する団体およびウェブサイト
www.kidswithfoodallergies.org

Mothers of Children Having Allergies（MOCHA）アレルギーの子どもを持つ母親の会／重度の食物アレルギー患者がいる家族を支援するシカゴの非営利組織
www.mochallergies.org

SupportGroups.com：Food Allergy／食物アレルギー患者を支援するオンラインフォーラム
https://food-allergy.supportgroups.com

主な政府機関

Centers for Disease Control and Prevention（CDC）アメリカ疾病管理予防センター
www.cdc.gov

ClinicalTrials.gov／連邦政府が出資する臨床試験のデータベース
www.clinicaltrials.gov

Immune Tolerance Network（ITN）免疫耐性ネットワーク／

国立衛生研究所の出資による免疫耐性療法の発展を目的とする共同研究ネットワーク
www.immunetolerance.org

National Institute of Allergy and Infectious Diseases（NIAID）アメリカ国立アレルギー・感染症研究所
www.niaid.nih.gov/diseases-conditions/food-allergy

U.S. Food and Drug Administration（FDA）アメリカ食品医薬品局
www.fda.gov

食の安全

Gluten Free Passport／よく使うフレーズの翻訳、旅行用のチェックリストなど、旅行に関する情報を提供するウェブサイト
https://glutenfreepassport.com

World Health Organization/International Union of Immunological Societies（WHO/IUIS）Allergen Nomenclature／さまざまなアレルゲンに関する学術用語を解説
www.allergen.org

非政府組織

End Allergies Together（EAT）ともにアレルギーを終わらせよう／アメリカ全土のさまざまな学術組織の研究に出資。長距離ウォーキング大会など、資金集めのためのイベントを実施
www.endallergiestogether.com

Food Allergy Research & Education（FARE）食物アレルギー研究・教育機関／食物アレルギー研究への出資や、食物アレルギーとともに生きていくための情報の提供を行なっている患者支援団体
www.foodallergy.org

専門的な医療機関

American Academy of Allergy, Asthma & Immunology（AAAAI）アメリカ・アレルギー・喘息・免疫学会
www.aaaai.org

American Academy of Pediatrics（AAP）アメリカ小児科学会
www.aap.org

American College of Allergy, Asthma, & Immunology（ACAAI）アメリカ・アレルギー・喘息・免疫大学
https://acaai.org

European Academy of Allergy and Clinical Immunology（EAACI）ヨーロッパ・アレルギー・臨床免疫学会
www.eaaci.org

World Allergy Organization（WAO）世界アレルギー機構
www.worldallergy.org

雑誌、児童向け書籍

Allergic Living　雑誌、www.allergicliving.com

Johansen, Alison Grace. *HumFree the Bee Has a Food Allergy.* Mascot Books, 2015.

Nelson, Ariella. *What's in this Cookie?* Hedgehog Graphics, 2019.

Recob, Amy. *The Bugabees: Friends with Food Allergies*, 2nd ed. Beaver's Pond Press, 2009.

Roderick, Christina. *No Peanuts for Pete.* Archway Publishing, 2016.

Santomero, Angela C. *Daniel Has an Allergy* (part of the Daniel Tiger's Neighborhood series). Simon Spotlight, 2017.

Skinner, Juniper. *Food Allergies and Me: A Children's Book.* CreateSpace Independent Publishing Platform, 2010.

児童向け食物アレルギー関連製品

（オンラインで入手できる製品。有益と思われる製品はほかにもたくさんある）

AllerMates／医療用アクセサリー、医療用バッグ、エピネフリン携帯ケースなど、食物アレルギーの子ども用の製品
https://allermates.com

FlatBox／ランチョンマットにもなるランチバッグ
www.flatbox.com

Safety Tat／体に貼れる緊急連絡先ステッカー
https://new.safetytat.com/product-category/medical-and-allergy/

StickyJ Medical／医療情報を書き込めるブレスレット（小児用サイズ）
https://www.stickyj.com/category/medical-alert-id-bracelets-for-kids

アメリカ以外の組織

Swiss Institute of Allergy and Asthma Research（SIAF）スイス・アレルギー・喘息研究機関
www.siaf.uzh.ch

Allergy & Anaphylaxis Australia／アレルギー患者を支援する非営利組織
www.allergyfacts.org.au

Allergy New Zealand／アレルギーの子どもを持つ家族に教育・支援・情報を提供する公益慈善団体
www.allergy.org.nz

Food Allergy Canada／食物アレルギーに苦しむカナダの家族に情報を提供
www.foodallergycanada.ca

Allergy UK／アレルギー疾患に苦しむ人々を支援するイギリスの組織
www.allergyuk.org

Anaphylaxis Campaign／重度のアレルギーに特化した教育、情報、研修、支援グループを提供するイギリスの組織
www.anaphylaxis.org.uk

Fundación S.O.S. Alergia／アルゼンチンの患者支援団体
www.sosalergia.org

Allergy Care India／食物アレルギーの児童や成人、その家族で構成される会員制の非営利組織
www.allergycareindia.org

エピネフリン

Patient education: use of an epinephrine auto-injector（Beyond the Basics） エピネフリン自己注射器の使用法（詳細編）

www.uptodate.com/contents/use-of-an-epinephrine-autoinjector-beyond-the-basics

購入支援
www.epipen.com/paying-for-epipen-and-generic

AUVI－Q宅配サービス
www.auvi-q.com/pdf/Direct-Delivery-Service-Enrollment-Form.pdf

その他

Sean N. Parker Center for Allergy & Asthma Research at Stanford University　スタンフォード大学ショーン・N・パーカー・アレルギー・喘息研究センター
Kari Nadeau, MD, PhD, director　センター長　ケアリー・ナドー博士
www.med.stanford.edu/allergyandasthma/about-us.html

付録2　世間に広まる俗説と事実

俗説　卵アレルギーの人がインフルエンザの予防接種を受けるのは危険である。

事実　卵アレルギーの人がインフルエンザの予防接種を受けても害はない。予防接種では卵タンパク質への免疫反応は活性化しない。

俗説　セリアック病は小麦アレルギーである。

事実　セリアック病はアレルギーではない。慢性的な免疫疾患ではあるが、食物アレルギーの指標となるＩｇＥ抗体を伴わない。

俗説　グルテンに過敏に反応する人は小麦アレルギーである。

事実　グルテン過敏症は食物アレルギーではない。セリアック病とも異なる。これら３つの疾患は診断テストで区別できる。

俗説　アレルギー検査はどの方法でも同じである。

事実 アレルギー検査は方法によって精度に差があり、きわめて精度が高い検査法もあれば、そうでない検査法もある。保険が適用されない検査を受けると、全額自己負担になる。

俗説 個人医院でアレルギーの免疫療法を受けても安全である。
事実 どの医院も同じとはかぎらない。治療を始める前に必ず重要事項を確認する（第8章の確認事項リストを参照）。

俗説 乳幼児の食事にピーナッツなどのアレルゲンを導入するのは控えたほうがいい。
事実 導入を遅らせても食物アレルギーの予防にはならない。かえって食物アレルギーになるリスクを高めるおそれがある。

俗説 アレルギー反応は生涯変わらない。
事実 アレルギー反応がどこかの時点で急変することもある。これまでに軽微なアレルギー反応しかなかったからといって、次も軽微な反応ですむとはかぎらない。いきなり重篤な反応が出ることもある。そのため食物アレルギーの人は常にエピネフリンを携帯したほうがいい。

付録3　利益相反開示

食物アレルギーのコミュニティは緊密に結びついている。患者の生活を改善するという共通の目標に向かい、意欲的な研究者と、何としてでも患者を助けたいと願う家族とが手を取り合っている。だが研究者はその一方で、新たな治療法を開発するチャンスをうかがう製薬企業などとも関係を結んでいる。また、支援団体の協力を受けている場合もある。こうした結びつきには重要な意義があるが、その透明性を確保することもまた重要である。そこでこの場を借り、こうした関係に関する情報を読者に提供したい。

ケアリー・ナドー　国立アレルギー・感染症研究所（NIAID）、食物アレルギー研究・教育機関（FARE）、ともにアレルギーを終わらせよう（EAT）、アレルジェニス、ウッコ・ファーマ、国立環境衛生科学研究所（NIEHS）、国立心肺血液研究所（NHLBI）、環境保護庁（EPA）から助成金を受けている。

リジェネロン、ジェネンテック、アイミューン・セラピューティクス、DBVテクノロジーズ、アナプティスバイオ、アデア・ファーマシューティカルズ、スタラジンズ・グリアが部分的または全面的に出資した臨床試験に関与している。ノバルティス、サノフィ、アステラス・ファーマ、ネスレから研究資金の提供を受けている。ノバルティスとNHLBIのデータ安全性監視委員会の委員を務めている。ビフォア・ブランズ（複数のタンパク質を含む小児用スナックの製造販売。第9章参照）、アラダプト、ラティテュード（アレルギー専門の個人クリニック）、イグジェニックスを共同で設立している。FAREの最高情報責任者、およびスタンフォード大学内にある世界アレルギー機構（WAO）研究センターのセンター長を務めている。

リジェネロン、アストラゼネカ、イミューンワークス、COURファーマシューティカルズから個人的な謝礼を受けている。

ウッコ・ファーマ、ビフォア・ブランズ、アラダプト、イグジェニックス、プロバイオ、ベダンタ、セントコア、シード、ノバルティス、NHLBI、EPA、ITN全国科学委員会、NIHプログラムの顧問および諮問委員会の委員を務めている。食物アレルギーに関するアメリカの特許を複数取得している（特許番号62/647,389、62/119,014、12/610,940、12/686,121、10/064,936、62/767,444、出願番号S10－392）。

スローン・バーネット　カリフォルニア・パシフィック・メディカルセンターの理事。スローンの夫であるロジャー・バーネットは、大手健康関連会社シャックリー・コーポレーションの会長兼CEOを務めている。

キム・イェーツ　ラティテュードおよびＦＡＲＥ患者連絡会のＣＥＯ。

キム＆アラン・ハートマン　ＦＡＲＥ患者理事会の共同議長、ラティテュードの理事長。

デヴィッド＆デニース・バニング　デヴィッド・バニングはＦＡＲＥの共同議長、デニース・バニングは患者支援団体であるＭＯＣＨＡの共同議長。

用語集

アドレナリン　エピネフリンとも呼ばれる。

アルブミン　卵白に含まれるタンパク質。卵アレルギーの人は、アルブミンを含む製品を避けたほうがいい。

アレルギーマーチ　アレルギー疾患を発症する人は、乳児期から徐々にその種類を増やしていく傾向がある。一般的には（必ずというわけではないが）まず皮膚炎と診断され、次いで食物アレルギーになり、その後アレルギー性鼻炎や喘息を発症する。このようにアレルギー疾患が進行していくことをアレルギーマーチという。

アレルギー性鼻炎・結膜炎　花粉症と同義。

アルファガルアレルギー　食肉に含まれる炭水化物（ガラクトース‐α‐1、3‐ガラクトース）に対するアレルギー。アルファガルアレルギーの人は、特定の食肉にアレルギー反応を示す。

アナフィラキシー　アレルゲンに触れてから数秒または数分以内に起こる、生死にかかわる重度のアレルギー反応。アナフィラキシーになると、さまざまな器官が同時にその影響を受ける。

抗体　有害な異物から身を守るため細胞が生成するタンパク質。アレルギーの場合、体が特定の食物を有害だと誤認し、ＩｇＥと呼ばれる抗体を生成してそれを排除しようとする。

抗原　食物アレルギーの場合は、アレルギー反応を引き起こす食物（一般的にはそれに含まれるタンパク質）を指す。

抗ヒスタミン剤　ヒスタミンの炎症作用を抑制する薬剤。

アトピー性皮膚炎　免疫機能や環境などのさまざまな要因で発症する、肌が赤くなってかゆくなる疾患。

アトピーマーチ　「アレルギーマーチ」を参照。

アトピー　アレルゲンに触れるとＩｇＥを生成する体質。

好塩基球　免疫細胞の一種で、ヒスタミンなど、さまざまな種類の化学物質を貯蔵する。アレルゲンとＩｇＥとの相互作用を受けてヒスタミンを放出し、即時型アレルギー性炎症反応を引き起こす。

バイオ医薬品　微生物などの生体や植物・動物の細胞のなかで製造される薬剤。ＤＮＡ組み換え技術を用いて製造される場合が多い。

カゼイン／カゼイン塩　哺乳類の母乳に含まれるタンパク質。乳アレルギーの人は、カゼインやカゼイン塩を含む製品を避けたほうがいい。

コクラン報告　系統的な調査により、科学的証拠に基づく医療研究の最高水準と国際的に認められている報告。

サイトカイン　多種多様な免疫細胞により生成される。細胞受容体を通じて作用し、アレルゲンに対する免疫反応の主役となる。特定の細胞集団の成熟、増殖、反応を調節する働きがあり、複雑な仕組みを通じてアレルギー反応を増減させる。

樹状細胞　皮膚などの体表に多く見られ、免疫システムの見張り役として機能する。最初にアレルゲンを認識し、それに応じた免疫反応を引き起こす。

脱感作　アレルギー反応を起こすことなく摂取できるアレルゲンの量を徐々に増やしていくことを、アレルゲンに対して患者を脱感作すると言う。現段階では、治療により脱感作しても、アレルゲンを定期的（毎日または1日おき）に摂取しなければ、脱感作状態は一定期間しか維持されないと考えられている。

プラセボ対照二重盲検法による食物経口負荷試験（DBPCFC）　もっとも精度が高い食物アレルギー診断法。患者がアレルゲンを摂取しているのかプラセボを摂取しているのか医師も患者も知らないため、先入観に惑わされることなくアレルゲンを摂取したり症状を記録したりできる。

二重アレルゲン暴露仮説　皮膚を通じて食物アレルゲンに触れることでアレルギーを発症す

るという仮説。生後早い段階でその食物を口から摂取していれば、耐性を獲得できる可能性がある。

エンドトキシン　大腸菌などの細菌の細胞壁の構成要素。

好酸球性食道炎（EoE）　好酸球という免疫細胞が食道に集まって食道の狭窄を引き起こす疾患。食物アレルギーの一種だが、IgEの測定では検知できない。アレルゲンとなる食物を避けることで解消できる場合が多い。

エピネフリン　重篤なアレルギー反応の作用を急速に低減させ、呼吸を改善し、血圧を上げ、炎症を抑制する効果がある。

フィラグリン（FLG）　皮膚細胞に見られるタンパク質。外皮の健康を維持し、皮膚を通じたアレルゲンとの接触を予防するのに重要な役割を果たしている。

食物不耐症　食物不耐症はアレルギー反応ではなく、免疫システムによるものでもない。生死にかかわる反応が即座に起きることはなく、食物内の毒素や酵素の欠損などが原因とされる。

食物タンパク誘発胃腸症（FPIES） 乳児や幼児に見られる食物アレルギーの一種だが、IgEの測定では検知できない。アレルゲンとなる食物を摂取すると、嘔吐、下痢、脱水などを引き起こす。一般的には5歳までに治癒する。

食物過敏症 IgEの血中濃度（免疫反応の指標となる）が高いのに、アレルゲンを摂取してもすぐにはアレルギー反応を示さない人がいる。これは食物過敏症と呼ばれる。

グルテン 小麦、ライ麦、大麦などの穀物に含まれるタンパク質から成る物質。

ヒスタミン 免疫細胞（マスト細胞や好塩基球）が放出する化合物。さまざまなアレルギー症状を引き起こす。

じんましん 赤くふくらんだ皮膚の発疹。アレルギー患者がアレルゲンに触れると出る。

ヒト細菌叢 人体の表面および体内にすむ細菌、ウイルス、真菌全体がヒト細菌叢を構成する。

衛生仮説　幼年時代に微生物に触れる機会を増やせば免疫システムが発達し、自己免疫疾患やアレルギー疾患の減少につながるとする仮説。

免疫システム　体全体に散らばるさまざまな種類の細胞・器官・タンパク質・組織から成り、細菌などの有害な異物から体を守る。食物アレルギーの場合、特定の食物に含まれるタンパク質を有害な異物だと誤認し、それを攻撃する。

免疫グロブリンE（IgE）　アレルギー患者の血中に多く見られる抗体。アレルギー反応を仲介する。

免疫グロブリンG4（IgG4）　食物アレルギーの免疫療法により増える。IgEの活動を阻害し、脱感作を支援すると考えられている。

免疫療法　食物アレルギーの新たな治療法。投与するアレルゲンの量を徐々に増やしていくことにより、アレルゲンに対する脱感作を実現する。現段階ではまだ治療法が標準化されておらず、治療は主に研究センターやアレルギー専門施設で行なわれている。経口・舌下・経皮免疫療法がある。

乳糖　牛乳に含まれる糖分子。糖を消化するのに必要なラクターゼという酵素が不足している人は乳糖不耐症になり、腹痛や鼓脹などの症状が出るが、これは食物アレルギーではない。

マスト細胞　免疫細胞の一種で、ヒスタミンなど、さまざまな種類の化学物質を貯蔵する。アレルゲンとＩｇＥとの相互作用を受けてヒスタミンを放出し、即時型アレルギー性炎症反応を引き起こす。

メタ解析　過去のさまざまな研究のデータを再検討して検定力を高め、単一の試験から得られる結果よりも確実な結論を引き出す手法。

口腔アレルギー症候群（ＯＡＳ）　食物に含まれるタンパク質と花粉に含まれるタンパク質の交差反応により発症し、症状は軽微な場合が多い。花粉アレルギーの原因となるタンパク質が、一部の生のフルーツや野菜に対するアレルギー反応を引き起こす。

プレバイオティクス　腸内の善玉菌の増殖を促し、消化管の健康を増進する食品（主に食物繊維の多い食品）。

単一ヌクレオチド多型（ＳＮＰ）　ＤＮＡの構成要素（ヌクレオチド）の１つが変異するこ

と。

持続的な無反応　治療により脱感作に成功した後、（アレルゲンを定期的に摂取しなくても）脱感作が維持されている状態。それが生涯にわたり続くのが理想であり、そうなることを「耐性がつく」という。だが、長期にわたる追跡調査は難しいため、現在では持続的な無反応の期間（定期的にアレルゲンを摂取しないで脱感作状態がいつまで続くか）が計測されている。

1型ヘルパーT細胞（Th1）　T細胞の一種で、免疫システムのアレルギー反応の抑制にかかわる。

2型ヘルパーT細胞（Th2）　T細胞の一種で、アレルギー性の炎症反応を促す。

制御性T細胞（Tレグ細胞）　T細胞の一種で、免疫システムのアレルギー反応の抑制にかかわる。

耐性　一般的な食物に反応しないこと。大半の人はほとんどの食物に対して、生涯にわたる耐性を自然に身につける。耐性がついていれば、食物に反応しない状態を維持するため定期的に食物を摂取する必要はない。

ナッツ　ナッツアレルギーはよく見られる。ナッツには、くるみ、アーモンド、ヘーゼルナッツ、カシュー、ピスタチオ、ブラジルナッツが含まれる。ピーナッツ（豆）や種子（ひまわり、ごま）は含まれない。

乳清　牛乳に含まれるタンパク質。乳アレルギーの人は、乳清を含む製品を避けたほうがいい。

Osborne NJ, Koplin JJ, Martin PE, et al. Prevalence of challenge-proven IgE-mediated food allergy using population-based sampling and predetermined challenge criteria in infants. *J Allergy Clin Immunol.* 2011;127:668-76.

Reddiex S, Nguyen-Robertson C. Why is Australia the food allergy capital of the world? The Royal Society of Victoria. June 18, 2018. https://rsv.org.au/food-allergy-capital/

Graif Y, German L, Livne I, Shohat T. Association of food allergy with asthma severity and atopic diseases in Jewish and Arab adolescents. *Acta Paediatr.* 2012;101:1083-88.

Prescott SL, Pawanker R, Allen KJ, et al. A global survey of changing patterns of food allergy. *World Allergy Org J.* 2013;6:1-12.

Gupta R, Holdford D, Bilaver L, et al. The economic impact of childhood food allergy in the United States. *JAMA Pediatr.* 2013;167:1026-31.

Beggs PJ, Walczyk NE. Impacts of climate change on plant food allergens: a previously unrecognized threat to human health. *Air Qual Atmos Health.* 2008;1(2):119-123.

Sampson HA. Update on food allergy. *J Allergy Clin Immunol.* 2004;113(5):805-19.

Ziska LH, Yang J, Tomacek MB, Beggs PJ. Cultivar-specific changes in peanut yield, biomass, and allergenicity in response to elevated atmospheric carbon dioxide concentration. *Crop Science.* 2016;56:2766-74.

Knowlton K. It's official: climate change worsens pollen season. National Resources Defense Council. March 26, 2019. https://www.nrdc.org/experts/kim-knowlton/its-official-climate-change-worsens-global-pollen-season

Katelaris CH, Beggs PJ. Climate change: allergens and allergic diseases. *Intern Med J.* 2018;48:129-34.

Shahali Y, Dadar M. Plant food allergy: influence of chemicals on plant allergens. *Food Chem Toxicol.* 2018;115:365-74.

Sarlo K, Ritz HL, Fletcher ER, et al. Proteolytic detergent enzymes enhance the allergic antibody responses of guinea pigs to nonproteolytic detergent enzymes in a mixture: Implications for occupational exposure. *J Allergy Clin Immunol.* 1997;100:480-87.

Basketter DA, English JS, Wakelin SH, White IR. Enzymes, detergents and skin: facts and fantasies. *Br J Dermatol.* 2008;158:1177-81.

Wang M, Tan G, Eljaszewicz A, et al. Laundry detergents and detergent residue after rinsing directly disrupt tight junction barrier integrity in human bronchial epithelial cells. *J Allergy Clin Immunol.* 2019;143:1892-903.

Nadeau KC, Sindher S, Berdyshev E, et al. Skin TEWL measurements show significant improvement with Trilipid emollient compared to controls in infants and young children. Presented at the annual meeting of the American Academy of Asthma, *Allergy and Immunology.* March 13-16, 2020, Philadelphia, PA.

May 2, 2019.

Annunziato RA, Rubes M, Ambrose MA, et al. Longitudinal evaluation of food allergy-related bullying. *J Allergy Clin Immunol.* 2014;2:639-41.

Sampson MA, Munoz-Furlong A, Sicherer SH. Risk-taking and coping strategies of adolescents and young adults with food allergy. *J Allergy Clin Immunol*, 2006;117:1440-45.

Ferro MA, Van Lieshout RJ, Ohayon J, Scott JG. Emotional and behavioral problems in adolescents and young adults with food allergy. *Allergy.* 2016;71:532-40.

Science Daily. It's Mom who sees troubles for teens with food allergies. January 20, 2016.

Conner TS, Mirosa M, Bremer P, Peniamina R. The role of personality in daily food allergy experiences. *Front Psychol.* 6 Febr 2018. https://www.frontiersin.org/articles/10.3389/fpsyg.2018.00029/full

Herzog J. Managing the emotional impact of living with a food allergy. Webinar presented by Food Allergy Research and Education（FARE）.

Howe LC, Leibowitz KA, Perry MA, et al. Changing mindsets about non-life-threatening symptoms during oral immunotherapy: a randomized clinical trial. *J Allergy Clin Immunol.* 2019;7:1550-59.

11 食物アレルギーを終わらせるために

Prescott SL, Pawanker R, Allen KJ, et al. A global survey of changing patterns of food allergy burden in children. *World Allergy Org J.* 2013;6:1-12.

Burney PG, Potts J, Kummeling I, Mills EN. The prevalence and distribution of food sensitization in European adults. *Allergy.* 2014:69:365-71.

Steinke M, Fiocchi A, Kirchlechner V, et al. Perceived food allergy in children in 10 European nations. A randomised telephone survey. *Int Arch Allergy Immunol.* 2007;143:290-95.

Ostblom E, Lilja G, Pershagen G, et al. Phenotypes of food hypersensitivity and development of allergic diseases during the first 8 years of life. *Clin Exp Allergy.* 2008;38:1325-32.

Obeng BB, Amoah AS, Larbi IA, et al. Food allergy in Ghanaian schoolchildren: data on sensitization and reported food allergy. *Int Arch Allergy Immunol.* 2011;155:63-73.

Levin ME, Le Souëf PN, Motala C. Total IgE in urban Black South African teenagers: the influence of atopy and helminth infection. *Pediatr Allergy Immunol.* 2008;19:449-54.

Justin-Temu M, Risha P, Abla O, Massawe A. Incidence, knowledge and health seeking behavior for perceived allergies at household level: a case study in Ilala district Dar es Salaam Tanzania. *East Afr J Public Health.* 2008;5:90-93.

Lunet N, Falcão H, Sousa M et al. Self-reported food and drug allergy in Maputo, Mozambique. *Public Health.* 2005;119:587-89.

Prescott SL, Pawanker R, Allen KJ, et al. A global survey of changing patterns of food allergy. *World Allergy Org J.* 2013;6:1-12.

Wu TC, Tsai TC, Huang CF, et al. Prevalence of food allergy in Taiwan: a questionnaire-based survey. *Intern Med J.* 2012;42:1310-15.

Mahesh PA, Wong GW, Ogorodova L, et al. Prevalence of food sensitization and probably food allergy among adults in India: the EuroPrevail INCO Study. *Allergy.* 2016;71:1010-19.

Marrugo J, Hernández L, Villalba V. Prevalence of self-reported food allergy in Cartagena（Colombia）population. *Allergol Immunopathol*（*Madr*）. 2008;36:320-24.

vaccine. https://www.pharmaceutical-technology.com/comment/aravax-takes-a-step-closer-to-developing-a-peanut-allergy-vaccine/

Crystal R. New gene therapy protects against peanut allergy. https://news.weill.cornell.edu

Pagovich OE, Wang B, Chiuchiolo MJ, et al. Anti-hIgE gene therapy of peanut-induced anaphylaxis in a humanized murine model of peanut allergy. *J Allergy Clin Immunol.* 2016;138(6):1652-62, e1657.

Chen M, Land M. The current state of food allergy therapeutics. *Hum Vaccin Immunother.* 2017;13(10):2434-42.

Sampath V, Nadeau KC. Newly identified T cell subsets in mechanistic studies of food immunotherapy. *J Clin Invest.* 2019;129(4):1431-40.

Chinthrajah S, Cao S, Liu C, et al. Phase 2a randomized, placebo-controlled study of anti-IL-33 in peanut allergy. *JCI Insight.* 2019;4(22).

Bauer RN, Manohar M, Singh AM, et al. The future of biologics: applications for food allergy. *J Allergy Clin Immunol.* 2015;135(2):312-23.

Takeda. Takeda acquires license for first-in-class celiac disease therapy from COUR Pharmaceuticals following positive phase 2a proof-of-concept study. https://www.takeda.com/newsroom/newsreleases/2019/takeda-acquires-license-for-first-in-class-celiac-disease-therapy-from--cour-pharmaceuticals-following-positive-phase-2a-proof-of-concept-study/

Spoonful One. Protection possible with food allergy protection plan. http://hcp.spoonfulone.com

Hinkel K. Rescufy launches anaphylaxis emergency mobile app. https://www.pci.upenn.edu/pcinews/rescufy-launches-anaphylaxis-emergency-mobile-app/

Cision. Allergy treatment market to reach $40.36 bn, globally, by 2025 at 6.3% CAGR, says Allied Market Research. https://www.prnewswire.com/news-releases/allergy-treatment-market-to-reach-40-36-bn-globally-by-2025-at-6-3-cagr-says-allied-market-research-803169902.html

Cision. The global peanut allergy market is forescasted [*sic*] to grow at a CAGR of 89.68% during the period 2019-2023. https://www.prnewswire.com/news-releases/the-global-peanut-allergy-market-is-forescasted-to-grow-at-a-cagr-of-89-68-during-the-period-2019-2023--300749510.html

10 食物アレルギーの精神的負担

Bollinger ME, Dahlquist LM, Mudd K, et al. The impact of food allergy on the daily activities of children and their families. *Ann Allergy Asthma Immunol.* 2006;96:415-21.

Avery NJ, King RM, Knight S, Hourihane, JO. Assessment of quality of life in children with peanut allergy. *Pediatr Allergy Immunol.* 2003;14:378-82.

Lyons AC, Forde EME. Food allergy in young adults: perceptions and psychological effects. *J Health Psychol.* 2004;9.

Gowland MH. Food allergen avoidance-the patient's viewpoint. *Allergy.* 2001;56 Suppl 67:117-120.

Lyons AC, Forde EME. Food allergy in young adults: perceptions and psychological effects. *J Health Psychol.* 2004;9.

Herbert L, Shemesh E, Bender B. Clinical management of psychosocial concerns related to food allergy. *J Allergy Clin Immunol.* 2016;4:205-13.

Siddique H. Boy with allergy died after cheese was flicked at him, inquest told. *The Guardian.*

com/aibi.html; Nguyen M. Wearable allergens-detecting devices. https://www.wearable-technologies.com/2016/09/wearable-allergens-detecting-devices/

Riemer E. Teen's death from allergic reaction inspires work on lifesaving devices. https://www.wcvb.com/article/teens-death-from-allergic-reaction-inspires-work-on-lifesaving-devices/24888841

Wyss Institute. Project Abbie. https://wyss.harvard.edu/technology/project-abbie/

U.S. Food and Drug Administration."Gluten-free" means what it says. https://www.fda.gov/consumers/consumer-updates/gluten-free-means-what-it-says

Zhang J, Portela SB, Horrell JB, et al. An integrated, accurate, rapid, and economical handheld consumer gluten detector. *Food Chem.* 2019;275:446-56.

Taylor SL, Nordlee JA, Jayasena S, Baumert JL. Evaluation of a handheld gluten detection device. *J Food Prot.* 2018;81(10):1723-28.

Shultz A. The potentially perilous promise of food allergen sensors. https://www.theverge.com/2019/4/1/18080666/nima-sensor-testing-fda-food-allergy-gluten-peanut-transparency-data

Shultz A. The potentially perilous promise of food allergen sensors. https://www.theverge.com/2019/4/1/18080666/nima-sensor-testing-fda-food-allergy-gluten-peanut-transparency-data

American Association for the Advancement of Science (AAAS). Keychain detector could catch food allergens before it's too late. https://www.eurekalert.org/pub_releases/2017-09/acs-kdc090617.php; Lin HY, Huang CH, Park J, et al. Integrated magneto-chemical sensor for on-site food allergen detection. *ACS Nano.* 2017;11(10):10062-69.

McDermott B. Meet iEAT: This pocket-sized food allergen detector could save your life. https://www.ireviews.com/news/2017/09/12/ieat-allergen-detector

Lin HY, Huang CH, Park J, et al. Integrated magneto-chemical sensor for on-site food allergen detection. *ACS Nano.* 2017;11(10):10062-69.

Cox S. Made in Brunel: A portable food allergen test designed to check 'free-from' meals. https://www.brunel.ac.uk/news-and-events/news/articles/Made-in-Brunel-Portable-food-allergen-test-designed-to-check-free-from-meals

Allergy Amulet. The science behind our sensors: Molecular Detection. https://www.allergyamulet.com/technology

Tellspec. Tellspec's Mission. http://tellspec.com/faq/#toggle-id-1

YouTube. Making food transparent | Isabel Hoffmann. https://www.youtube.com/watch?v=nk9dO6XOjrc & feature=youtu.be

SCiO by Consumer Physics. https://shop.consumerphysics.com

Drug Development and Delivery. DNA vaccine technology-a vaccine breakthrough that could change lives & enable vaccine development programs. https://drug-dev.com/dna-vaccine-technology-a-vaccine-breakthrough-that-could-change-lives-enable-vaccine-development-programs/

Li X-M, Song Y, Su Y, et al. Immunization with ARA h1,2,3-Lamp-Vax peanut vaccine blocked IgE mediated-anaphylaxis in a peanut allergic murine model. *J Allergy Clin Immunol.* 2015;135(2):AB167.

ClinicalTrials.gov. A Study to Evaluate Safety, Tolerability and Immune Response in Adults Allergic to Peanut After Receiving Intradermal or Intramuscular Administration of ASP0892 (ARA-LAMP-vax), a Single Multivalent Peanut (Ara h1, h2, h3) Lysosomal Associated Membrane Protein DNA Plasmid Vaccine. https://clinicaltrials.gov/ct2/show/NCT02851277

Pharmaceutical Technology. Aravax takes a step closer to developing a peanut allergy

Koppelman SJ, Wensing M, Ertmann M, et al. Relevance of Ara h1, Ara h2 and Ara h3 in peanut-allergic patients, as determined by immunoglobulin E Western blotting, basophil-histamine release and intracutaneous testing: Ara h2 is the most important peanut allergen. *Clin Exp Allergy*. 2004;34(4):583-90; Joost S, Maarten P, Geert H, et al. The individual role of peanut proteins Ara h1, 2, 3, and 6 in peanut allergy. *Clin Transl Allergy*. 2011;1.

Food Safety News. Hypoallergenic peanuts move closer to commercial reality. https://www.foodsafetynews.com/2014/06/hypoallergenic-peanut-products-one-step-closer-to-commercial-reality/#more-92889

Sullivan G. Researchers say they have invented a non-allergenic peanut. https://www.washingtonpost.com/news/morning-mix/wp/2014/08/27/researchers-say-they-have-invented-non-allergenic-peanuts/; Food Safety News. Hypoallergenic peanuts move closer to commercial reality. https://www.foodsafetynews.com/2014/06/hypoallergenic-peanut-products-one-step-closer-to-commercial-reality/#more-92889

Dodo HW, Konan KN, Chen FC, et al. Alleviating peanut allergy using genetic engineering: The silencing of the immunodominant allergen Ara h2 leads to its significant reduction and a decrease in peanut allergenicity. *Plant Biotechnol J*. 2008;6(2):135-45.

Bennett J.11 crazy gene-hacking things we can do with CRISPR. https://www.popularmechanics.com/science/a19067/11-crazy-things-we-can-do-with-crispr-cas9/

Lewis T. In five years, we could be eating a new kind of GMO. https://www.businessinsider.com/crispr-allergy-free-gmo-peanuts-2015-10

Splitter J. Allergy-free peanuts? Not so fast. https://blogs.scientificamerican.com/guest-blog/allergy-free-peanuts-not-so-fast/

Khamsi R. Is it possible to make a less allergenic peanut? https://www.nytimes.com/2016/12/15/magazine/is-it-possible-to-make-a-less-allergenic-peanut.html

Science Daily. Researchers crack the peanut genome. https://www.sciencedaily.com/releases/2019/05/190502143351.htm

Dodo HW, Arntzen CJ, Viquez OM, Konan KNd. Down-regulation and silencing of allergen genes in transgenic peanut seeds. https://patents.google.com/patent/US8217228

McRobbie LR. Allergies change how we all eat. http://apps.bostonglobe.com/ideas/graphics/2018/11/the-next-bite/the-ingredients/

Perkins T, Schmitt DA, Isleib TG, et al. Breeding a hypoallergenic peanut. *J Allergy Clin Immunol*. 2008;117(2):S328.

Al-Kouba J, Wilkinson AN, Starkey MR, et al. Allergen-encoding bone marrow transfer inactivates allergic T cell responses, alleviating airway inflammation. *JCI Insight*. 2017;2(11).

Science Daily. Gene therapy could "turn off" severe allergies. https://www.sciencedaily.com/releases/2017/06/170602090731.htm; Al-Kouba J, Wilkinson AN, Starkey MR, et al. Allergen-encoding bone marrow transfer inactivates allergic T cell responses, alleviating airway inflammation. *JCI Insight*. 2017;2(11).

Synthego. CRISPR could uncover the causes of food allergies. https://www.synthego.com/blog/crispr-could-uncover-the-causes-of-food-allergies

Bryn Pharma. Program Development. https://brynpharma.com/program.html

Bryn Pharma. Bryn pharma completes dosing in pivotal clinical trial designed to support U.S. approval of intranasal epinephrine spray. https://bryn-api.fishawack.solutions/wp-content/uploads/2019/10/Bryn-Pharma-Corporate-Press-Release-Oct-10.pdf

Made By Chip studio. AIBI: Anaphylaxis Prevention System for Children. http://madebychip.

Wang J, Bird AJ. What you should know about immunotherapy for food allergies. https://www.aappublications.org/news/2019/05/31/oralimmunotherapy053119?sso=1 & sso-redirect-count=1 & nfstatus=401 & nftoken=00000000-0000-0000-0000-000000000000 & nfstatusdescription=ERROR%3a+No+local+token

Boyles SW. Novel injected peanut allergy treatment shows promise. https://www.medpagetoday.com/meetingcoverage/aaaai/78210

Prickett SR, Hickey PLC, Bingham J, et al. Safety and tolerability of a novel peptide-based immunotherapy for peanut allergy. *J Allergy Clin Immunol.* 143(2):AB431.

Pharmaceutical Technology. Aravax takes a step closer to developing a peanut allergy vaccine. https://www.pharmaceutical-technology.com/comment/aravax-takes-a-step-closer-to-developing-a-peanut-allergy-vaccine/

Bindslev-Jensen C, de Kam P-J, van Twuijver E, et al. SCIT-treatment with a chemically modified, aluminum hydroxide adsorbed peanut extract (HAL-MPE1) was generally safe and well tolerated and showed immunological changes in peanut allergic patients. *J Allergy Clin Immunol.* 139(2):AB191.

8 免疫療法と自分

Dunlop JH, Keet CA. Goals and motivations of families pursuing oral immunotherapy for food allergy. *J Allergy Clin Immunol Pract.* 2019;7(2):662-63.e618.

Centers for Medicare and Medicaid Services. Historical. https://www.cms.gov/Research-Statistics-Data-and-Systems/Statistics-Trends-and-Reports/NationalHealthExpendData/NationalHealthAccountsHistorical

Taylor P. Aimmune gets FDA panel backing for peanut allergy therapy. http://www.pmlive.com/pharma-news/aimmune-gets-fda-panel-backing-for-peanut-allergy-therapy-1301656

Institute for Clinical and Economic Review. Evaluating the value of new drugs. http://icer-review.org/wp-content/uploads/2014/01/ICER-value-assessment-framework-for-drug-assessment-and-pricing-reports-v7-26.pdf

Institute for Clinical and Economic Review. A look at oral immunotherapy and Viaskin peanut for peanut allergy. https://icer-review.org/wp-content/uploads/2019/07/ICER_PeanutAllergy_RAAG_071019.pdf

Institute for Clinical and Economic Review. A look at oral immunotherapy and Viaskin peanut for peanut allergy. https://icer-review.org/wp-content/uploads/2019/07/ICER_PeanutAllergy_RAAG_071019.pdf

Eiwegger T, Anagnostou K, Arasi S, et al. ICER report for peanut OIT comes up short. *Ann Allergy Asthma Immunol.* 2019;123(5):430-32.

Shaker M, Greenhawt M. Estimation of health and economic benefits of commercial peanut immunotherapy products: A cost-effectiveness analysis. *JAMA Netw Open.* 2019;2(5):e193242.

Moran TP, Burks AW. Is clinical tolerance possible after allergen immunotherapy? *Curr Allergy Asthma Rep.* 2015;15(5):23.

9 食物アレルギー治療の（そう遠くない）未来

Khamsi R. Is it possible to make a less allergenic peanut? https://www.nytimes.com/2016/12/15/magazine/is-it-possible-to-make-a-less-allergenic-peanut.html

Clin Rev Allergy Immunol. 2018;55(2):139-52; Otani IM, Bégin P, Kearney C, et al. Multiple-allergen oral immunotherapy improves quality of life in caregivers of food-allergic pediatric subjects. *Allergy Asthma Clin Immunol.* 2014;10(1):25; Bégin P, Dominguez T, Wilson SP, et al. Phase 1 results of safety and tolerability in a rush oral immunotherapy protocol to multiple foods using Omalizumab. *Allergy Asthma Clin Immunol.* 2014;10(1):7.

Otani IM, Bégin P, Kearney C, et al. Multiple-allergen oral immunotherapy improves quality of life in caregivers of food-allergic pediatric subjects. *Allergy Asthma Clin Immunol.* 2014;10(1):25.

Chinthrajah RS, Purington N, Andorf S, et al. Sustained outcomes in oral immunotherapy for peanut allergy (POISED study): a large, randomised, double-blind, placebo-controlled, phase 2 study. *Lancet.* 2019;394(10207):1437-49.

American College of Allergy Asthma and Clinical Immunology. Sublingual Immunotherapy (SLIT). https://acaai.org/allergies/allergy-treatment/allergy-immunotherapy/sublingual-immunotherapy-slit; Enrique E, Pineda F, Malek T, et al. Sublingual immunotherapy for hazelnut food allergy: a randomized, double-blind, placebo-controlled study with a standardized hazelnut extract. *J Allergy Clin Immunol.* 2005;116(5):1073-79.

Fleischer DM, Burks AW, Vickery BP, et al. Sublingual immunotherapy for peanut allergy: randomized, double-blind, placebo-controlled multicenter trial. *J Allergy Clin Immunol.* 2013;131(1):119-27.e111-117.

Burks AW, Wood RA, Jones SM, et al. Sublingual immunotherapy for peanut allergy: Long-term follow-up of a randomized multicenter trial. *J Allergy Clin Immunol.* 2015;135(5):1240-48.e1241-43.

Narisety SD, Frischmeyer-Guerrerio PA, Keet CA, et al. A randomized, double-blind, placebo-controlled pilot study of sublingual versus oral immunotherapy for the treatment of peanut allergy. *J Allergy Clin Immunol.* 2015;135(5):1275-82.e1271-76.

Kim EH, Yang L, Ye P, et al. Long-term sublingual immunotherapy for peanut allergy in children: Clinical and immunologic evidence of desensitization. *J Allergy Clin Immunol.* 2019;144(5):1320-26.e1321.

Jones SM, Agbotounou WK, Fleischer DM, et al. Safety of epicutaneous immunotherapy for the treatment of peanut allergy: A phase 1 study using the Viaskin patch. *J Allergy Clin Immunol.* 2016;137(4):1258-61.e1210.

Jones SM, Sicherer SH, Burks AW, et al. Epicutaneous immunotherapy for the treatment of peanut allergy in children and young adults. *J Allergy Clin Immunol.* 2017;139(4):1242-52.e1249.

Tang ML, Ponsonby AL, Orsini F, et al. Administration of a probiotic with peanut oral immunotherapy: A randomized trial. *J Allergy Clin Immunol.* 2015;135(3):737-44.e738.

Hsiao KC, Ponsonby AL, Axelrad C, et al. Long-term clinical and immunological effects of probiotic and peanut oral immunotherapy after treatment cessation: 4-year follow-up of a randomised, double-blind, placebo-controlled trial. *Lancet Child Adolesc Health.* 2017;1(2):97-105.

Europen Academy of Allergy and Clinical Immunology (EAACI). Allergen Immunotherapy Guidelines Part 2: Recommendations. https://www.eaaci.org/documents/Part-II---AIT-Guidelines---web-edition.pdf

Australasian Society of Clinical Immunology and Allergy. Oral Immunotherapy for Food Allergy. https://www.allergy.org.au/patients/allergy-treatment/oral-immunotherapy-for-food-allergy

with severe egg allergy: one year follow up. *Allergol Int.* 2010;59(1):43-51.

Garcia Rodriguez R, Urra JM, Feo-Brito F, et al. Oral rush desensitization to egg: efficacy and safety. *Clin Exp Allergy.* 2011;41(9):1289-96.

Begin P, Chinthrajah RS, Nadeau KC. Oral immunotherapy for the treatment of food allergy. *Hum Vaccin Immunother.* 2014;10(8):2295-302.

Morisset M, Moneret-Vautrin DA, Guenard L, et al. Oral desensitization in children with milk and egg allergies obtains recovery in a significant proportion of cases. A randomized study in 60 children with milk allergy and 90 children with egg allergy. *Eur Ann Allergy Clin Immunol.* 2007;39(1):12-19.

Clark AT, Islam S, King Y, et al. Successful oral tolerance induction in severe peanut allergy. *Allergy.* 2009;64(8):1218-20.

Hofmann AM, Scurlock AM, Jones SM, et al. Safety of a peanut oral immunotherapy protocol in children with peanut allergy. *J Allergy Clin Immunol.* 2009;124(2):286-91, 291.e281-e286.

Wasserman RL, Factor JM, Baker JW, et al. Oral immunotherapy for peanut allergy: multipractice experience with epinephrine-treated reactions. *J Allergy Clin Immunol Pract.* 2014;2(1):91-96.

Begin P, Chinthrajah RS, Nadeau KC. Oral immunotherapy for the treatment of food allergy. *Hum Vaccin Immunother.* 2014;10(8):2295-302.

Vickery BP, Vereda A, Casale TB, et al. AR101 Oral Immunotherapy for Peanut Allergy. *N Engl J Med.* 2018;379(21):1991-2001.

Chinthrajah RS, Purington N, Andorf S, et al. Sustained outcomes in oral immunotherapy for peanut allergy (POISED study): a large, randomised, double-blind, placebo-controlled, phase 2 study. *Lancet.* 2019;394(10207):1437-49.

Sampath V, Tupa D, Graham MT, et al. Deciphering the black box of food allergy mechanisms. *Ann Allergy Asthma Immunol.* 2017;118(1):21-27.

Science Daily. Few people with peanut allergy tolerate peanut after stopping oral immunotherapy. https://www.sciencedaily.com/releases/2019/09/190913120828.htm

Leung DYM, Sampson HA, Yunginger JW, et al. Effect of anti-IgE therapy in patients with peanut allergy. *N Engl J Med.* 2003; 348;986-93.

Nadeau KC, Schneider LC, Hoyte L, et al. Rapid oral desensitization in combination with omalizumab therapy in patients with milk allergy. *J Allergy Clin Immunol.* 2011;127(6):1622-24.

Bégin P, Winterroth LC, Dominguez T, et al. Safety and feasability of oral immunotherapy to multiple allergens for food allergy. *Allergy Asthma Clin Immunol.* 2014;10:1.

Thernstrom M. The allergy buster. https://www.nytimes.com/2013/03/10/magazine/can-a-radical-new-treatment-save-children-with-severe-allergies.html

Andorf S, Purington N, Block WM, et al. Anti-IgE treatment with oral immunotherapy in multifood allergic participants: a double-blind, randomised, controlled trial. *Lancet Gastroenterol Hepatol.* 2018;3(2):85-94.

Epstein-Rigbi N, Goldberg MR, Levy MB, et al. Quality of life of food-allergic patients before, during, and after oral immunotherapy. *J Allergy Clin Immunol Pract.* 2019;7(2):429-36.e422.

Anagnostou K, Islam S, King Y, et al. Study of induction of tolerance to oral peanut: a randomised controlled trial of desensitisation using peanut oral immunotherapy in children (STOP II). Efficacy and Mechanism Evaluation No. 1.4. Southampton (UK); 2014.

Scurlock AM. Oral and sublingual immunotherapy for treatment of IgE-mediated food allergy.

OIT 101. History of OIT. https://www.oit101.org/history-of-oit/

Wood RA. Oral immunotherapy for food allergy. *J Investig Allergol Clin Immunol.* 2017;27 (3):151-59.

Vickery BP, Lin J, Kulis M, et al. Peanut oral immunotherapy modifies IgE and IgG4 responses to major peanut allergens. *J Allergy Clin Immunol.* 2013;131(1):128-34.e121-123; Sampath V, Sindher SB, Zhang W, Nadeau KC. New treatment directions in food allergy. *Ann Allergy Asthma Immunol.* 2018;120(3):254-62.

National Institutes of Health. NIH scientists find link between allergic and autoimmune diseases in mouse study. https://www.nih.gov/news-events/news-releases/nih-scientists-find-link-between-allergic-autoimmune-diseases-mouse-study; Sampath V, Sindher SB, Zhang W, Nadeau KC. New treatment directions in food allergy. *Ann Allergy Asthma Immunol.* 2018;120(3):254-62.

Dominguez-Villar M, Hafler DA. Regulatory T cells in autoimmune disease. *Nat Immunol.* 2018;19(7):665-73; Sampath V, Sindher SB, Zhang W, Nadeau KC. New treatment directions in food allergy. *Ann Allergy Asthma Immunol.* 2018;120(3):254-62. Tomicic S, Falth-Magnusson K, Bottcher MF. Dysregulated Th1 and Th2 responses in food-allergic children-does elimination diet contribute to the dysregulation? *Pediatr Allergy Immunol.* 2010;21 (4 Pt 1):649-55.

Patriarca C, Romano A, Venuti A, et al. Oral specific hyposensitization in the management of patients allergic to food. *Allergol Immunopathol (Madr).* 1984;12(4):275-81.

Nelson HS, Lahr J, Rule R, et al. Treatment of anaphylactic sensitivity to peanuts by immunotherapy with injections of aqueous peanut extract. *J Allergy Clin Immunol.* 1997;99 (6 Pt 1):744-51.

Oppenheimer JJ, Nelson HS, Bock SA, et al. Treatment of peanut allergy with rush immunotherapy. *J Allergy Clin Immunol.* 1992;90(2):256-62.

Patriarca G, Schiavino D, Nucera E, et al. Food allergy in children: results of a standardized protocol for oral desensitization. *Hepatogastroenterology.* 1998;45(19):52-58.

Patriarca G, Nucera E, Roncallo C, et al. Oral desensitizing treatment in food allergy: Clinical and immunological results. *Aliment Pharmacol Ther.* 2003;17(3):459-65.

Staden U, Rolinck-Werninghaus C, Brewe F, et al. Specific oral tolerance induction in food allergy in children: efficacy and clinical patterns of reaction. *Allergy.* 2007;62(11):1261-69.

Skripak JM, Nash SD, Rowley H, et al. A randomized, double-blind, placebo-controlled study of milk oral immunotherapy for milk allergy. *J Allergy Clin Immunol.* 2008;122(6):1154-60.

Martorell A, De la Hoz B, Ibanez MD, et al. Oral desensitization as a useful treatment in 2-year-old children with milk allergy. *Clin Exp Allergy.* 2011;41(9):1297-1304.

Salmivesi S, Korppi M, Makela MJ, Paassilta M. Milk oral immunotherapy is effective in school-aged children. *Acta Paediatr.* 2013;102(2):172-76.

Begin P, Chinthrajah RS, Nadeau KC. Oral immunotherapy for the treatment of food allergy. *Hum Vaccin Immunother.* 2014;10(8):2295-302.

Vazquez-Ortiz M, Alvaro-Lozano M, Alsina L, et al. Safety and predictors of adverse events during oral immunotherapy for milk allergy: Severity of reaction at oral challenge, specific IgE and prick test. *Clin Exp Allergy.* 2013;43(1):92-102.

Buchanan AD, Green TD, Jones SM, et al. Egg oral immunotherapy in nonanaphylactic children with egg allergy. *J Allergy Clin Immunol.* 2007;119(1):199-205.

Itoh N, Itagaki Y, Kurihara K. Rush specific oral tolerance induction in school-age children a low prevalence of peanut allergy. *J Allergy Clin Immunol.* 2008;122(5):984-91.

Du Toit G, Roberts G, Sayre PH, et al. Randomized trial of peanut consumption in infants at risk for peanut allergy. *N Engl J Med.* 2015;372(9):803-13.

Fleischer DM, Sicherer S, Greenhawt M, et al. Consensus communication on early peanut introduction and the prevention of peanut allergy in high-risk infants. *Pediatrics.* 2015;136(3):600-604.

Kim M. The new wisdom on nut allergies and infants: Pediatricians endorse early exposure. https://www.washingtonpost.com/news/to-your-health/wp/2015/10/01/the-new-wisdom-on-nut-allergies-and-infants-pediatricians-endorse-early-exposure/

Du Toit G, Sayre PH, Roberts G, et al. Effect of avoidance on peanut allergy after early peanut consumption. *N Engl J Med.* 2016;374(15):1435-43.

Perkin MR, Logan K, Marrs T, et al. Enquiring About Tolerance (EAT) study: Feasibility of an early allergenic food introduction regimen. *J Allergy Clin Immunol.* 2016;137(5):1477-86.e1478.

Togias A, Cooper SF, Acebal ML, et al. Addendum guidelines for the prevention of peanut allergy in the United States: Report of the NIAID-Sponsored Expert Panel. https://www.niaid.nih.gov/sites/default/files/addendum-peanut-allergy-prevention-guidelines.pdf; Togias A, Cooper SF, Acebal ML, et al. Addendum guidelines for the prevention of peanut allergy in the United States: Report of the National Institute of Allergy and Infectious Diseases-sponsored expert panel. *Ann Allergy Asthma Immunol.* 2017;118(2):166-73.e167.

Natsume O, Kabashima S, Nakazato J, et al. Two-step egg introduction for prevention of egg allergy in high-risk infants with eczema (PETIT): a randomised, double-blind, placebo-controlled trial. *Lancet.* 2017;389(10066):276-86.

Palmer DJ, Metcalfe J, Makrides M, et al. Early regular egg exposure in infants with eczema: A randomized controlled trial. *J Allergy Clin Immunol.* 2013;132(2):387-92.e381.

Wei-Liang Tan J, Valerio C, Barnes EH, et al. A randomized trial of egg introduction from 4 months of age in infants at risk for egg allergy. *J Allergy Clin Immunol.* 2017;139(5):1621-28.e1628.

Bellach J, Schwarz V, Ahrens B, et al. Randomized placebo-controlled trial of egg consumption for primary prevention in infants. *J Allergy Clin Immunol.* 2017;139(5):1591-99.e1592.

Ierodiakonou D, Garcia-Larsen V, Logan A, et al. Timing of allergenic food introduction to the infant diet and risk of allergic or autoimmune disease: A systematic review and meta-analysis. *JAMA.* 2016;316(11):1181-92.

Australasian Society of Clinical Immunology and Allergy. Infant feeding and allergy prevention guidelines. https://www.allergy.org.au/images/pcc/ASCIA-Guidelines-infant-feeding-and-allergy-prevention.pdf

Roduit C, Frei R, Depner M, et al. Increased food diversity in the first year of life is inversely associated with allergic diseases. *J Allergy Clin Immunol.* 2014;133(4):1056-64.

7 アレルゲン回避神話を超えて──免疫療法という輝かしき新世界

Food Allergy Research and Education (FARE). Facts and Statistics. https://www.foodallergy.org/life-with-food-allergies/food-allergy-101/facts-and-statistics

Hyden M. Mithridates' poison elixir: Fact or fiction? https://www.ancient.eu/article/906/mithridates-poison-elixir-fact-or-fiction/

Allergy Clin Immunol. 2010;126(6):1105-18.

Sampson HA. Food allergy. Part 2: diagnosis and management. *J Allergy Clin Immunol.* 1999;103(6):981-89.

Food Allergy Research and Education (FARE). Blood Tests. https://www.foodallergy.org/life-with-food-allergies/food-allergy-101/diagnosis-testing/blood-tests

Sicherer SH, Wood RA. Allergy testing in childhood: using allergen-specific IgE tests. *Pediatrics.* 2012;129(1):193-97.

Food Allergy Research & Education (FARE). Blood Tests. https://www.foodallergy.org/life-with-food-allergies/food-allergy-101/diagnosis-testing/blood-tests

Sampson HA. Immunologically mediated food allergy: the importance of food challenge procedures. *Ann Allergy.* 1988;60(3):262-69.

Bernstein M, Day JH, Welsh A. Double-blind food challenge in the diagnosis of food sensitivity in the adult. *J Allergy Clin Immunol.* 1982;70(3):205-10.

Nowak-Wegrzyn A, Assa'ad AH, Bahna SL, et al. Work Group report: oral food challenge testing. *J Allergy Clin Immunol.* 2009;123 (6 Suppl):S365-S383.

MacGlashan DW, Jr. Basophil activation testing. *J Allergy Clin Immunol.* 2013;132(4):777-87; McGowan EC, Saini S. Update on the performance and application of basophil activation tests. *Curr Allergy Asthma Rep.* 2013;13(1):101-109.

McGowan EC, Saini S. Update on the performance and application of basophil activation tests. *Curr Allergy Asthma Rep.* 2013;13(1):101-109.

6 これまでの考え方を一変させる──早期導入の科学とその方法

Hourihane JO, Aiken R, Briggs R, et al. The impact of government advice to pregnant mothers regarding peanut avoidance on the prevalence of peanut allergy in United Kingdom children at school entry. *J Allergy Clin Immunol.* 2007;119(5):1197-202.

Van Hoogstraten IM, Andersen KE, Von Blomberg BM, et al. Reduced frequency of nickel allergy upon oral nickel contact at an early age. *Clin Exp Immunol.* 1991;85(3):441-45.

Kerosuo H, Kullaa A, Kerosuo E, et al. Nickel allergy in adolescents in relation to orthodontic treatment and piercing of ears. *Am J Orthod Dentofacial Orthop.* 1996;109(2):148-54.

Du Toit G, Katz Y, Sasieni P, et al. Early consumption of peanuts in infancy is associated with a low prevalence of peanut allergy. *J Allergy Clin Immunol.* 2008;122(5):984-91.

Lack G, Fox D, Northstone K, Golding J. Factors associated with the development of peanut allergy in childhood. *N Engl J Med.* 2003;348(11):977-85.

Fox AT, Lack G. High environmental exposure to peanut in infancy as a risk factor for peanut allergy. *J Allergy Clin Immunol.* 2005;115(2):S34.

Du Toit G, Katz Y, Sasieni P, et al. Early consumption of peanuts in infancy is associated with a low prevalence of peanut allergy. *J Allergy Clin Immunol.* 2008;122(5):984-91.

Poole JA, Barriga K, Leung DY, et al. Timing of initial exposure to cereal grains and the risk of wheat allergy. *Pediatrics.* 2006;117(6):2175-82.

Asher MI, Montefort S, Bjorksten B, et al. Worldwide time trends in the prevalence of symptoms of asthma, allergic rhinoconjunctivitis, and eczema in childhood: ISAAC Phases One and Three repeat multicountry cross-sectional surveys. *Lancet.* 2006;368(9537):733-43.

Du Toit G, Katz Y, Sasieni P, et al. Early consumption of peanuts in infancy is associated with

Du Toit G, Foong RX, Lack G. Prevention of food allergy-Early dietary interventions. *Allergol Int.* 2016;65(4):370-77.

de Silva D, Geromi M, Halken S, et al. Primary prevention of food allergy in children and adults: Systematic review. *Allergy.* 2014;69(5):581-89.

Halmerbauer G, Gartner C, Schier M, et al. Study on the prevention of allergy in Children in Europe (SPACE) : allergic sensitization in children at 1 year of age in a controlled trial of allergen avoidance from birth. *Pediatr Allergy Immunol.* 2002;13 (s15):47-54.

Arshad SH, Bateman B, Sadeghnejad A, et al. Prevention of allergic disease during childhood by allergen avoidance: the Isle of Wight prevention study. *J Allergy Clin Immunol.* 2007;119(2):307-13.

Halken S, Host A, Hansen LG, Osterballe O. Effect of an allergy prevention programme on incidence of atopic symptoms in infancy. A prospective study of 159 "high-risk" infants. *Allergy.* 1992;47(5):545-53; Bardare M, Vaccari A, Allievi E, et al. Influence of dietary manipulation on incidence of atopic disease in infants at risk. *Ann Allergy.* 1993;71(4):366-71; Marini A, Agosti M, Motta G, Mosca F. Effects of a dietary and environmental prevention programme on the incidence of allergic symptoms in high atopic risk infants: three years' follow-up. *Acta Paediatr Suppl.* 1996;414:1-21; Bruno G, Milita O, Ferrara M, et al. Prevention of atopic diseases in high risk babies (long-term follow-up) . *Allergy Proc.* 1993;14(3):181-86; discussion 186-87; de Silva D, Geromi M, Halken S, et al. Primary prevention of food allergy in children and adults: Systematic review. *Allergy.* 2014;69(5):581-89.

Boyce JA, Assa'ad A, Burks AW, et al. Guidelines for the Diagnosis and Management of Food Allergy in the United States: Summary of the NIAID-Sponsored Expert Panel Report. *J Allergy Clin Immunol.* 2010;126(6):1105-18.

Fleischer DM, Spergel JM, Assa'ad AH, Pongracic JA. Primary prevention of allergic diseases through nutritional interventions. *J Allergy Clin Immunol Pract.* 2013;1(1):29-36.

Boyce JA, Assa'ad A, Burks AW, et al. Guidelines for the Diagnosis and Management of Food Allergy in the United States: Summary of the NIAID-Sponsored Expert Panel Report. *J Allergy Clin Immunol.* 2010;126(6):1105-18.

Brough HA, Santos AF, Makinson K, et al. Peanut protein in household dust is related to household peanut consumption and is biologically active. *J Allergy Clin Immunol.* 2013;132(3):630-38.

Brough HA, Makinson K, Penagos M, et al. Distribution of peanut protein in the home environment. *J Allergy Clin Immunol.* 2013;132(3):623-29.

Brough HA, Liu AH, Sicherer S, et al. Atopic dermatitis increases the effect of exposure to peanut antigen in dust on peanut sensitization and likely peanut allergy. *J Allergy Clin Immunol.* 2015;135(1):164-70.

May CD. Are confusion and controversy about food hypersensitivity really necessary? *J Allergy Clin Immunol.* 1985;75(3):329-33.

Waggoner MR. Parsing the peanut panic: the social life of a contested food allergy epidemic. *Soc Sci Med.* 2013;90:49-55.

Sampson HA. Food allergy. Part 2: diagnosis and management. *J Allergy Clin Immunol.* 1999;103(6):981-89.

Pitsios C, Dimitriou A, Stefanaki EC, Kontou-Fili K. Anaphylaxis during skin testing with food allergens in children. *Eur J Pediatr.* 2010;169(5):613-15.

Boyce JA, Assa'ad A, Burks AW, et al. Guidelines for the Diagnosis and Management of Food Allergy in the United States: Summary of the NIAID-Sponsored Expert Panel Report. *J* org/2017/04/12/elimination-diets-medical-dietary-detective-work/#footnoteref3; Smith M. Another person's poison. *Lancet.* 2014;384(9959):2019-20.

Smith M. Another person's poison. *Lancet.* 2014;384(9959):2019-20.

Settipane GA. Anaphylactic deaths in asthmatic patients. *Allergy Proc.* 1989;10(4):271-74; Waggoner MR. Parsing the peanut panic: the social life of a contested food allergy epidemic. *Soc Sci Med.* 2013;90:49-55.

Schwartz RH. Allergy, intolerance, and other adverse reactions to foods. https://www.healio.com/pediatrics/journals/pedann/1992-10-21-10/%7B0c5b78db-f463-4260-a4ca-2d2917149911%7D/allergy-intolerance-and-other-adverse-reactions-to-foods

Sicherer SH, Munoz-Furlong A, Burks AW, Sampson HA. Prevalence of peanut and tree nut allergy in the US determined by a random digit dial telephone survey. *J Allergy Clin Immunol.* 1999;103(4):559-62.

Waggoner MR. Parsing the peanut panic: the social life of a contested food allegy epidemic. *Soc Sci Med.* 2013;90:49-55; Speer F. Food allergy: the 10 common offenders. *Am Fam Physician.* 1976;13(2):106-12.

Grulee CG, Sanford HN. The influence of breast and artificial feeding on infantile eczema. *J Pediatrics.* 1936;9:223-25.

Strobel S, Ferguson A. Immune responses to fed protein antigens in mice. 3. Systemic tolerance or priming is related to age at which antigen is first encountered. *Pediatr Res.* 1984;18(7):588-94.

Zeiger RS, Heller S, Mellon MH, et al. Effect of combined maternal and infant food-allergen avoidance on development of atopy in early infancy: a randomized study. *J Allergy Clin Immunol.* 1989;84(1):72-89.

Hattevig G, Kjellman B, Sigurs N, et al. Effect of maternal avoidance of eggs, milk, and fish during lactation upon allergic manifestations in infants. *Clin Exp Allergy.* 1989;19(1):27-32.

von Berg A, Koletzko S, Grubl A, et al. The effect of hydrolyzed milk formula for allergy prevention in the first year of life: the German Infant Nutritional Intervention Study, a randomized double-blind trial. *J Allergy Clin Immunol.* 2003;111(3):533-40.

Committee on Toxicity of Chemicals in Food, Consumer Products and the Environment: Peanut Allergy. https://webarchive.nationalarchives.gov.uk/20120403140904/http://cot.food.gov.uk/pdfs/cotpeanutall.pdf

American Academy of Pediatrics. Committee on Nutrition. Hypoallergenic infant formulas. *Pediatrics.* 2000;106 (2 Pt 1):346-49; Perkin MR, Logan K, Tseng A, et al. Randomized trial of introduction of allergenic foods in breast-fed infants. *N Engl J Med.* 2016;374(18):1733-43.

Zeiger RS. Food allergen avoidance in the prevention of food allergy in infants and children. *Pediatrics.* 2003;111 (6 Pt 3):1662-71.

Agostoni C, Decsi T, Fewtrell M, et al. Complementary feeding: a commentary by the ESPGHAN Committee on Nutrition. *J Pediatr Gastroenterol Nutr.* 2008;46(1):99-110.

Maloney JM, Sampson HA, Sicherer SH, Burks WA. Food allergy and the introduction of solid foods to infants: a consensus document. *Ann Allergy Asthma Immunol.* 2006;97(4):559-60; author reply 561-52.

Agostoni C, Decsi T, Fewtrell M, et al. Complementary feeding: a commentary by the ESPGHAN Committee on Nutrition. *J Pediatr Gastroenterol Nutr.* 2008;46(1):99-110.

Agostoni C, Decsi T, Fewtrell M, et al. Complementary feeding: a commentary by the ESPGHAN Committee on Nutrition. *J Pediatr Gastroenterol Nutr.* 2008;46(1):99-110.

Fleischer DM, Perry TT, Atkins D, et al. Allergic reactions to foods in preschoolaged children in a prospective observational food allergy study. *Pediatrics*. 2012;130(1):e25-e32.

Allergy & Anaphylaxis Australia. School Resources. https://allergyfacts.org.au/allergy-management/schooling-childcare/school-resources; Food Allergy Canada. National school policies. https://foodallergycanada.ca/professional-resources/educators/school-k-to-12/national-school-policies/

Wang J, Jones SM, Pongracic JA, et al. Safety, clinical, and immunologic efficacy of a Chinese herbal medicine (Food Allergy Herbal Formula-2) for food allergy. *J Allergy Clin Immunol*. 2015;136(4):962-970.e961.

Gagne C. Dr. Li and her chinese herbal remedies. https://www.allergicliving.com/2015/12/15/dr-li-and-her-chinese-herbal-remedies/

5 アレルゲン回避神話──これまでの考え方

Gospel Hall, Biography 89. Dr. Alfred T. Schofield. http://gospelhall.org/index.php/bible-teaching/138-history/brethren-biographies/3058-biography-89-dr-alfred-t-schofield

Wikipedia. Harley Street. https://en.wikipedia.org/wiki/Harley-Street

Schofield AT. A case of egg poisonong. *Lancet*. 1908;1908:716.

Smith M. Another person's poison. *Lancet*. 2014;384(9959):2019-20.

Cohen SG. The allergy archives: pioneers and milestones. https://www.jacionline.org/article/S0091-6749(08)00777-X/pdf

Thiara G, Goldman RD. Milk consumption and mucus production in children with asthma. *Can Fam Physician*. 2012;58(2):165-66.

Rosner F. Moses Maimonides'treatise on asthma. *Thorax*. 1981;36(4):245-51.

Licence A. Was the downfall of Richard III caused by a strawberry? https://www.newstatesman.com/ideas/2013/08/was-downfall-richard-iii-caused-strawberry; Rosenkek J. Gesundheit. http://www.doctorsreview.com/history/mar06-history/

Cohen SG. The allergy archives: pioneers and milestones. https://www.jacionline.org/article/S0091-6749(08)00777-X/pdf

Igea JM. The history of the idea of allergy. *Allergy*. 2013;68(8):966-73.

Smith M. Another person's poison. *Lancet*. 2014;384(9959):2019-20.

Turk JL. Von Pirquet, allergy and infectious diseases: a review. *J R Soc Med*. 1987;80(1):31-33.

Lal A, Sunaina Waghray S, Nand Kishore NN. Skin prick testing and immunotherapy in nasobronchial allergy: our experience. *Indian J Otolaryngol Head Neck Surg*. 2011;63(2):132-35.

Turk JL. Von Pirquet, allergy and infectious disease: a review. *J R Soc Med*. 1987;80(1):31-33.

Wuthrich B. History of food allergy. *Chem Immunol Allergy*. 2014;100:109-19.

Food Allergy Research & Education (FARE). Skin Prick Tests. https://www.foodallergy.org/life-with-food-allergies/food-allergy-101/diagnosis-testing/skin-prick-tests

Smith M. Another person's poison. *Lancet*. 2014;384(9959):2019-20.

Nigg JT, Holton K. Restriction and elimination diets in ADHD treatment. *Child Adolesc Psychiatr Clin N Am*. 2014;23(4):937-53; Rowe AH. Elimination diets and the patient's allergies; A handbook of allergy. *J Allergy Clin Immunol*. 1944;13(1):104.

Fagen H. Elimination diets: Medical & dietary detective work. https://nursingclio.

2006;17(3):227-29.

Wood RA, Camargo CA, Jr., Lieberman P, et al. Anaphylaxis in America: the prevalence and characteristics of anaphylaxis in the United States. *J Allergy Clin Immunol.* 2014;133(2):461-67.

Pumphrey R. When should self-injectible epinephrine be prescribed for food allergy and when should it be used? *Curr Opin Allergy Clin Immunol.* 2008;8(3):254-60.

Arkwright PD, Farragher AJ. Factors determining the ability of parents to effectively administer intramuscular adrenaline to food allergic children. *Pediatr Allergy Immunol.* 2006;17(3):227-29.

Fedele DA, McQuaid EL, Faino A, et al. Patterns of adaptation to children's food allergies. *Allergy.* 2016;71(4):505-13.

Altman A, Wood RA. A majority of parents of children with peanut allergy fear using the epinephrine auto-injector. *Pediatrics.* 2014;134 (Suppl 3):S148.

Pumphrey R. When should self-injectible epinephrine be prescribed for food allergy and when should it be used? *Curr Opin Allergy Clin Immunol.* 2008;8(3):254-60.

Anagnostou K, Turner PJ. Myths, facts and controversies in the diagnosis and management of anaphylaxis. *Arch Dis Child.* 2019;104(1):83-90.

Food Allergy Research & Education (FARE). Managing food allergies in the school setting: Guidance for parents. https://www.wrightslaw.com/info/allergy/FARE.Parents.and.Schools.guidance.pdf

Beard D. Drugmaker wants billions from Mylan related to EpiPen rival. http://wvmetronews.com/2019/08/14/drugmaker-wants-billions-from-mylan-related-to-epipen-rival/

Bakewell S. The troubled history of Mylan, founded by two U.S. Army buddies. https://www.bloomberg.com/news/articles/2019-07-27/the-troubled-history-of-mylan-founded-by-two-u-s-army-buddies; Mole B. Years after Mylan's epic EpiPen price hikes, it finally gets a generic rival. https://arstechnica.com/science/2018/08/fda-approves-generic-version-of-mylans-600-epipens-but-the-price-is-tbd/

Healio. Epinephrine cost, education remain crucial obstacles in school health. https://www.healio.com/pediatrics/allergy-asthma-immunology/news/print/infectious-diseases-in-children/%7B97c4b55e-bff8-4684-b72f-faa24e86fbea%7D/epinephrine-cost-education-remain-crucial-obstacles-in-school-health; U.S. Federal Drug Administration. FDA approves first generic version of EpiPen. https://www.fda.gov/news-events/press-announcements/fda-approves-first-generic-version-epipen

Kokosky G. Newly approved generic version of EpiPen is not cheaper than available option. https://www.pharmacytimes.com/publications/issue/2019/january2019/newly-approved-generic-version-of-epipen-is-not-cheaper-than-available-option

Slachta A. Illinois becomes 1st state to mandate EpiPen coverage for kids. https://www.cardiovascularbusiness.com/topics/healthcare-economics/illinois-1st-state-mandate-epipen-coverage-kids

Rubenfire A. EpiPen rival AUVI-Q to return to market; company promises affordability.

https://www.modernhealthcare.com/article/20161026/NEWS/161029942/epipen-rival-auvi-q-to-return-to-market-company-promises-affordability

Kodjak A. An alternative to the EpiPen is coming back to drugstores. https://www.npr.org/sections/health-shots/2016/10/26/499425541/-alternative-to-the-epipen-is-coming-back-to-drugstores

Food Standards Australia New Zealand. Plain English Allergen Labelling (PEAL). http://www.foodstandards.gov.au/code/proposals/Documents/P1044%20CFS.pdf

Food Allergy Research & Education (FARE). Egg Allergy and Vaccines. https://www.foodallergy.org/life-with-food-allergies/living-well-everyday/egg-allergy-and-vaccines

Land MH, Piehl MD, Burks AW. Near fatal anaphylaxis from orally administered gelatin capsule. *Allergy Clin Immunol Pract.* 2013;1(1):99-100.

Healthline. The long, strange history of the EpiPen. https://www.healthline.com/health-news/strange-history-of-epipen#1

Arthur G. Epinephrine: a short history. *Lancet Respir Med.* 2015;3(5):350-51.

Pearce JMS. Links between nerves and glands: The story of adrenaline. https://pdfs.semanticscholar.org/8a42/dca930f51adae916568014b3abe4d4b5c81e.pdf

Ramsey L. The strange history of the EpiPen, the device developed by the military that turned into a billion-dollar business and now faces generic competition between Mylan and Teva. https://www.businessinsider.com/the-history-of-the-epipen-and-epinephrine-2016-8; Healthline. The long, strange history of the EpiPen. https://www.healthline.com/health-news/strange-history-of-epipen#1; Yamashima T. Jokichi Takamine (1854-1922), the samurai chemist, and his work on adrenaline. *J Med Biogr.* 2003;11(2):95-102.

Healthline. The long, strange history of the EpiPen. https://www.healthline.com/health-news/strange-history-of-epipen#1; Pearce JMS. Links between nerves and glands: The story of adrenaline. https://pdfs.semanticscholar.org/8a42/dca930f51adae916568014b3abe4d4b5c81e.pdf

Wikipedia. Adrenergic receptor. https://en.wikipedia.org/wiki/Adrenergic-receptor

Kemp SF, Lockey RF, Simons FE. Epinephrine: the drug of choice for anaphylaxis-a statement of the World Allergy Organization. *World Allergy Org J.* 2008;1 (7 Suppl):S18-S26.

Bowden ME. A Mighty Pen. https://www.sciencehistory.org/distillations/a-mighty-pen

Ramsey L. The strange history of the EpiPen, the device developed by the military that turned into a billion-dollar business and now faces generic competition between Mylan and Teva. https://www.businessinsider.com/the-history-of-the-epipen-and-epinephrine-2016-8

Kemp SF, Lockey RF, Simons FE. Epinephrine: the drug of choice for anaphylaxis-a statement of the World Allergy Organization. *World Allergy Org J.* 2008;1 (7 Suppl):S18-S26.

Pumphrey R. Anaphylaxis: can we tell who is at risk of a fatal reaction? *Curr Opin Allergy Clin Immunol.* 2004;4(4):285-90.

Kemp SF, Lockey RF, Simons FE. Epinephrine: the drug of choice for anaphylaxis-a statement of the World Allergy Organization. *World Allergy Org J.* 2008;1 (7 Suppl):S18-S26.

Barnett CW. Need for community pharmacist-provided food-allergy education and auto-injectable epinephrine training. *J Am Pharm Assoc (2003).* 2005;45(4):479-85.

Arkwright PD, Farragher AJ. Factors determining the ability of parents to effectively administer intramuscular adrenaline to food allergic children. *Pediatr Allergy Immunol.* 2006;17(3):227-29.

Webb LM, Lieberman P. Anaphylaxis: a review of 601 cases. *Ann Allergy Asthma Immunol.* 2006;97(1):39-43.

Kemp SF, Lockey RF, Wolf BL, Lieberman P. Anaphylaxis. A review of 266 cases. *Arch Intern Med.* 1995;155(16):1749-54.

Arkwright PD, Farragher AJ. Factors determining the ability of parents to effectively administer intramuscular adrenaline to food allergic children. *Pediatr Allergy Immunol.*

Federal Trade Commission. Fair Packaging and Labeling Act. https://www.ftc.gov/enforcement/rules/rulemaking-regulatory-reform-proceedings/fair-packaging-labeling-act

Nutrition Labeling and Education Act of 1990. Amendment. https://www.govinfo.gov/content/pkg/STATUTE-104/pdf/STATUTE-104-Pg2353.pdf

Besnoff S. May contain: Allergen labeling regulations. https://scholarship.law.upenn.edu/cgi/viewcontent.cgi?article=9446 & context=penn-law-review

U.S. Food and Drug Administration. Food allergies: When food becomes the enemy. http://lobby.la.psu.edu/-107th/108-Food-Allergen-Act/Agency-Activities/FDA/FDA-Consumer-July-August-2001.htm

Josefson D. FDA targets snack foods industry over allergens. *BMJ.* 2001;322:883.

Kellymom.com. Hidden Dairy "Cheat Sheet." https://kellymom.com/store/freehandouts/hidden-dairy01.pdf

Gombas K, Anderson E. The challenge of food allergens: An update. *Food Safety Magazine*, October/November 2001. https://www.foodsafetymagazine.com/magazine-archive1/octobernovember-2001/the-challenge-of-food-allergens-an-update/

U.S. Food and Drug Administration. Food Allergies: When Food Becomes the Enemy. http://lobby.la.psu.edu/-107th/108-Food-Allergen-Act/Agency-Activities/FDA/FDA-Consumer-July-August-2001.htm

U.S. Food and Drug Administration. Food Allergen Labeling and Consumer Protection Act of 2004 Questions and Answers. https://www.fda.gov/food/food-allergensgluten-free-guidance-documents-regulatory-information/food-allergen-labeling-and-consumer-protection-act-2004-questions-and-answers

Gupta RS, Warren CM, Smith BM, et al. Prevalence and severity of food allergies among US adults. *JAMA Netw Open.* 2019;2(1):e185630.

Food Allergy Research & Education (FARE). Other food allergens. https://www.foodallergy.org/common-allergens/other-food-allergens

Holistic Perspectives. The problem with food allergen labeling. https://holistic-perspectives.com/2018/01/28/the-problem-with-food-allergen-labeling/

Besnoff S. May contain: Allergen labeling regulations. https://scholarship.law.upenn.edu/cgi/viewcontent.cgi?article=9446 & context=penn-law-review

U.S. Food and Drug Administration. Have food allergies? Read the label. https://www.fda.gov/consumers/consumer-updates/have-food-allergies-read-label

Carabin IG. Food allergies and FALCPA(1)2004. http://burdockgroup.com/food-allergies-and-falcpa-1-2004/

Luccioli S, Fasano J. Evaluating labeling exemptions for food allergens. *Food Safety Magazine*, October/November 2008, https://www.foodsafetymagazine.com/magazine-archive1/octobernovember-2008/evaluating-labeling-exemptions-for-food-allergens/

U.S. Food and Drug Admistration. Inventory of Notifications Received under 21 U.S.C. 343(w)(7)for Exemptions from Food Allergen Labeling. https://www.fda.gov/food/food-labeling-nutrition/inventory-notifications-received-under-21-usc-343w7-exemptions-food-allergen-labeling

Besnoff S. May contain: Allergen labeling regulations. https://scholarship.law.upenn.edu/cgi/viewcontent.cgi?article=9446 & context=penn-law-review

European Commission. Food information to consumers-legislation. https://ec.europa.eu/food/safety/labelling-nutrition/labelling-legislation-en

Bjorksten B, Naaber P, Sepp E, Mikelsaar M. The intestinal microflora in allergic Estonian and Swedish 2-year-old children. *Clin Exp Allergy*. 1999;29(3):342-46.

Bottcher MF, Nordin EK, Sandin A, et al. Microflora-associated characteristics in faeces from allergic and nonallergic infants. *Clin Exp Allergy*. 2000;30(11):1590-96.

Kalliomaki M, Kirjavainen P, Eerola E, et al. Distinct patterns of neonatal gut microflora in infants in whom atopy was and was not developing. *J Allergy Clin Immunol*. 2001;107(1):129-134.

Penders J, Thijs C, van den Brandt PA, et al. Gut microbiota composition and development of atopic manifestations in infancy: the KOALA Birth Cohort Study. *Gut*. 2007;56(5):661-67.

Stinson LF, Payne MS, Keelan JA. A critical review of the bacterial baptism hypothesis and the impact of cesarean delivery on the infant microbiome. *Front Med* (*Lausanne*). 2018;5:135.

Ardissone AN, de la Cruz DM, Davis-Richardson AG, et al. Meconium microbiome analysis identifies bacteria correlated with premature birth. *PLOS One*. 2014;9(3):e90784.

Shi YC, Guo H, Chen J, et al. Initial meconium microbiome in Chinese neonates delivered naturally or by cesarean section. *Sci Rep*. 2018;8(1):3255.

Backhed F, Roswall J, Peng Y, et al. Dynamics and stabilization of the human gut microbiome during the first year of life. *Cell Host Microbe*. 2015;17(5):690-703; Stinson LF, Payne MS, Keelan JA. A critical review of the bacterial baptism hypothesis and the impact of caesarean delivery on the infant microbiome. *Front Med* (*Lausanne*). 2018;5:135.

Sakwinska O, Foata F, Berger B, et al. Does the maternal vaginal microbiota play a role in seeding the microbiota of neonatal gut and nose? *Benef Microbes*. 2017;8(5):763-78.

O'Callaghan A, van Sinderen D. Bifidobacteria and their role as members of the human gut microbiota. *Front Microbiol*. 2016;7:925.

Azad MB, Konya T, Maughan H, et al. Gut microbiota of healthy Canadian infants: profiles by mode of delivery and infant diet at 4 months. *CMAJ*. 2013;185(5):385-94.

Committee Opinion No. 725: Vaginal Seeding. *Obstet Gynecol*. 2017;130(5):e274-e278.

Siltanen M, Kajosaari M, Pohjavuori M, Savilahti E. Prematurity at birth reduces the long-term risk of atopy. *J Allergy Clin Immunol*. 2001;107(2):229-34.

Liem JJ, Kozyrskyj AL, Huq SI, Becker AB. The risk of developing food allergy in premature or low-birth-weight children. *J Allergy Clin Immunol*. 2007;119(5):1203-209.

Fleischer DM, Conover-Walker MK, Christie L, et al. The natural progression of peanut allergy: Resolution and the possibility of recurrence. *J Allergy Clin Immunol*. 2003;112(1):183-89.

Dhar M. Can you outgrow your allergies? https://www.livescience.com/39257-outgrow-allergies-go-away.html

4 どうすればいい？——食品ラベル、キッチン、学校などで注意すべきこと

Food Allergy Research and Education (FARE). Creating a food allergy safety zone at home. https://www.foodallergy.org/sites/default/files/migrated-files/file/home-food-safety.pdf

Schlosser E. The man who pioneered food safety. https://www.nytimes.com/2018/10/16/books/review/poison-squad-deborah-blum.html

U.S. Food and Drug Administration. When and why was FDA formed? https://www.fda.gov/about-fda/fda-basics/when-and-why-was-fda-formed

development of atopic disease in infants and children: The role of maternal dietary restriction, breastfeeding, hydrolyzed formulas, and timing of introduction of allergenic complementary foods. *Pediatrics.* 2019;143(4).

Muraro A, Dreborg S, Halken S, et al. Dietary prevention of allergic diseases in infants and small children. Part III: Critical review of published peer-reviewed observational and interventional studies and final recommendations. *Pediatr Allergy Immunol.* 2004;15(4):291-307.

Kramer MS, Kakuma R. Maternal dietary antigen avoidance during pregnancy or lactation, or both, for preventing or treating atopic disease in the child. *Cochrane Database Syst Rev.* 2012(9):Cd000133.

Greer FR, Sicherer SH, Burks AW. The effects of early nutritional interventions on the development of atopic disease in infants and children: The role of maternal dietary restriction, breastfeeding, hydrolyzed formulas, and timing of introduction of allergenic complementary foods. *Pediatrics.* 2019;143(4).

Australasian Society of Clinical Immunology and Allergy. Infant feeding and allergy prevention guidelines. https://www.allergy.org.au/images/pcc/ASCIA-Guidelines-infant-feeding-and-allergy-prevention.pdf

Greer FR, Sicherer SH, Burks AW. The effects of early nutritional interventions on the development of atopic disease in infants and children: The role of maternal dietary restriction, breastfeeding, hydrolyzed formulas, and timing of introduction of allergenic complementary foods. *Pediatrics.* 2019;143(4).

Koplin J, Dharmage SC, Gurrin L, et al. Soy consumption is not a risk factor for peanut sensitization. *J Allergy Clin Immunol.* 2008;121(6):1455-59.

Goldsmith AJ, Koplin JJ, Lowe AJ, et al. Formula and breast feeding in infant food allergy: A population-based study. *J Paediatr Child Health.* 2016;52(4):377-84.

American Academy of Allergy, Asthma, and Immunology. New study examines effects of breast feeding, pumping and formula food on early childhood food allergy. https://www.aaaai.org/about-aaaai/newsroom/news-releases/breast-feeding-food-allergy

Boerma T, Ronsmans C, Melesse DY, et al. Global epidemiology of use of and disparities in caesarean sections. *Lancet.* 2018;392(10155):1341-48.

Renz-Polster H, David MR, Buist AS, et al. Caesarean section delivery and the risk of allergic disorders in childhood. *Clin Exp Allergy.* 2005;35(11):1466-72.

Thavagnanam S, Fleming J, Bromley A, et al. A meta-analysis of the association between Caesarean section and childhood asthma. *Clin Exp Allergy.* 2008;38(4):629-33.

Bager P, Wohlfahrt J, Westergaard T. Caesarean delivery and risk of atopy and allergic disease: meta-analyses. *Clin Exp Allergy.* 2008;38(4):634-42.

Koplin J, Allen K, Gurrin L, et al. Is caesarean delivery associated with sensitization to food allergens and IgE-mediated food allergy: a systematic review. *Pediatr Allergy Immunol.* 2008;19(8):682-87.

Kvenshagen B, Halvorsen R, Jacobsen M. Is there an increased frequency of food allergy in children delivered by caesarean section compared to those delivered vaginally? *Acta Paediatr.* 2009;98(2):324-27.

Bjorksten B, Sepp E, Julge K, et al. Allergy development and the intestinal microflora during the first year of life. *J Allergy Clin Immunol.* 2001;108(4):516-20.

Sepp E, Julge K, Vasar M, et al. Intestinal microflora of Estonian and Swedish infants. *Acta Paediatr.* 1997;86(9):956-61.

Tsai HJ, Kumar R, Pongracic J, et al. Familial aggregation of food allergy and sensitization to food allergens: a family-based study. *Clin Exp Allergy*. 2009;39(1):101-109.

Liu X, Zhang S, Tsai HJ, et al. Genetic and environmental contributions to allergen sensitization in a Chinese twin study. *Clin Exp Allergy*. 2009;39(7):991-98.

Carter CA, Frischmeyer-Guerrerio PA. The genetics of food allergy. *Curr Allergy Asthma Rep*. 2018;18(1):2.

Gupta RS, Walkner MM, Greenhawt M, et al. Food allergy sensitization and presentation in siblings of food allergic children. *J Allergy Clin Immunol Pract*. 2016;4(5):956-62.

Brown SJ, Asai Y, Cordell HJ, et al. Loss-of-function variants in the filaggrin gene are a significant risk factor for peanut allergy. *J Allergy Clin Immunol*. 2011;127(3):661-67.

Howell WM, Turner SJ, Hourihane JO, et al. HLA class II DRB1, DQB1 and DPB1 genotypic associations with peanut allergy: evidence from a family-based and case-control study. *Clin Exp Allergy*. 1998;28(2):156-62.

ScienceDaily. Genetic causes of children's food allergies. https://www.sciencedaily.com/releases/2017/10/171024110707.htm; Marenholz I, Grosche S, Kalb B, et al. Genome-wide association study identifies the SERPINB gene cluster as a susceptibility locus for food allergy. *Nat Commun*. 2017;8(1):1056.

Marenholz I, Grosche S, Kalb B, et al. Genome-wide association study identifies the SERPINB gene cluster as a susceptibility locus for food allergy. *Nat Commun*. 2017;8(1):1056.

American Academy of Pediatrics. Committee on Nutrition. Hypoallergenic infant formulas. *Pediatrics*. 2000;106 (2 Pt 1) :346-49.

Falth-Magnusson K, Kjellman NI. Development of atopic disease in babies whose mothers were receiving exclusion diet during pregnancy-a randomized study. *Allergy Clin Immunol*. 1987;80(6):868-75.

Frank L, Marian A, Visser M, et al. Exposure to peanuts in utero and in infancy and the development of sensitization to peanut allergens in young children. *Pediatr Allergy Immunol*. 1999;10(1):27-32.

Hourihane JO, Dean TP, Warner JO. Peanut allergy in relation to heredity, maternal diet, and other atopic diseases: results of a questionnaire survey, skin prick testing, and food challenges. *BMJ*. 1996;313(7056):518-21

Lack G, Fox D, Northstone K, Golding J. Factors associated with the development of peanut allergy in childhood. *N Engl J Med*. 2003;348(11):977-85.

Greer FR, Sicherer SH, Burks AW; American Academy of Pediatrics Committee on Nutrition; American Academy of Pediatrics Section on Allergy and Immunology. Effects of early nutritional interventions on the development of atopic disease in infants and children: The role of maternal dietary restriction, breastfeeding, timing of introduction of complementary foods, and hydrolyzed formulas. *Pediatrics*. 2008;121(1):183-91.

Sicherer SH, Wood RA, Stablein D, et al. Maternal consumption of peanut during pregnancy is associated with peanut sensitization in atopic infants. *J Allergy Clin Immunol*. 2010;126(6):1191-97.

Kramer MS, Kakuma R. Maternal dietary antigen avoidance during pregnancy or lactation, or both, for preventing or treating atopic disease in the child. *Cochrane Database Syst Rev*. 2012(9):Cd000133.

World Health Organization. https://www.who.int/topics/breastfeeding/en/

Greer FR, Sicherer SH, Burks AW. The effects of early nutritional interventions on the

Junge KM, Bauer T, Geissler S, et al. Increased vitamin D levels at birth and in early infancy increase offspring allergy risk-evidence for involvement of epigenetic mechanisms. *J Allergy Clin Immunol.* 2016;137(2):610-13.

Weisse K, Winkler S, Hirche F, et al. Maternal and newborn vitamin D status and its impact on food allergy development in the German LINA cohort study. *Allergy.* 2013;68(2):220-28.

Poole A, Song Y, Brown H, et al. Cellular and molecular mechanisms of vitamin D in food allergy. *J Cell Mol Med.* 2018;22(7):3270-77.

World Allergy Organization. IgE in Clinical Allergy and Allergy Diagnosis. https://www.worldallergy.org/education-and-programs/education/allergic-disease-resource-center/professionals/ige-in-clinical-allergy-and-allergy-diagnosis

Ribatti D. The discovery of immunoglobulin E. *Immunol Lett.* 2016;171:1-4.

Platts-Mills TA, Heymann PW, Commins SP, Woodfolk JA. The discovery of IgE 50 years later. *Ann Allergy Asthma Immunol.* 2016;116(3):179-82.

Galli SJ, Tsai M. IgE and mast cells in allergic disease. *Nat Med.* 2012;18(5):693-704; British Society for Immunology. Mast Cells. https://www.immunology.org/public-information/bitesized-immunology/cells/mast-cells

Janeway CJ, Travers P, Walport M. *The Production of IgE.* New York: Garland Science, 2001.

American Academy of Allergy, Asthma, and Immunology. Allergy Statistics. https://www.aaaai.org/about-aaaai/newsroom/allergy-statistics

Hong X, Tsai HJ, Wang X. Genetics of food allergy. *Curr Opin Pediatr.* 2009;21(6):770-76.

Crowe SE, Perdue MH. Gastrointestinal food hypersensitivity: basic mechanisms of pathophysiology. *Gastroenterology.* 1992;103(3):1075-95.

Zopf Y, Baenkler HW, Silbermann A, et al. The differential diagnosis of food intolerance. *Dtsch Arztebl Int.* 2009;106(21):359-69.

Crowe SE, Perdue MH. Gastrointestinal food hypersensitivity: basic mechanisms of pathophysiology. *Gastroenterology.* 1992;103(3):1075-95.

Zopf Y, Baenkler HW, Silbermann A, et al. The differential diagnosis of food intolerance. *Dtsch Arztebl Int.* 2009;106(21):359-69; quiz 369-70.

3 それって私のせい？──子どものアレルギーの責任

Koplin JJ, Allen KJ, Gurrin LC, et al. The impact of family history of allergy on risk of food allergy: a population-based study of infants. *Int J Environ Res Public Health.* 2013;10(11):5364-77.

Gupta RS, Singh AM, Walkner M, et al. Hygiene factors associated with childhood food allergy and asthma. *Allergy Asthma Proc.* 2016;37(6):e140-e146.

Sicherer SH, Furlong TJ, Maes HH, et al. Genetics of peanut allergy: a twin study. *J Allergy Clin Immunol.* 2000;106 (1 Pt 1):53-56.

Ullemar V, Magnusson PK, Lundholm C, et al. Heritability and confirmation of genetic association studies for childhood asthma in twins. *Allergy.* 2016;71(2):230-38.

Koplin JJ, Allen KJ, Gurrin LC, et al. The impact of family history of allergy on risk of food allergy: a population-based study of infants. *Int J Environ Res Public Health.* 2013;10(11):5364-77.

Tariq SM, Stevens M, Matthews S, et al. Cohort study of peanut and tree nut sensitisation by age of 4 years. *BMJ.* 1996;313(7056):514-17.

against allergies. https://thedishonscience.stanford.edu/posts/microbe-old-friends-allergies/

Tsuang AJ, Nowak-Węgrzyn AH. Increased food diversity in the first year of life is inversely associated with allergic diseases. *Pediatrics*. 2014;134:S139-S140.

Jolien S. Hello microbe my old friend: How a diverse microbiome trains the immune system against allergies. https://thedishonscience.stanford.edu/posts/microbe-old-friends-allergies/

Feehley T, Plunkett CH, Bao R, et al. Healthy infants harbor intestinal bacteria that protect against food allergy. *Nat Med*. 2019;25(3):448-53.

Abdel-Gadir A, Stephen-Victor E, Gerber GK, et al. Microbiota therapy acts via a regulatory T cell MyD88/RORgammat pathway to suppress food allergy. *Nat Med*. 2019;25(7):1164-74.

DIABIMMUNE. Welcome to the DIABIMMUNE Microbiome Project. https://pubs.broadinstitute.org/diabimmune

Bloomfield SF, Rook GA, Scott EA, et al. Time to abandon the hygiene hypothesis: new perspectives on allergic disease, the human microbiome, infectious disease prevention and the role of targeted hygiene. *Perspect Public Health*. 2016;136(4):213-24.

Mayo Clinic. Atopic dermatitis (eczema). https://www.mayoclinic.org/diseases-conditions/atopic-dermatitis-eczema/symptoms-causes/syc-20353273

Lack G. Update on risk factors for food allergy. *J Allergy Clin Immunol*. 2012;129(5):1187-97.

Leyva-Castillo JM, Galand C, Kam C, et al. Mechanical skin injury promotes food anaphylaxis by driving intestinal mast cell expansion. *Immunity*. 2019;50(5):1262-75.e1264.

van Reijsen FC, Felius A, Wauters EA, et al. T-cell reactivity for a peanut-derived epitope in the skin of a young infant with atopic dermatitis. *J Allergy Clin Immunol*. 1998;101 (2 Pt 1) :207-209.

Lack G, Fox D, Northstone K, Golding J. Factors associated with the development of peanut allergy in childhood. *N Engl J Med*. 2003;348(11):977-85.

Boussault P, Leaute-Labreze C, Saubusse E, et al. Oat sensitization in children with atopic dermatitis: prevalence, risks and associated factors. *Allergy*. 2007;62(11):1251-56.

Fox AT, Sasieni P, du Toit G, et al. Household peanut consumption as a risk factor for the development of peanut allergy. *J Allergy Clin Immunol*. 2009;123(2):417-23.

Camargo CA, Jr., Clark S, Kaplan MS, et al. Regional differences in EpiPen prescriptions in the United States: the potential role of vitamin D. *J Allergy Clin Immunol*. 2007;120(1):131-36; Poole A, Song Y, Brown H, et al. Cellular and molecular mechanisms of vitamin D in food allergy. *J Cell Mol Med*. 2018;22(7):3270-77

Mullins RJ, Clark S, Katelaris C, et al. Season of birth and childhood food allergy in Australia. *Pediatr Allergy Immunol*. 2011;22(6):583-89.

Allen KJ, Koplin JJ, Ponsonby AL, et al. Vitamin D insufficiency is associated with challenge-proven food allergy in infants. *J Allergy Clin Immunol*. 2013;131(4):1109-16, 1116.e1101-1106.

Poole A, Song Y, Brown H, et al. Cellular and molecular mechanisms of vitamin D in food allergy. *J Cell Mol Med*. 2018;22(7):3270-77.

Nwaru BI, Ahonen S, Kaila M, et al. Maternal diet during pregnancy and allergic sensitization in the offspring by 5 yrs of age: a prospective cohort study. *Pediatr Allergy Immunol*. 2010;21 (1 Pt 1) :29-37.

Centers for Disease Control and Prevention. Vitamin D. https://www.cdc.gov/breastfeeding/breastfeeding-special-circumstances/diet-and-micronutrients/vitamin-d.html

Poole A, Song Y, Brown H, et al. Cellular and molecular mechanisms of vitamin D in food allergy. *J Cell Mol Med*. 2018;22(7):3270-77.

Lack G. Update on risk factors for food allergy. *J Allergy Clin Immunol.* 2012;129(5):1187-97.

U.S. Food and Drug Administration. Asthma: The Hygiene Hypothesis. https://www.fda.gov/vaccines-blood-biologics/consumers-biologics/asthma-hygiene-hypothesis

Scudellari M. News Feature: Cleaning up the hygiene hypothesis. *Proc Natl Acad Sci USA.* 2017;114(7):1433-36

Karmaus W, Botezan C. Does a higher number of siblings protect against the development of allergy and asthma? A review. *J Epidemiol Community Health.* 2002;56(3):209-17.

Strachan DP. Hay fever, hygiene, and household size. *BMJ.* 1989;299 (6710):1259-60.

Ball TM, Castro-Rodriguez JA, Griffith KA, et al. Siblings, day-care attendance, and the risk of asthma and wheezing during childhood. *N Engl J Med.* 2000;343(8):538-43.

Karmaus W, Botezan C. Does a higher number of siblings protect against the development of allergy and asthma? A review. *J Epidemiol Community Health.* 2002;56(3):209-17.

Matricardi PM, Bonini S. High microbial turnover rate preventing atopy: a solution to inconsistencies impinging on the hygiene hypothesis? *Clin Exp Allergy.* 2000;30(11):1506-10.

Scudellari M. News Feature: Cleaning up the hygiene hypothesis. *Proc Natl Acad Sci USA.* 2017;114(7):1433-36.

Wjst M. Another explanation for the low allergy rate in the rural Alpine foothills. *Clin Mol Allergy.* 2005;3:7; Wjst M, Reitmeir P, Dold S, et al. Road traffic and adverse effects on respiratory health in children. *BMJ.* 1993;307(6904):596-600.

U.S. Food and Drug Administration. Asthma: The hygiene hypothesis. https://www.fda.gov/vaccines-blood-biologics/consumers-biologics/asthma-hygiene-hypothesis

Williams LK, Ownby DR, Maliarik MJ, Johnson CC. The role of endotoxin and its receptors in allergic disease. *Ann Allergy Asthma Immunol.* 2005;94(3):323-32; U.S. Food and Drug Administration. Asthma: The hygiene hypothesis. https://www.fda.gov/vaccines-blood-biologics/consumers-biologics/asthma-hygiene-hypothesis

Riedler J, Eder W, Oberfeld G, Schreuer M. Austrian children living on a farm have less hay fever, asthma and allergic sensitization. *Clin Exp Allergy.* 2000;30(2):194-200.

von Mutius E, Braun-Fahrlander C, Schierl R, et al. Exposure to endotoxin or other bacterial components might protect against the development of atopy. *Clin Exp Allergy.* 2000;30 (9):1230-34.

Gereda JE, Leung DY, Thatayatikom A, et al. Relation between house-dust endotoxin exposure, type 1 T-cell development, and allergen sensitisation in infants at high risk of asthma. *Lancet.* 2000;355(9216):1680-83.

van den Biggelaar AH, van Ree R, Rodrigues LC, et al. Decreased atopy in children infected with Schistosoma haematobium: a role for parasite-induced interleukin-10. *Lancet.* 2000;356 (9243):1723-27.

Jolien S. Hello microbe my old friend: How a diverse microbiome trains the immune system against allergies. https://thedishonscience.stanford.edu/posts/microbe-old-friends-allergies/

Williams LK, Ownby DR, Maliarik MJ, Johnson CC. The role of endotoxin and its receptors in allergic disease. *Ann Allergy Asthma Immunol.* 2005;94(3):323-32.

Mohajeri MH, Brummer RJM, Rastall RA, et al. The role of the microbiome for human health: from basic science to clinical applications. *Eur J Nutr.* 2018;57 (Suppl 1):1-14.

Rook GA, Martinelli R, Brunet LR. Innate immune responses to mycobacteria and the downregulation of atopic responses. *Curr Opin Allergy Clin Immunol.* 2003;3(5):337-42.

Jolien S. Hello microbe my old friend: How a diverse microbiome trains the immune system

文　献

1　本書の概要

Gupta RS, Warren CM, Smith BM, et al. Prevalence and severity of food allergies among US adults. *JAMA Netw Open.* 2019;2(1):e185630.

2　蔓延する食物アレルギー——現状とその理由

Dunlop JH, Keet CA. Epidemiology of food allergy. *Immunol Allergy Clin North Am.* 2018;38(1):13-25.

Lack G. Update on risk factors for food allergy. *J Allergy Clin Immunol.* 2012;129(5):1187-97.

McGowanEC, Keet CA. Prevalence of self-reported food allergy in the National Health and Nutrition Examination Survey (NHANES) 2007-2010. *J Allergy Clin Immunol.* 2013;132(5):1216-19.e1215.

Gupta RS, Warren CM, Smith BM, et al. The public health impact of parent-reported childhood food allergies in the United States. *Pediatrics.* 2018;142(6).

Sicherer SH, Sampson HA. Food allergy: Epidemiology, pathogenesis, diagnosis, and treatment. *J Allergy Clin Immunol.* 2014;133(2):291-307; quiz 308.

Gupta RS, Warren CM, Smith BM, et al. Prevalence and severity of food allergies among US Adults. *JAMA Netw Open.* 2019;2(1):e185630.

Prescott SL, Pawankar R, Allen KJ, et al. A global survey of changing patterns of food allergy burden in children. *World Allergy Org J.* 2013;6(1):21.

Lack G. Update on risk factors for food allergy. *J Allergy Clin Immunol.* 2012;129(5):1187-97.

Centers for Disease Control and Prevention. *Trends in Allergic Conditions Among Children: United States, 1997-2011.* https://www.cdc.gov/nchs/products/databriefs/db121.htm

Lack G. Update on risk factors for food allergy. *J Allergy Clin Immunol.* 2012;129(5):1187-97.

Sicherer SH, Sampson HA. Food allergy: A review and update on epidemiology, pathogenesis, diagnosis, prevention, and management. *J Allergy Clin Immunol.* 2018;141(1):41-58.

Lack G. Update on risk factors for food allergy. *J Allergy Clin Immunol.* 2012;129(5):1187-97.

Sicherer SH, Munoz-Furlong A, Godbold JH, Sampson HA. US prevalence of self-reported peanut, tree nut, and sesame allergy: 11-year follow-up. *J Allergy Clin Immunol.* 2010;125(6):1322-26.

Gupta RS, Warren CM, Smith BM, et al. The public health impact of parent-reported childhood food allergies in the United States. *Pediatrics.* 2018;142(6).

Rona RJ, Keil T, Summers C, et al. The prevalence of food allergy: A meta-analysis. *J Allergy Clin Immunol.* 2007;120(3):638-46.

Mahdavinia M, Fox SR, Smith BM, et al. Racial differences in food allergy phenotype and health care utilization among US children. *J Allergy Clin Immunol Pract.* 2017;5(2):352-57.e351.

Centers for Disease Control and Prevention. *Trends in Allergic Conditions Among Children: United States, 1997-2011.* https://www.cdc.gov/nchs/products/databriefs/db121.htm

著者

ケアリー・ナドー Kari Nadeau

スタンフォード大学ショーン・N・パーカー・アレルギー・喘息研究センター長。ハーバード大学メディカルスクール卒業。ハーバード大学メディカルスクールでM. D.（医師免許）および博士号取得。ボストン小児病院で研修医、カリフォルニア大学でアレルギー・喘息・免疫学の臨床研究などを経て、現職。専門はアレルギー、子供の健康、免疫学など。アレルギー喘息の予防と治療法の専門家として世界的に知られている。

スローン・バーネット Sloan Barnett

弁護士、ジャーナリスト。ニューヨーク大学法科大学院卒業後、ニューヨーク・マンハッタン地区検察局で地方検事補となり、消費者問題に関するジャーナリストとしても活躍。ナドー博士のプログラムを通じて自身の子供のアレルギーを克服した経験を持つ。環境活動家としても知られており、著書に『人生を変える「GREEN」 ── 健康な生活と美しい地球のためのシンプルな方法』（春秋社）などがある。

訳者

山田美明 Yoshiaki Yamada

英語翻訳家。訳書に『薬のいらない生き方』（サンマーク出版）、『アスペルガー医師とナチス』（光文社）、『人類対新型ウイルス』（共訳、朝日新書）、『スティグリッツ PROGRESSIVE CAPITALISM』（東洋経済新報社）、『バフェットの株式ポートフォリオを読み解く』（CCCメディアハウス）などがある。

装丁＋本文デザイン　KEISHODO GRAPHICS
校正　麦秋アートセンター
翻訳協力　リベル

スタンフォード大学発《だいがくはつ》

食物《しょくもつ》アレルギー克服《こくふく》プログラム

2021年3月6日　初版発行

著　者　ケアリー・ナドー、スローン・バーネット
訳　者　山田美明
発行者　小林圭太
発行所　株式会社 CCCメディアハウス
〒141-8205 東京都品川区上大崎3丁目1番1号
電話　販売　03-5436-5721
　　　編集　03-5436-5735
http://books.cccmh.co.jp

印刷・製本　株式会社新藤慶昌堂

ISBN978-4-484-21102-2
落丁・乱丁本はお取替えいたします。